一冊できわめる
ステロイド診療ガイド

[編集]
田中廣壽 東京大学医科学研究所附属病院 教授

宮地良樹 滋賀県立成人病センター 病院長
上田裕一 奈良県総合医療センター 総長
郡　義明 天理よろづ相談所病院白川分院 院長
服部隆一 島田市病院事業管理者・市立島田市民病院

文光堂

執筆者一覧

●編 集

田中廣壽	東京大学医科学研究所附属病院抗体ワクチンセンター免疫病治療学分野教授・アレルギー免疫科長
宮地良樹	滋賀県立成人病センター病院長
上田裕一	奈良県総合医療センター総長
郡　義明	天理よろづ相談所病院白川分院院長
服部隆一	島田市病院事業管理者・市立島田市民病院

●執 筆（執筆順）

田中廣壽	東京大学医科学研究所附属病院抗体ワクチンセンター免疫病治療学分野教授・アレルギー免疫科長
清水宣明	東京大学医科学研究所附属病院アレルギー免疫科
柳瀨敏彦	福岡大学医学部内分泌・糖尿病内科教授
明比祐子	福岡大学医学部内分泌・糖尿病内科
田邉真紀人	福岡大学医学部内分泌・糖尿病内科
川合眞一	東邦大学大森医療センター大森病院膠原病科教授
小池　薫	京都大学大学院医学研究科初期診療・救急医学分野教授
佐藤格夫	京都大学大学院医学研究科初期診療・救急医学分野講師
石井　亘	京都第二赤十字病院救命救急センター救急部医長
細野　治	東京大学医科学研究所附属病院アレルギー免疫科准教授
楊　國昌	杏林大学医学部小児科学教室教授
藤井　毅	東京医科大学八王子医療センター感染症科教授
亀田秀人	東邦大学医療センター大橋病院膠原病リウマチ科教授
竹内　勤	慶應義塾大学医学研究科内科学教室リウマチ内科教授
田野崎隆二	独立行政法人国立がん研究センター中央病院輸血療法科科長
鈴木幸男	北里大学北里研究所病院副院長・呼吸器内科臨床教授
山脇健盛	地方独立行政法人広島市立病院機構広島市立広島市民病院脳神経内科主任部長
中村哲也	東京医科歯科大学消化管先端治療学講座教授
藤井俊光	東京医科歯科大学消化器内科潰瘍性大腸炎・クローン病先端治療センター
柴田洋孝	大分大学医学部内分泌代謝・膠原病・腎臓内科学講座教授
縄田智子	大分大学医学部内分泌代謝・膠原病・腎臓内科学講座腎臓内科副診療科長
淺野友彦	防衛医科大学校泌尿器科学講座教授
坪田一男	慶應義塾大学医学部眼科学教室教授
小川葉子	慶應義塾大学医学部眼科学教室特任准教授
小川　郁	慶應義塾大学医学部耳鼻咽喉科学教室教授
宮地良樹	滋賀県立成人病センター病院長
三上幹男	東海大学医学部専門診療学系産婦人科教授
楢山知明	東海大学医学部専門診療学系産婦人科
廣瀬　旬	東京大学医科学研究所附属病院関節外科
菅　貞郎	東京歯科大学市川総合病院脳神経外科教授
星野　健	慶応義塾大学医学部小児外科准教授
岩瀬　哲	東京大学医科学研究所附属病院緩和医療科特任講師
伊藤哲也	日本赤十字社医療センター緩和ケア科
森　智治	京都大学大学院医学研究科初期診療・救急医学分野
宗　友厚	川崎医科大学糖尿病・代謝・内分泌内科教授
大島久二	独立行政法人国立病院機構東京医療センター副院長・リウマチ膠原病内科
伊東秀樹	独立行政法人国立病院機構東京医療センターリウマチ膠原病内科
秋谷久美子	独立行政法人国立病院機構東京医療センターリウマチ膠原病内科
牛窪真理	独立行政法人国立病院機構東京医療センターリウマチ膠原病内科
久田治美	独立行政法人国立病院機構東京医療センターリウマチ膠原病内科
笠山宗正	公益財団法人日本生命済生会付属日生病院院長
小林　弘	東京大学医科学研究所附属病院アレルギー免疫科
宮岡　等	北里大学医学部精神科主任教授
飯田諭宜	北里大学医学部精神科
藤原貫爲	大分大学医学部内分泌代謝・膠原病・腎臓内科学講座
上原昌晃	東京大学医科学研究所附属病院アレルギー免疫科
塚田信廣	東京都済生会中央病院副院長
松宮　遼	東京大学医科学研究所附属病院アレルギー免疫科
宗圓　聰	近畿大学医学部奈良病院整形外科・リウマチ科教授
吉川賢忠	東京大学医科学研究所附属病院アレルギー免疫科
鴨居瑞加	慶應義塾大学医学部眼科学教室
清水　宏	北海道大学大学院医学研究科皮膚科教授
夏賀　健	北海道大学大学院医学研究科皮膚科
伊東孝政	北海道大学大学院医学研究科皮膚科
黒川陽介	東京大学医科学研究所附属病院薬剤部部長
安　武夫	東京大学医科学研究所附属病院薬剤部
野村友希子	北海道大学大学院医学研究科皮膚科
浜出洋平	北海道大学大学院医学研究科皮膚科

序文

　この度，本書『一冊できわめる　ステロイド診療ガイド』の編集を担当させていただく機会を得た．ステロイドは元来グルココルチコイド，ミネラルコルチコイド，性ホルモンなど，ステロイド骨格を有するホルモンの総称であるが，一般には臨床で最も汎用される薬剤の1つであるグルココルチコイドをさすことが多い．本書はとくにグルココルチコイドの解説書として企画・編集したものである．

　編者はリウマチ・膠原病診療とステロイドの基礎研究に携わって久しい．その間，幾多の技術革新によってステロイドの作用機構の研究は急速に進歩したことが実感される．ステロイドは視床下部-下垂体-副腎系の制御のもとに副腎皮質から分泌される内分泌ホルモンでもあり，多くのシステムと協調的に生体の恒常性維持に貢献している実態が徐々に明らかになっている．反面，薬剤として用いる場合，時に生理量の数倍～数百倍のステロイドが投与される．このような使用法は，ステロイドと他の生体システムが保っていたバランスを破綻させ，その結果副作用が生じる．ステロイドの生理作用の多彩さから鑑みても，その薬剤としての作用機序解明，副作用の克服が一筋縄ではいかないことは自明であろう．

　ステロイドは臨床各科で汎用されているが，多くの医師は，投与量，減量速度，維持量の決定などに常に困難を感じているのではなかろうか．初学者はもとより熟達した臨床医ですら成書に記載されている経験則を頼りに使用することも多いであろう．「ステロイド療法の標準化」はいまだに達成されておらず，とくに若手医師は現行の臨床研修システムの中で多くの診療科をローテートするため，ステロイド使用に対する考え方が領域ごとに異なっていることに戸惑う場合もあるだろう．関節リウマチにおける生物学的製剤をはじめとして，各疾患の治療法も著しく進歩し，それらの疾患の治療体系におけるステロイドの位置づけにも変化が生じていることがさらに混迷を深めている．

　これらの状況を踏まえて，すでに多くの優れた成書が存在する中，ステロイドに関わる医療関係者に現時点における考え方や指針を示す，いわば，「**かゆいところに手が届く，これだけでよい一冊**」があってもよいのでは，という欲張った思いから本書は企画された．各稿は領域をリードする方々に担当していただいた．ステロイド療法に対する各著者の思いや考え方が十分に盛り込まれていると感じる．また，薬剤師や看護師の方々もステロイド投与患者と接する機会が多い現状をふまえ，各著者にはステロイド療法の多職種に共通なプラットホームを提示するよう内容・記載に配慮していただいた．この点は従来の成書にはない試みかもしれない．ステロイド療法とその副作用対策の標準化はきわめて困難な課題ではあるが，本書がその確立の契機となり，わが国におけるステロイド療法が進歩することを祈ってやまない．

平成27年3月

編者を代表して
田中廣壽

Contents

I ステロイドの使い方 〜知っておきたい基本中の基本〜

1. ステロイド投与の心得 ……………………………………………… 田中廣壽 … 2
   - ミニレクチャー ステロイドの作用機構 ……………………… 清水宣明ほか … 7
2. 補充療法とステロイドカバー ……………………………………… 田邊真紀人ほか … 13
   - ミニレクチャー ステロイドの化学 ……………………………… 川合眞一 … 17
   - ミニレクチャー 術前のステロイド,どこまで減量できればよい? …… 石井亘ほか … 20
   - ミニレクチャー ステロイド離脱症候群の臨床 ………………… 田邊真紀人ほか … 23
3. ステロイド代謝と薬物相互作用 …………………………………… 川合眞一 … 25
4. 妊娠時,授乳中に投与するときの注意 …………………………… 細野治 … 34
5. 小児に投与するときの注意 ………………………………………… 楊國昌 … 40
6. 高齢者に投与するときの注意 ……………………………………… 細野治 … 44
   - ミニレクチャー ステロイド使用時,予防接種は? …………… 藤井毅 … 50

II 病気・病態に応じた使い方

1. 膠原病・リウマチ性疾患に投与するときの注意 ………………… 亀田秀人ほか … 54
2. 血液疾患患者に投与するときの注意 ……………………………… 田野崎隆二 … 66
3. 呼吸器疾患患者に投与するときの注意 …………………………… 鈴木幸男 … 72
4. 神経筋疾患患者に投与するときの注意点 ………………………… 山脇健盛 … 83
5. 消化器疾患患者に投与するときの注意 …………………………… 藤井俊光ほか … 91
6. 腎疾患患者に投与するときの注意 ………………………………… 縄田智子ほか … 98
7. 泌尿器科疾患患者に投与するときの注意 ………………………… 淺野友彦 … 110
8. 眼科疾患患者に投与するときの注意 ……………………………… 小川葉子ほか … 114
9. 耳鼻咽喉科疾患患者に投与するときの注意 ……………………… 小川郁 … 118
10. 皮膚疾患患者に投与するときの注意 ……………………………… 宮地良樹 … 121
11. 婦人科疾患患者に投与するときの注意 …………………………… 楢山知明ほか … 124
12. 整形外科疾患患者に投与するときの注意 ………………………… 廣瀬旬 … 128
13. 脳神経外科疾患とステロイド ……………………………………… 菅貞郎 … 131
14. 臓器移植患者に投与するときの注意 ……………………………… 星野健 … 134
15. 緩和医療とステロイド ……………………………………………… 伊藤哲也ほか … 138
16. 救急にやってくる患者に投与するときの注意 …………………… 森智治ほか … 141
    - ミニレクチャー 内分泌代謝疾患患者に投与するときの注意 …… 宗友厚 … 148
    - ミニレクチャー ステロイドパルス療法の実際 ………………… 大島久二ほか … 152
    - ミニレクチャー ステロイド維持量の考え方 …………………… 川合眞一 … 155

III ステロイドの副作用トラブルシューティング ～メカニズムから対処法まで

1. 易感染性・感染症とその対策 ……………………………… 藤井　毅　160
   - ミニレクチャー　感染症時のステロイド　使うべき？　使わざるべき？ ……… 藤井　毅　165
2. 骨粗鬆症とその対策 ………………………………………… 大島久二ほか　168
3. 糖代謝異常・糖尿病，肥満とその対策 …………………… 笠山宗正　173
4. 脂質代謝異常とその対策 …………………………………… 小林　弘　178
5. 精神症状とその対策　～ステロイド精神病の考え方と対応～ … 飯田諭宜ほか　184
6. 高血圧，水・電解質異常とその対策 ……………………… 藤原貫爲ほか　187
7. 消化管・肝障害とその対策 ………………………………… 上原昌晃　189
   - ミニレクチャー　肝炎ウイルスとステロイド ………………… 塚田信廣　195
8. ミオパチーとその対策 ……………………………………… 松宮　遼　200
9. 無菌性骨壊死とその対策 …………………………………… 宗圓　聰　204
10. 血液学的異常とその対策 …………………………………… 吉川賢忠　207
11. 眼科的副作用（白内障，緑内障）とその対策 …………… 鴨居瑞加ほか　210
12. 皮膚科的副作用とその対策 ………………………………… 伊東孝政ほか　213
13. 婦人科的副作用とその対策 ………………………………… 三上幹男　216
    - ミニレクチャー　ステロイドのアレルギーって？ …………… 川合眞一　219

IV 剤型別　使い分けのコツ・注意

1. ステロイド経口剤 …………………………………………… 川合眞一　222
   - コメント　薬剤師の立場から ………………………………… 安　武夫ほか　228
2. ステロイド外用剤
   - ①皮膚科 ……………………………………………………… 浜出洋平ほか　230
   - ②眼　科 ……………………………………………………… 小川葉子ほか　238
   - ③耳鼻咽喉科 ………………………………………………… 小川　郁　245
   - コメント　薬剤師の立場から ………………………………… 安　武夫ほか　250
3. ステロイド吸入薬 …………………………………………… 藤井　毅　253
   - コメント　薬剤師の立場から ………………………………… 安　武夫ほか　261
4. ステロイド注射剤 …………………………………………… 吉川賢忠　264
   - コメント　薬剤師の立場から ………………………………… 安　武夫ほか　269

付録

- ⅰ．ステロイド薬 一覧 ………………………………………………………… 274
- ⅱ．ステロイドとの薬物相互作用 …………………………… 安　武夫ほか　280
- ⅲ．ガイドライン一覧 ………………………………………………………… 282
- Further Readings ……………………………………………………………… 284
  - 索　引 ……………………………………………………………………… 288

カラー口絵

II-8. 眼科疾患患者に投与するときの注意

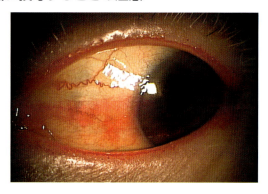

図1 慢性移植片対宿主病による免疫原性ドライアイ (p.115)
結膜充血が強く免疫応答が惹起されている．ステロイド点眼は短期間，低力価のものを使用する．全身投与がすでに行われている症例が多いため白内障・緑内障・角膜潰瘍が生じやすいので要注意である．

IV-2. ②眼科

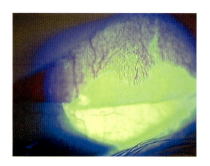

図1 造血幹細胞移植後の偽膜性結膜炎 (p.241)
フルオレセイン染色下で眼瞼結膜の偽膜の範囲が明瞭に細隙灯生体顕微鏡で観察できる．この範囲の偽膜の鑷子による除去が必要である．除去前後は抗菌薬に併用してステロイド点眼を使用する．

本書の特徴と使い方

　本書は「医療者が，ステロイドを使用する際，ステロイド服用患者と接する際に遭遇する多彩な事例を念頭に，各職種に必須の知識を供給する」ことをめざした．まず，ステロイドの適応と使用法の根拠を明確に記載すること，患者の病態と副作用のリスクを投与前に把握すること，をとくに強調し，「ステロイド使用時のチェックリスト」を提案している．

　総論的項目と各領域別の項目に分かれており，辞書的な使用にも対応可能なよう項目はかなり細分化されている．複数の項目で取り上げられているトピックもあるが，各領域における考え方や位置づけを伝えることに重きを置き，あえて執筆担当者の記述をそのまま採用している．その一方で，各疾患に対するステロイド療法に関しては，スペースの関係もあり，必要最低限の知識を記述するにとどめている．とくに，ステロイドを含む疾患治療のガイドラインはリアルタイムで変化しており，ステロイドの適応決定から投与開始に際しては各領域の最新の情報をぜひとも参照されたい．

　また，本文中随所にミニレクチャーとして関連知識を提供するとともに，巻末には各種付録を付し，読者の便宜を図った．これらを拾い読みするだけでもステロイドに関する理解が深まると思う．

田中廣壽

chapter 1

ステロイドの使い方
～知っておきたい基本中の基本～

1．ステロイド投与の心得	2
ミニレクチャー　ステロイドの作用機構	7
2．補充療法とステロイドカバー	13
ミニレクチャー　ステロイドの化学	17
ミニレクチャー　術前のステロイド，どこまで減量できればよい？	20
ミニレクチャー　ステロイド離脱症候群の臨床	23
3．ステロイド代謝と薬物相互作用	25
4．妊娠時，授乳中に投与するときの注意	34
5．小児に投与するときの注意	40
6．高齢者に投与するときの注意	44
ミニレクチャー　ステロイド使用時，予防接種は？	50

I ステロイドの使い方 〜知っておきたい基本中の基本〜

1. ステロイド投与の心得

Essence!

1. 医療者は患者のリスク・ベネフィットを十二分に考慮したうえで，ステロイド投与の根拠を示すこと．
2. 副作用に対する配慮を怠らず，早期からその予防に努めること．
3. ステロイド使用時のチェックリストを作成することで，個々の患者に最適な「オーダーメイドのステロイド療法」の提供を図ることができる．

❶ ステロイド療法にあたり，医療者の心得ること

　ステロイド療法に関わる医療者はステロイドに関してどの程度の知識や理解をもち合わせておくべきであろうか．この点が初学者を大いに悩ませる．患者やその家族はステロイド療法開始前のみならず，投与中もさまざまな質問を投げかけるであろう．このような患者の行為は，ステロイドは疾患の根本的治療薬でないことがほとんどであり，いったん服用を開始すると離脱することが難しく，一定量長期間の投与によって副作用がほぼ必発であることからくる不安に基づいているのかもしれない．医療者としてもすべての質問に答えることは不可能であろう．

　実際，ステロイドの基礎科学は日進月歩であり，リアルタイムでキャッチしていくことは至難の業である．したがって，医療者の目標は，患者の不安を解消させるだけの最低限の知識をもって十分な説明を行い，現時点で最善のステロイド療法を提供することである．具体的にいえば，**患者のリスク・ベネフィットを十二分に考慮したうえでステロイド投与の根拠を示すこと，副作用に対する配慮を怠らず，場合によっては早期からその予防に努めること，適切な代替治療があれば積極的に考慮すること**と考えている．

　これらの点はどの薬剤を使用する場合でも同様であるが，ステロイドの場合には特に良好な医師-患者関係の確立もきわめて重要であると感じることが多い．なぜならステロイド療法は半世紀以上の歴史を有し，その副作用で悩む患者も多いことから，インターネットなどを通じて膨大な情報が流れている．中には巧妙に患者心

理をくすぐるアンチステロイドキャンペーン的商業広告があることも念頭に置く．筆者も，数年間にわたって内緒でステロイドを服用せずに他の民間療法を続けていた患者を経験した．医療者は時に毅然とした姿勢でこれらの治療を否定することも重要であるが，このような患者心理への配慮も患者ケアの重要な要素であることは論をまたない．

> **MEMO　薬としてのステロイドの特徴**
>
> 臨床においてステロイドほど確実に効いてくれる薬剤は少ない．薬効はほぼ用量に依存する．mgオーダーからgオーダーまで使用されるが，急性毒性はきわめて少ない．インスリンと比べるとそのダイナミックレンジの広さが実感される．

2　ステロイドの生理学

生理的にはステロイドの合成・分泌は視床下部-下垂体-副腎系によって厳密に制御されている．ステロイドの緻密な働きによって多くの臓器の働きのみならずそれらの間の相互作用が制御され，生体の恒常性，いわば健康に生きていく機能が担保されている．ステロイドを薬剤として用いる場合，生理的な分泌量を時にはるかに超えた量が投与されるため，生体の恒常性維持機構が破綻して副作用として現れる，と考えるとよい．ここで，ステロイドの受容体は全組織で共通であり，作用と副作用は原理的には不可分でありむしろ各々は正に相関すると考えておく．ステロイドの受容体は遺伝子発現制御蛋白であり，各臓器において特定の標的遺伝子の発現を変化させて作用を現す．各臓器において異なった標的遺伝子を動かすことから臓器特異的な作用・副作用が発現する．すなわち，ステロイド療法は遺伝情報発現を人為的にコントロールする治療と理解される[1, 2]（➡ I-ミニレクチャー「ステロイドの作用機構」p.7 参照）．

- ステロイドの受容体は全組織で共通で，作用と副作用は原理的には不可分．

❸ ステロイド使用時のチェックリスト
～個々人に最適なステロイド療法のために～

　ステロイドを疾患治療に使用することの合理性・妥当性は，あくまで疾患ごとに先人の蓄積してきた経験によって確立されてきた．筆者の施設では，個々の患者に最適な「オーダーメイドのステロイド療法」を提供することを目指し，ステロイドを使用するにあたって，

> ①診断は正しいか，ステロイドの標的となる障害臓器は何か
> ②使用する根拠・ステロイドの適応は明確か
> ③使用に際して望ましくない状況や特に注意すべき点はないか
> ④②と③を比較して，患者の利益を考慮したとき，使用することがしないことを上回っているか
> ⑤使用量の決定の根拠は何か
> ⑥効果判定の指標は何か
> ⑦特に留意すべき副作用のモニタリング項目は何か
> ⑧減量速度は？　その根拠は？

をステロイド投与開始前に確定させておくことを徹底している．実務的には，上記の内容を含むチェックリストを作成し，カンファレンスで投与量を決定している．リストを患者にも渡すことで情報を積極的に共有しコンプライアンス向上を図っている．以下，各項目について解説する．

①②：診断なくしてステロイド適応の厳格な決定は不可能と心得る．その際，その疾患の病態を把握し，原疾患による臓器障害を明確にすること．たとえば，全身性エリテマトーデスなどの疾患では障害臓器とその状況（急性か慢性か，重篤な障害かそうでないか，など）によってステロイド投与法は大きく異なる．非常にまれではあるが，膨大な検査によっても診断が確定しえず，やむをえず「治療的診断」としてステロイドが投与される場合もあろう．しかし，あくまで例外中の例外であり，ステロイドの濫用は厳に慎むべきである．以上の理由からチェックリストでも診断や障害臓器を明確化させ，具体的な投与根拠を記載するよう求めている．

③④：ステロイドの副作用は医療者のみならず患者も熟知していると考えておく．したがって，投与開始時にそのリスクを評価し，そのうえでステロイド投与の合理性を確実にする．

⑤：すでに多くの疾患において治療のガイドラインが提示されているが，ステロイドの投与量に関する記載法は，ほとんどがプレドニゾロン（PSL）換算で表示されているものの，さまざまである（mg/日，mg/kg/日，など）．半定量的な，少

量(PSL換算で20 mg未満)，中等量(同20 mg以上40 mg未満)，大量(40 mgあるいは60 mg以上)，という記載もあり，特に初学者はとまどうことも多いであろう．

　すなわち，医師はある幅の中からステロイド投与量を決定しなくてはならない．ステロイド療法における「さじ加減」の有用性を科学的に検証した研究は皆無であるが，一定の幅で投与量を加減できるともいえる．ステロイドは急性毒性がほぼ無視しうる薬剤であることからも，「さじ加減」はある程度許容される．筆者の施設では以下の点に留意し，むしろ積極的に「さじ加減」を実施している．

　　ⅰ)**重要臓器障害など生命予後を脅かす病態であれば多め**(時にパルス療法を含めた経静脈的大量療法を考慮)．
　　ⅱ)**疾患病勢が急性であれば可逆的病態であることを想定して，多めに投与して最大限の効果を期待する．**
　　ⅲ)**過去にステロイドが投与されていた場合，ステロイド作用のいわゆるダウンレギュレーションは証明されていないが，多めに設定する．**

　従来，「大量投与した場合はステロイドの受容体は飽和されている→最大効果発現」，との記載も見受けられるが，これはあくまで末梢血のリンパ球においてである．ステロイドと受容体の結合は，温度などの環境因子によってダイナミックな調節を受けていること，組織によっても異なることはよく知られている．また，ステロイドの標的臓器は多彩であるとともに，ステロイドの組織移行や作用機構は組織やその病態によって大きく異なる．したがって，たとえばPSL 60 mg/日ですべての受容体が飽和し，すなわち，原理的に最大効果が発現すると考えるのは早計である．あくまで臨床指標を参考に投与量を決定していく，というスタンスをとっていただきたい[3]．

⑥：まず，臨床的効果判定項目を明確にすることが重要である．その際，投与開始後どの時点で判定するかも考えておく．一方で，疾患の病態によっては必ずしも予想された効果が出ない場合もありうる．その場合には，ステロイドに対する抵抗性が病態によるものか代謝など他の原因によるものかは鑑別されなくてはならない．その際，ステロイド投与後に変動することが明らかになっている検査指標を活用することも勧められる．たとえば，白血球増多，好酸球減少などの効果が出ているか否かは全身のステロイド感受性を判定するいちおうの目安にはなる．ステロイド感受性が十分であるにもかかわらず臨床効果が得られない場合は，疾患病態が当初想定していたものと異なる可能性を考える．病態を再評価するとともに，単にステロイドを増量するのではなく，病態に合わせて他の治療法も考慮することも重要である．

⑦：詳細は第Ⅲ章「ステロイドの副作用トラブルシューティング」の各項を参照されたい．チェックリストである種の副作用の発生が危惧される場合には特に積極

的に考えなくてはならない．たとえば，耐糖能異常のある患者に投与する際は，より早期にその悪化を発見するべく積極的に食後血糖・尿糖のモニタリングを行う，などである[4]．

⑧：各ガイドラインに沿って減量することを原則とする．しかし，場合によってはその速度を調節する必要もある．減量速度を規定する因子は，疾患に対する効果，副作用発生（リスクの上昇），併用薬剤（免疫抑制薬を併用開始した際は早める，など）である．

■ 文献

1) 田中廣壽：グルココルチコイド受容体遺伝子高血圧 第4版．日本臨床 67（Suppl 6）：358-362, 2009.
2) 田中廣壽：ステロイド薬の作用機構．ステロイド薬の選び方・使い方ハンドブック（山本一彦編），pp.10-19, 羊土社，2011.
3) 田中廣壽，吉田 文：各薬剤の特性と違い．ステロイド薬の選び方・使い方ハンドブック（山本一彦編），pp.20-24, 羊土社，2011.
4) 田中廣壽，吉川賢忠：実地臨床におけるステロイドの使い分け・副作用・相互作用．ENTONI 139：15-22, 2012.

（田中廣壽）

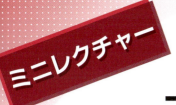

I ステロイドの使い方 〜知っておきたい基本中の基本〜

ステロイドの作用機構

　ステロイドは，内因性生理活性物質としての副腎皮質ステロイドホルモンと炎症性疾患などの治療薬という2つの側面を併せもつ物質である．医療現場において日常的に汎用されるためか，改めてステロイドの特異な性質に関心が寄せられることは少ないかもしれない．しかし，いまだにステロイドの作用機構は十分にはわかっておらず，その解明に向けた研究も活発である．

I ステロイドの作用を規定する因子

　ステロイドの作用は，①リガンドであるグルココルチコイド，②グルココルチコイドとそのレセプターであるグルココルチコイドレセプター（glucocorticoid receptor：GR，図1），③GRの下流，に分けて考えるとよいだろう．

1）グルココルチコイドリガンドとしてのステロイド

　ストレス時には，視床下部-下垂体-副腎系のエフェクター分子として内因性ステロイドであるコルチゾールが副腎皮質より分泌される．コルチゾールの体内動態，代謝は「I-3 ステロイド代謝と薬物相互作用」（➡ p.25）を参照されたい．細胞内で11β-hydroxysteroid dehydrogenase（11β-HSDs）1, 2により，活性型（コルチゾール），不活性型（コルチゾン）に修飾される．すなわち，これらの酵素の発現量や活性の変化により細胞内ステロイド濃度が変化し，ステロイド作用にも差が生じる．医学的にも肥満などの病態においてその関与が検討されている．

2）グルココルチコイドのレセプターGRは核内レセプター

　細胞内でステロイドは，ほぼ全細胞に存在する核内受容体スーパーファミリーに属するリガンド依存性転写因子GRに結合して遺伝子の発現を制御することでその作用を発現させる．GR遺伝子の異常は致死的と想像されていたが，部分的機能欠失にとどまるGR遺伝子変異を有する家系の存在も知られている．GRはN末端の転写活性化領域，中央のDNA結合領域（DNA binding domain：DBD），C末端のリガンド結合領域（ligand binding domain：LBD）の3つの機能ドメインを有する．DBDは核内レセプター間で最も保存された構造で，zinc finger構造を有し，DNA上のグルココルチコイド応答性配列（glucocorticoid response element：GRE）に結合する．N末端側転写活性化領域は転写共役因子や基本転写因子と結合するAF-1

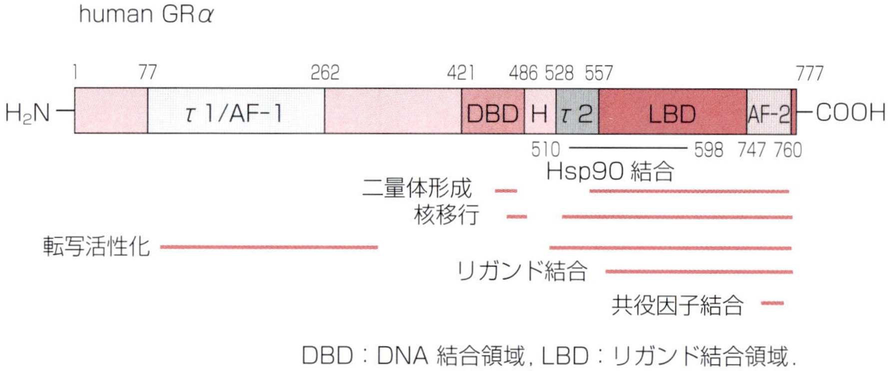

図1 ステロイドレセプター(GR)の一次構造と機能

領域を有する．LBDは12のαヘリックス構造と4つのβシート構造，リガンド結合ポケットを有し，AF-2でリガンド依存性にCBP/p300などの転写共役因子と結合をする．2つの各局在シグナルNLSの働きによりGRはリガンド依存性に核へ移行する（図1）．典型的（古典的）GREは6塩基からなるハーフサイトが3塩基のスペーサー配列をはさんで回文状に並んでいる．最近，二量体GRが結合して遺伝子発現を負に制御するいわゆるnGREも新たに同定された．

GRの発現量の制御機構には不明な点が多い．現在まで，ユビキチン-プロテアソーム系による蛋白レベルの調節，ステロイド自体によるダウンレギュレーションなどが知られている．また，蛋白量には変化がなくても，酸化還元修飾，リン酸化やアセチル化などの修飾がGRの機能に影響を与える．一方，GR遺伝子からalternative splicingや翻訳開始点が異なるなどの機序によって多数のアイソフォームが生じることも知られている．しかし，生体における主要なGRは従来最もよく研究されているGRαであろう．GR遺伝子の多型とステロイド反応性の関係も注目されているが，人種差などもあり，一定の見解は得られていない．

3）ステロイドの作用と副作用が多彩であるわけ

ステロイドはGRを介して約10％以上の遺伝子の発現に影響を与える．当初，GRは転写因子としてDNAに結合後標的遺伝子の発現を変化させてホルモン作用を現すとされていた．しかし，このモデルではステロイドの多くの組織における多彩な作用を説明しえない．その後，標的とするDNA配列，相互作用する転写因子とその相互作用様式，そして，エピジェネティック因子の多様な関与が相次いで報告され，ステロイドによる遺伝子発現制御の理解は時に「landscape」とも称されるごとく広がっている．何と，個々の組織，細胞のみならず，同一遺伝子においても発現制御機構は多彩であり，組織特異的なステロイド作用に合理的に対応している．代表的な例として，COX-2遺伝子の例をあげる．ステロイドの抗炎症作用機

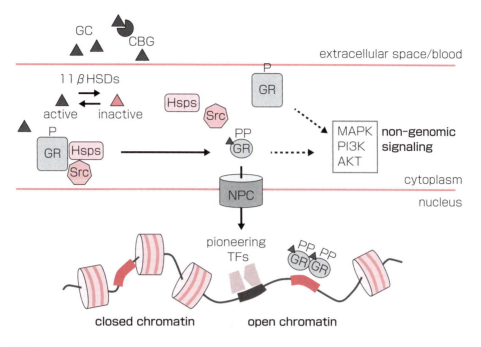

図2 ステロイドの作用機構

構としてNF-κBとの相互作用を介したCOX-2転写抑制が有名である．しかし，心筋細胞では，ステロイドはCOX-2遺伝子発現を亢進させ，PGD合成を介して心筋保護に働くのである．「ステロイドの作用機構解明」というテーマが一筋縄ではいかないことがおわかりいただけるであろう．

GRがDNAと結合する際には，AP-1などの「パイオニア転写因子」が先行して結合し，クロマチンがすでに開裂している状態（オープンクロマチン）であることが必要条件とされる（図2）．クロマチンのlandscapeは組織ごとに異なり，ステロイドの組織特異的作用発現に関連している．すなわち，クロマチン構造によってもGRのDNAへのaccessibilityは左右され，ステロイドに対する感受性を規定する分子基盤の1つといえる．

GRは核内，特にDNA上で多くの因子とアロステリックに相互作用を行うことでも遺伝子発現の多彩な調節を可能としている．GRの立体構造修飾は，リガンド以外にもDNA結合配列自体も関与する．相互作用する因子には，概日時計関連因子，NF-κBやAP-1，interferone regulatory factor 3（IRF3），STAT5などがある．遺伝子発現制御様式も多彩であり，GRが直接DNAに結合せずにDNAに結合した他の転写因子に結合する（tethering），あるいは，他の転写因子とともにDNAに結合して転写を制御する（composite），などが知られる（図3）．ラットにおいて雌雄でステロイドによって制御される抗炎症遺伝子群が異なることが示されており，自己免疫性疾患などの性差を考えるうえで重要な知見である．このよう

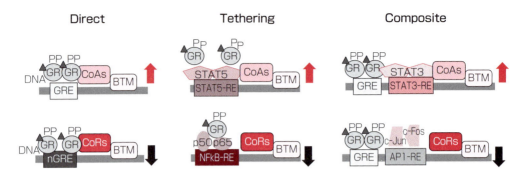

図3 グルココルチコイドレセプターGRによる転写制御機構

に，ステロイドの作用はGRという鍵分子の特性によって時間的空間的に多彩な制御を受けている．その総和が臨床的に作用や副作用として認識される．これまでの膨大な知見はステロイド療法改良の重要な基盤となることは疑いない．

4）ステロイドの作用と副作用は分離できない？～SGRMsとSEGRAs～

　合成ステロイドに関して，半世紀前に電解質作用（ミネラルコルチコイド作用）を分離した薬剤が数多く登場し現在も臨床に用いられている．しかし，その後画期的な改良はみられていない．1990年代に入り，薬理学的にGRの立体構造変化を制御してGR機能を人為的に調節する，作用選択的なGRアゴニストが開発可能であることが理論的に示された（図4）．当初，GR単量体は転写抑制作用・抗炎症作用を発現し，GR二量体はDNAに結合して転写活性化作用・副作用を発現するという古典的作用選択的ステロイドの開発スキームが先行した．

　それらの化合物のうち転写抑制作用が強く転写活性化作用が弱いものは作用選択的GRアゴニスト（selective glucocorticoid receptor agonists：SEGRAs）や選択的GR修飾薬（selective glucocorticoid receptor modulators：SGRMs）などとよばれ，このクライテリアにあてはまる化合物として多くの化合物が同定された．mapracorat（ZK-245186, Bayer Schering Pharma）がアトピー性皮膚炎（PhaseⅡ），白内障術後性炎症（PhaseⅡ），アレルギー性結膜炎（PhaseⅡ）に対して臨床試験が進められている．GW870086（GSK）は気管支喘息，アトピー性皮膚炎に対する臨床試験が進められている．ナミビアに生息するオカヒジキ属に属する植物から抽出されて合成された化合物A（compound A）は，さまざまな細胞種，動物モデルにおいてSGRMsのクライテリアを満たすことが示されたが，既存のステロイドに比して抗炎症作用の力価が弱い点が問題である．一方で，ステロイドの抗炎症作用にはGRの転写活性化が重要であるとする報告も増加している．次世代分子生物学的解析システムの発展によりステロイド作用機構の詳細な分子メカニズムも解き明かされつつあり，今後，より有用なSEGRAs/SGRMsが開発される可能性は十分にある．

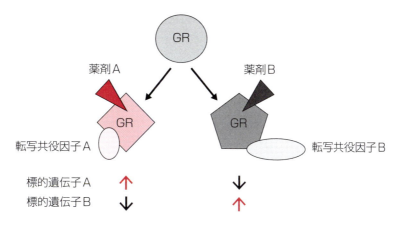

図4 SGRM/SeGRA の原理

Ⅱ ステロイド作用機構の理解を深めるうえで重要な最近の文献

　本項の理解の助けになるとともに，これらの知見を基盤に将来のステロイド療法を考えていただきたい．

1）グルココルチコイドリガンドとしてのステロイド

1）Gathercole LL, Lavery GG, Morgan SA, et al.：11β-Hydroxysteroid dehydrogenase 1；translational and therapeutic aspects. Endocr Rev. 2013 Aug；34（4）：525-555.

2）グルココルチコイドのレセプターGR は核内レセプター

1）Harms MJ, Thornton JW：Historical contingency and its biophysical basis in glucocorticoid receptor evolution.　Nature. 2014 Aug 14；512（7513）：203-207.

2）Evans RM, Mangelsdorf DJ：Nuclear Receptors, RXR, and the Big Bang. Cell. 2014 Mar 27；157（1）：255-266.

3）McEwen BS：Neuroscience. Hormones and the social brain. Science. 2013 Jan 18；339（6117）：279-280.

4）Meimaridou E, Hughes CR, Kowalczyk J, et al.：Familial glucocorticoid deficiency；New genes and mechanisms. Mol Cell Endocrinol. 2013 May 22；371（1-2）：195-200.

3）GR の下流は大河とその支流のごとし〜ステロイドの作用と副作用が多彩であるわけ〜

1）Chinenov Y, Gupte R, Rogatsky I：Nuclear receptors in inflammation control；repression by GR and beyond. Mol Cell Endocrinol. 2013 Nov 5；380（1-2）：55-64.

2）Oakley RH, Cidlowski JA. The biology of the glucocorticoid receptor；new signaling mechanisms in health and disease. J Allergy Clin Immunol. 2013 Nov；132（5）：1033-1044.

3）Kadmiel M, Cidlowski JA：Glucocorticoid receptor signaling in health and disease. Trends Pharmacol Sci. 2013 Sep；34（9）：518-530.
4）Quax RA, Manenschijn L, Koper JW, et al.：Glucocorticoid sensitivity in health and disease. Nat Rev Endocrinol. 2013 Nov；9（11）：670-686.
5）Surjit M, Ganti KP, Mukherji A, et al.：Widespread negative response elements mediate direct repression by agonist-liganded glucocorticoid receptor. Cell. 2011 Apr 15；145（2）：224-241.
6）Burd CJ, Archer TK：Chromatin architecture defines the glucocorticoid response. Mol Cell Endocrinol. 2013 Nov 5；380（1-2）：25-31.
7）Rose AJ, Herzig S：Metabolic control through glucocorticoid hormones；an update. Mol Cell Endocrinol. 2013 Nov 5；380（1-2）：65-78.
8）Vandevyver S, Dejager L, Tuckermann J, et al.：New insights into the anti-inflammatory mechanisms of glucocorticoids；an emerging role for glucocorticoid-receptor-mediated transactivation. Endocrinology. 2013 Mar；154（3）：993-1007.
9）The five Rs of glucocorticoid action during inflammation；ready, reinforce, repress, resolve, and restore. Trends Endocrinol Metab. 2013 Mar；24（3）：109-119.
10）Baschant U, Lane NE, Tuckermann J：The multiple facets of glucocorticoid action in rheumatoid arthritis. Nat Rev Rheumatol. 2012；8：645-655.
11）Ratman D, Vanden Berghe W, Dejager L, et al.：How glucocorticoid receptors modulate the activity of other transcription factors；a scope beyond tethering. Mol Cell Endocrinol. 2013 Nov 5；380（1-2）：41-54.
12）Tokudome S, Sano M, Shinmura K, et al.：Glucocorticoid protects rodent hearts from ischemia/reperfusion injury by activating lipocalin-type prostaglandin D synthase-derived PGD2 biosynthesis. J Clin Invest. 2009；119：1477-1488.
13）Shimizu N, Yoshikawa N, Ito N, et al.：Crosstalk between glucocorticoid receptor and nutritional sensor mtor in skeletal muscle. Cell Metab. 2011；13：170-182.

4）ステロイドの作用と副作用は分離できない？ ～SGRMs と SEGRAs～

1）Strehl C, Buttgcreit F：Optimized glucocorticoid therapy；teaching old drugs new tricks. Mol Cell Endocrinol. 2013 Nov 5；380（1-2）：32-40.
2）Busillo JM, Cidlowski JA, Clark AR, et al.：Maps and legends；The quest for dissociated ligands of the glucocorticoid receptor. Pharmacol Ther. 2012；134：54-67.

（清水宣明・田中廣壽）

2. 補充療法とステロイドカバー

Essence!

1. 副腎皮質機能低下症の症状は倦怠感や食欲不振などの非特異的なものが多く，日常診療における種々の愁訴に紛れ込んでいる可能性がある．
2. 副腎皮質機能低下症を疑ったら早朝，非ストレス下で血中コルチゾールを測定する．18μg/dL 未満ではその可能性が否定できないため，負荷試験などの精査を行う．
3. グルココルチコイド補充はコルチゾールの生理的分泌量，日内変動，ストレス時の反応を十分に理解して行う．特にシックデイに関する患者教育は重要である．

1 副腎皮質機能低下症とはどのような病気か？

　副腎皮質機能低下症には副腎自体に病変がある原発性副腎皮質機能低下症（Addison 病）と，視床下部・下垂体に病変のある続発性副腎皮質機能低下症がある．原発性の場合は副腎からのコルチゾール〔糖質（グルコ）コルチコイド〕，アルドステロン〔鉱質（ミネラル）コルチコイド〕，副腎アンドロゲンの3系統すべての分泌低下を呈する．一方，続発性の場合は下垂体前葉からの ACTH 分泌低下に伴いコルチゾール，副腎アンドロゲンの分泌低下を呈するが，アルドステロンはレニン・アンジオテンシン系による刺激を受けるため，分泌は保持される．

　副腎皮質機能低下症の症候は非特異的であり，特に軽症の場合は日常診療における種々の愁訴に紛れ込んでいる可能性がある．コルチゾールの欠乏による症状としては易疲労感，脱力感，食欲不振，体重減少，悪心・嘔吐，腹痛，下痢，低血圧，精神症状（無気力，嗜眠，不安，性格変化），発熱，低血糖症状，多関節痛などがある．また副腎アンドロゲンの欠乏による症状として特徴的なのは，女性における腋毛，恥毛の脱落である．これは女性の腋毛，恥毛が100％副腎アンドロゲンに由来していることによるものであり診断的価値は高い．また原発性副腎皮質機能低下症の場合，フィードバックにより下垂体前葉からの ACTH，γ-MSH 産生が過剰となり，そのため色素沈着（歯肉，手掌の皮溝，爪床，乳輪，手術痕などに顕著）

がみられる．一般的な検査所見においては，末梢血白血球分類における好酸球増多，低ナトリウム血症，高カリウム血症，低血糖，貧血，低コレステロール血症などで副腎皮質機能低下症を疑う．低ナトリウム血症は腎におけるナトリウム再吸収作用のあるアルドステロン，コルチゾールの分泌低下に加え，コルチゾールによるバソプレシン分泌抑制作用が低コルチゾールに伴い解除され，抗利尿ホルモン不適合分泌症候群（SIADH）様の病態を呈することも関与している．

② 副腎皮質機能低下症の診断は？

　前述の症候から副腎皮質機能低下症を疑った場合は，血中ホルモン値（ACTH，コルチゾール）の測定を行う．副腎皮質機能低下症では通常コルチゾールが低値となるが，コルチゾールはいわゆるストレスホルモンの1つであるためストレスがかかった状態では通常より血中濃度が高くなる．したがってストレス下での採血の場合には，非ストレス時では正常と考えられる血中コルチゾール値でも副腎皮質機能低下症のことがある．またコルチゾールの分泌には朝高く，夜低いという日内変動もある．以上の点から血中コルチゾール値は，採血の状況や時間を確認したうえで解釈しなければならない．コルチゾール，ACTHの両者が低下していれば続発性を，コルチゾールが低くACTHが上昇していれば原発性を疑う．すでに治療中の症例では，ヒドロコルチゾン（コルチゾールそのもの）はもちろん，プレドニゾロンなどの内服した薬剤の一部が血中コルチゾールとして測定されることに注意する．内因性のコルチゾール分泌を正確に測定するには，最終のグルココルチコイド内服から24時間あけて検査を行う[1]か，薬剤をデキサメタゾン（コルチゾールとして測定されない）に変更して検査を行うのがよい．ただしデキサメタゾンはACTH分泌抑制作用が強く，ACTH測定を主目的とする場合は不適当である．

　実際の診断では，早朝空腹時，非ストレス下で血中コルチゾールを測定する．外来では朝絶食で9時までに採血する．その条件下で4 μg/dL未満であれば副腎皮質機能低下症の可能性が非常に高く，18 μg/dL以上であればほぼ否定的と考えてよい．4 μg/dL以上18 μg/dL未満であれば可能性は否定できない．可能性がある場合は負荷試験や画像検査などで診断を確定するが，結果の解釈が難しい例もあることから負荷試験の経験が少ない場合は専門医に依頼するのがよいであろう．われわれが行っている負荷試験の方法を一例として図1に示す[2]．また，原疾患の推定のためには画像検査も有用で，頭部MRIで視床下部・下垂体領域の腫瘍性・炎症性疾患の評価を行う．腹部の単純X線写真やCTでの副腎の石灰化は結核性Addison病を示唆する．血液検査では，一部の自己免疫性の下垂体，副腎疾患で抗下垂体抗体，抗副腎皮質抗体が証明される場合があり，また下垂体炎の一部はIgG4関連疾患の一部として発症することから血中IgG4も測定される．

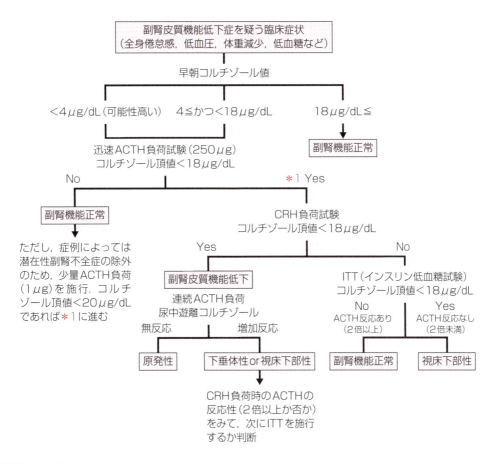

図1 負荷試験の例

提示した各種負荷試験のカットオフ値については，文献などに基づく一案である．判断の容易な明確な高，低（無）反応例を除き，カットオフ値境界領域に関しては，反応性の解釈に関して，各症例ごとに総合的な判断が望まれる．

(明比祐子ほか：副腎皮質機能低下症．medicina 50：1823-1827, 2013 より引用・改変)

③ ステロイドをどのように補充するか？

　副腎皮質機能低下症の治療は欠落したホルモンを投薬により補充することであるが，現時点で副腎アンドロゲンの補充は（少なくとも保険診療では）行われない．ミネラルコルチコイドの補充は前述の理由から続発性の場合は不要で，また原発性の場合でも，グルココルチコイド補充目的に一般的に投与されるヒドロコルチゾンに若干のミネラルコルチコイド作用があること，またわが国では食塩摂取が多いことから不要な場合が多い．原発性でヒドロコルチゾンによる補充を行った後，低ナトリウム血症や低血圧といった塩喪失症状がある際はフルドロコルチゾン 0.05〜0.2 mg を併用する．

　以下ではグルココルチコイドの補充療法について述べる．健常人の生理的コルチゾール分泌量は $5 \sim 10 \, \text{mg/m}^2$/日であると考えられている[3, 4]．したがってヒドロコルチゾン補充量としては 10〜20 mg/日が目安となる．不全型（負荷試験で部分的

に反応がみられ予備能が残存している)の場合は少なめの量を設定し，また一般に原発性に比べて続発性は少量でよいとされる．1日量を決定したら，コルチゾールの生理的日内変動を可能な限り再現するために朝を多めに分割投与する．2分割の場合は，一般的にはヒドロコルチゾン1日量10 mgでは朝7.5 mg，夕2.5 mg，15 mgでは朝10 mg，夕5 mg，20 mgでは朝15 mg，夕5 mgのように分割される．また，体重(kg)×0.12 mgで朝の投与量を決めて，朝：昼：夕＝3：2：1で3分割する方法も報告されている[5]．

　グルココルチコイドは感染や手術といった身体的ストレスにさらされた場合(シックデイ)，その必要量が増加する．副腎皮質機能が正常であれば生理的にその分泌が増加するが，補充療法中の患者ではシックデイ時にはストレスの程度に応じて薬を増量しなければならない．発熱，胃腸炎などの際は通常の1.5～3倍量を，症状の持続に応じて3～4日間内服するよう患者や家族に指導する．また，手術の場合は軽度(鼠径ヘルニア修復，大腸内視鏡など)～中等度(胆囊摘出，半結腸切除など)ではヒドロコルチゾン25～75 mg/日，大手術(胸部大手術，肝切除など)ではヒドロコルチゾン150 mg/日を目安に増量する．周術期は適宜経静脈的に投与し，術後経過が良好であれば数日かけて通常量まで減量してよい．また，敗血症性ショック，急性副腎不全(副腎クリーゼ)の際はヒドロコルチゾン200 mg/日の経静脈的投与(治療初期の投与例：発症時に100 mg静注，以後100 mg/日で持続静注．生理的食塩水による補液を併用)が必要となる[6]．

POINT 副腎皮質機能低下症でグルココルチコイド補充療法中の患者や家族には，自己判断で薬を中止しないこと，シックデイ時は増量すること，嘔吐などで服用できないときはすぐに受診することを指導する．

　一方でグルココルチコイドの補充療法でも過量投与の弊害(骨粗鬆症による骨折や心血管疾患のリスクの増加)が報告されており，一度補充量を決定した後でもこれらの合併症を適宜チェックし至適な補充量を検討することが重要である[7]．

■文献

1) Sacre K, et al.：Pituitary-adrenal function after prolonged glucocorticoid therapy for systemic inflammatory disorders：an observational study. J Clin Endocrinol Metab 98：3199-3205, 2013.
2) 明比祐子ほか：副腎皮質機能低下症．medicina 50：1823-1827, 2013.
3) Esteban NV, et al.：Daily cortisol production rate in man determined by stable isotope dilution/mass spectrometry. J Clin Endocrinol Metab 72：39-45, 1991.
4) Kraan GP, et al.：The daily cortisol production reinvestigated in healthy men. The serum and urinary cortisol production rates are not significantly different. J Clin Endocrinol Metab 83：1247-1252, 1998.
5) Mah PM, et al.：Weight-related dosing, timing and monitoring hydrocortisone replacement therapy in patients with adrenal insufficiency. Clin Endocrinol (Oxf) 61：367-375, 2004.
6) Coursin DB, Wood KE：Corticosteroid Supplementation for Adrenal Insufficiency. JAMA 287：236-240, 2002.
7) Grossman A, et al.：Therapy of Endocrine Disease；Perspectives on the management of adrenal insufficiency：clinical insights from across Europe. Eur J Endocrinol 169：R165-175, 2013.

〈田邉真紀人・明比祐子・柳瀬敏彦〉

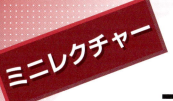

I ステロイドの使い方 〜知っておきたい基本中の基本〜

ステロイドの化学

I ステロイドとは

　ステロイドとは，飽和4環炭化水素からなるステロイド核（シクロペンタノヒドロフェナントレン環）を有する一群の化合物を総称している[1,2]．**図1**にコルチゾールの構造を示したが，ステロイド核は図の左から炭素6員環であるA環，B環，C環，および炭素5員環であるD環で構成されている．グルココルチコイド，ミネラルコルチコイド，性ホルモンなどのホルモン，ステロール，胆汁酸などがステロイド核を有する．これらはいずれも生体内でさまざまな生理作用・薬理作用をもっているが，本項ではグルココルチコイドをステロイドとよぶ．

　ステロイドは1948年に初めて臨床応用された当時から多様な副作用が大きな問題となっていた．そのため，有効性を増強し，副作用を減少させる目的で，化学構造を修飾した多くの合成ステロイドが開発された．**表1**に代表的な合成ステロイドの特徴をまとめる．以下では性質が類似した4群に分けて解説するが，グルココルチコイド作用と副作用に本質的な違いがあるわけではない．

II 合成ステロイドの化学構造と特徴

1）コルチゾールとコルチゾン

　コルチゾール（ヒドロコルチゾン）はヒト副腎皮質から最も多く分泌されているステロイドであり，グルココルチコイド受容体のみならずミネラルコルチコイド受容体にも結合して両者の作用を発揮する．したがって，ステロイド超大量療法（パルス療法）を行うとナトリウム貯留，カリウム排泄，また高血圧を呈しやすくなるため適さない．一方，内因性ステロイドであることから，ステロイド補充療法に適している．コルチゾールの構造を**図1**に示す．

　コルチゾンはコルチゾールの11位がケト基（＝O）となった構造を有する内因性ステロイドである．11位の水酸基（OH）はグルココルチコイド活性に必須であるためコルチゾン自体には活性はなく，生体内で11β-ヒドロキシステロイドデヒドロゲナーゼ（11β-hydroxysteroid dehydrogenase：11β-HSD）によってコルチゾールに還元されて作用する．11β-HSDには還元酵素の1型と，逆の酸化酵素である2型があり，血中ではこれらのステロイドは平衡関係にある．そのため体外からコル

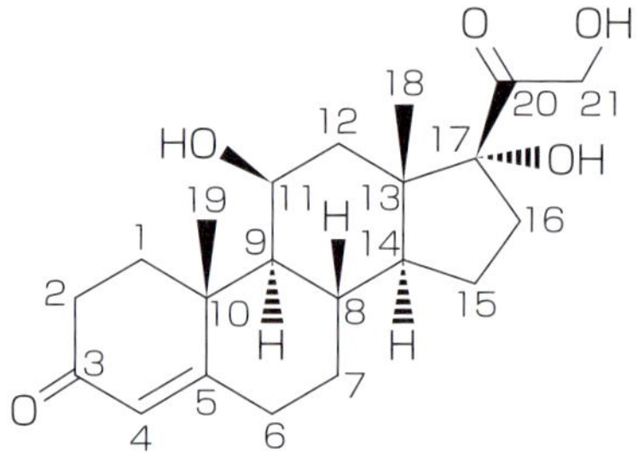

図1 コルチゾールの構造

表1 主な合成ステロイドの特徴

合成ステロイド	血中消失半減期（時間）	生物学的半減期*（時間）	グルココルチコイド作用（力価比）	ミネラルコルチコイド作用（力価比）	概算同等用量（mg）
コルチゾール	1.2	8～12	1	1	20
コルチゾン	1.2	8～12	0.7	0.7	25
プレドニゾロン	2.5	12～36	4	0.8	5
プレドニゾン*	3.3	12～36	4	0.8	5
メチルプレドニゾロン	2.8	12～36	5	<0.01	4
トリアムシノロン	―	12～36	10	<0.01	4
デキサメタゾン	3.5	36～72	25	<0.01	0.75
ベタメタゾン	3.3	36～72	25	<0.01	0.75

＊プレドニゾロンに転換して作用するプロドラッグ（米国と一部欧州では広く使用）．

チゾンを投与する場合は，原則としてコルチゾールと同様の効果と考えてよい．なお，1型11β-HSDは脂肪組織・肝・中枢神経・筋などに，2型11β-HSDは腎・大腸・胎盤などに多く発現している．また，コルチゾールは血中でコルチコステロイド結合グロブリン（CBG）と強く結合しているが，コルチゾンは結合親和性が弱い．

2）プレドニゾロンとプレドニゾン

　プレドニゾロンは，図1のA環の1-2位が二重結合となった構造をもつ．グルココルチコイド活性はコルチゾールの4倍だが，ミネラルコルチコイド作用が相対的に弱い．生物学的半減期も臨床応用に適しており，世界的に臨床で最も使われているステロイドである．ただし，ミネラルコルチコイド作用が一定程度残っていることもあって，パルス療法にはコルチゾールと同様に適していない．妊婦に投与する場合は，胎盤にある2型11β-HSDによって不活性型のプレドニゾンに転換するため，胎児への移行が少ない．

　プレドニゾンはプレドニゾロンの11位がケト基となった構造を有しており，コ

ルチゾンと同様に体内で1型11β-HSDによってプレドニゾロンに還元されて作用するプロドラッグである．プレドニゾンは米国では広く使われているステロイドで欧州でも一部で使われているが，わが国では市販されていない．プレドニゾロンはCBGとの結合親和性は強いが，プレドニゾンは弱い．

3）メチルプレドニゾロンとトリアムシノロン

メチルプレドニゾロンはプレドニゾロンの6位をメチル基（CH_3）に，トリアムシノロンは9位をフッ素（F）に，また16位を水酸基（OH）に置換した構造を有しており，ミネラルコルチコイド作用が低減したステロイドである．プレドニゾロンよりもミネラルコルチコイド作用が少ないことを利用して，心不全を合併した患者などに対する中等量以上のステロイド投与などで利用されている．ともにCBGとはほとんど結合せず，11β-HSDによる代謝を受けない．

メチルプレドニゾロンの水溶製剤（コハク酸エステル）は，パルス療法（1 g/日の点滴静注を3日間連日投与）に初めて用いられたステロイドである．一方，トリアムシノロンには水溶製剤がなく，静注療法には使用できない．しかし，トリアムシノロンの懸濁剤（アセトニド）は水に不溶性である性質を利用して，徐放性の長時間作用型注射製剤として臨床応用されている．

4）デキサメタゾンとベタメタゾン

デキサメタゾンとベタメタゾンはプレドニゾロンの9位をフッ素に，16位（前者はα位，後者はβ位）をメチル基に置換した構造を有している異性体である．これらはともにグルココルチコイド受容体への親和性はきわめて強く，生物学的半減期も長時間に及ぶ．いずれもミネラルコルチコイド作用は少ないため，用量を調整すればパルス療法に利用可能である．

デキサメタゾンはCushing症候群の診断に用いられている．わずかな用量で健常人の副腎機能が抑制できることから，検査の際に血中濃度が上がらない．そのため，血中コルチゾール濃度測定に干渉することなく副腎機能を評価できる．ベタメタゾンはステロイド療法に使われることが少なくないが，プレドニゾロンなどに比べて受容体親和性や副腎抑制がきわめて強いことを意識して使用すべきである．これらのステロイドはCBGと結合しないことから，全身への拡散が速い．また，いずれも11β-HSDによる代謝を受けないことから胎児移行性が高い．

■文献

1）Schimmer BP, Parker KL：Adrenocorticotropic hormone；adrenocortical steroids and their synthetic analogs；inhibitors of the synthesis and action of adrenocortical hormones. Goodman & Gilman's The Pharmacological Basis of Therapeutics, 11th ed（Brunton LL, et al. eds）. pp.1587-1612, McGraw-Hill, New York, 2006.
2）川合眞一編：研修医のためのステロイドの使い方のコツ．文光堂，2009.

〈川合眞一〉

ミニレクチャー

I ステロイドの使い方 ～知っておきたい基本中の基本～

術前のステロイド，どこまで減量できればよい？

術前にステロイドの減量をすることは慎重に行うべきで，安易な減量は勧められない．術前のステロイド減量については，エビデンスに乏しく各種ガイドラインにてもその記載がないのが現状である．

1 減量によるメリットとデメリット

健常人（成人）においては，通常副腎より $5〜10\,mg/m^2/$日のコルチゾール〔プレドニゾロン（PSL）換算で $5〜7\,mg/$日〕が分泌されている．またこの分泌は日内変動している．生体に手術における浸襲が加わると，視床下部-下垂体-副腎皮質系（hypothalamic-pituitary-adrenal：HPA）経路が活性化され，副腎皮質刺激ホルモン（ACTH）やコルチゾール濃度が上昇して，侵襲に対する生体の維持に重要な役割を果たす[1]．術前のステロイド減量によるメリットとデメリットを以下にあげる．

1）術前のステロイド減量によるメリット

長期間の糖質コルチコイドはCushing症候群をきたしていることがあり，またステロイド内服患者では，蛋白異化が亢進していることがあり，創傷治癒遷延や縫合不全を起こしやすく，ステロイド減量により合併症の発生率を低下させる可能性がある．

2）術前のステロイド減量によるデメリット

長期間のステロイド投与によりストレスに対するHPA経路の応答が低下しているため，手術浸襲に対しても必要なコルチゾールの分泌ができなくなる可能性がある．

したがって減量する量によっては，周術期に急性副腎不全による治療抵抗性の血圧低下を発症して致命的になることがある．急性副腎不全の病態は，脱水，アシドーシス，電解質異常，低血糖，高サイトカイン血症などである．急性副腎不全の一般的な臨床所見としては，初期症状として全身倦怠感，無気力，脱力，食欲不振，悪心・嘔吐，下痢，腹痛，関節痛など，身体所見としては，体重減少，低血圧，ショックなどである[2]（→ I -2「補充療法とステロイドカバー」p.13参照）．

II まずは HPA 経路の抑制を考慮しよう

　長期間ステロイドを投与されている患者では，HPA 経路が抑制され，手術における侵襲やストレスに対してコルチゾールを必要量分泌できない可能性がある．また，ステロイド投与にて抑制されている HPA 経路が回復するまでには 1 年間を要すると報告されている[1]．以上により，HPA 経路が抑制されているような場合は，術前にステロイドを減量するのではなく，急性副腎不全などの周術期リスクを回避する目的で，逆にステロイドカバーを考慮すべきである．

III ステロイドの術前減量ができる場合もあるの？

　ステロイドが投与されている原疾患での減量が可能であるかを判断することが必要である．ただし，ステロイド投与必要患者における投与方法，投与量，投与期間を正確に換算してどの程度 HPA 経路が抑制されているかを予測することは困難である．

① PSL 換算 20 mg/日以上を 3 週間以上継続投与されている場合は，HPA 経路が抑制されており，副腎皮質機能低下状態にある．

② PSL 換算 5〜20 mg/日を 3 週間以上投与されている場合は，HPA 経路が抑制されている可能性があり，副腎皮質刺激ホルモン (ACTH) 負荷試験やインスリン低血糖試験によって副腎皮質機能の評価を考慮する必要がある．しかし，検査で副腎皮質機能低下を除外できても，機能正常化についての根拠はない．

③ 3 週間以内のステロイド投与では，HPA 経路は維持されている．

④ PSL 換算 5 mg/日以下投与であれば，投与期間にかかわらず HPA 経路は維持されている[3]．

⑤ ステロイド吸入や外用剤の使用にても HPA 経路が抑制されることがある．

　以上により，術前のステロイド減量に関しては，PSL 換算 5 mg/日以下の投与であれば可能である．しかし，ステロイドカバーとしては，PSL 換算 5 mg/日以下の投与をしている症例では，維持量の投与は必要とされていることもあり，周術期の管理は慎重に行う必要がある[2]．

IV 周術期副腎不全発症の高リスク群

　過去 1 年間に 3 週間以上の PSL 換算 20 mg/日以上の糖質コルチコイドの投与をされている場合や，投与量にかかわらず Cushing 症候群を呈している場合は HPA 経路が抑制されている．

　過去 1 年間に 3 週間以上の PSL 換算 5〜20 mg/日の糖質コルチコイドを投与されている場合で，ACTH 負荷試験やインスリン負荷試験にて評価されていないときには HPA 経路が抑制されていると考えたほうがよい．

手術を受ける患者で，55 歳以上であれば，急性副腎不全を発症するリスクは，さらに 2.5 倍高くなるとの報告もある[2]．

以上により，上記病態の患者にはステロイドカバーが必須であるが，これ以外の糖質コルチコイド投与患者において，HPA 経路が抑制されていないという保証はないのが現状である．

V 長期ステロイド投与における術後リスク

①**創傷治癒障害**：過量の糖質コルチコイドは，創傷治癒機転の中で，抗張力・上皮化・血管新生・創収縮能力を低下させる[2]．これにより創部の治癒機転が遅延して，消化管においては縫合不全などの合併症のリスクが高くなる．

②**易感染性**：感染症に関しては，ステロイドの投与量と投与期間が関与するとされ，累積投与量が 700 mg 以上になると感染症発生率は増加する[4]．

③**消化性潰瘍**：周術期のストレスや非ステロイド性抗炎症薬（NSAIDs）の使用により，発症リスクとなる．

VI おわりに

ステロイドの長期間にわたる使用は，術後の合併症のリスクを上げると考えられるが，術前の安易なステロイドの減量は副腎不全などの合併症を起こす可能性もあり慎重に考えるべきである．

■文献

1）Coursin DB, Wood KE：Corticosteroid supplementation for adrenal insufficiency. JAMA 287：236-240, 2002.
2）須田康一ほか：ステロイド投与患者の周術期管理．外科治療 98：367-371, 2008.
3）Jabbour SA：Steroids and the surgical patient. Med Clin North Am 85：1311-1317, 2001.
4）西巻雄司，服部俊夫：ステロイド療法と副作用としての感染症．綜合臨牀 54：2059-2064, 2005.

（石井　亘・佐藤格夫・小池　薫）

ミニレクチャー

I ステロイドの使い方 ～知っておきたい基本中の基本～

ステロイド離脱症候群の臨床

I ステロイドを減量・中止するときは慎重に！

　ステロイド離脱症候群（steroid withdrawal syndrome：SWS）とは，グルココルチコイド治療における急激な投与量の減量ないし中止時に生ずる副腎皮質機能低下に基づく病態である[1]．倦怠感，脱力感，食欲不振，嘔気，腹痛，発熱，関節痛，起立性低血圧，低血糖，体重減少，皮膚の落屑，低ナトリウム血症，高カリウム血症などの多彩な症候を呈し，重篤な場合は副腎クリーゼ様の循環不全，意識障害を呈することもある．原疾患の再燃が加われば病状はさらに複雑になる．

II SWS が発症するのはどんなとき？

　SWS は，長期に生理的分泌量を超えてグルココルチコイドが投与され視床下部-下垂体-副腎系が抑制された状態，すなわち医原性副腎不全が主な病態と考えられている．内因性グルココルチコイド分泌が抑制される外因性ステロイドの量や投与期間について一定の見解はないが，量が多く期間が長いほどそのリスクは高まることが報告されている[2]．内因性グルココルチコイドの分泌はコルチゾールで 10～20 mg/日程度と考えられており，これはグルココルチコイド作用で換算するとプレドニゾロン（PSL）2.5～5 mg に相当する．したがって，PSL 換算で 5 mg 以上の投与を長期に受けている場合で PSL を 5 mg 以下に減量または休薬する際は SWS の発症を念頭に置くべきと考えられる．

　また，外因性ステロイドは経口，経静脈投与のみならず経鼻的[3]，経皮的[4]，経気管支的[5]投与でも内因性グルココルチコイドを抑制しうる．SWS を疑ったら内因性グルココルチコイド分泌予備能の判定のため血中 ACTH，コルチゾールを測定し，必要に応じ迅速 ACTH 負荷試験を行う．長期ステロイド投与例において中止前に迅速 ACTH 負荷試験（ACTH 250 μg 投与）を実施した成績では，負荷前値 3.6 μg/dL 以上かつ負荷後 20 μg/dL 以上ある場合は全例 SWS を発症することなくステロイドの中止が可能であったと報告された[2]．

Ⅲ グルココルチコイドのみが発症の決定的な因子とはならない！

　一方，視床下部-下垂体-副腎系の抑制の程度と臨床症状の程度が必ずしも一致しないことがある．その理由として，血中グルココルチコイドが高いレベルで長期間推移したために標的組織がそれに順応している（相対的副腎不全）可能性や，急激な血中グルココルチコイドの低下がインターロイキン（IL）-6などの炎症性サイトカインの増加をもたらしSWSの症状を引き起こす可能性，またグルココルチコイドに対する心理的依存の可能性が指摘されている[6,7]．

Ⅳ SWSを発症させないために

　SWSは発熱や関節痛を伴うことから，膠原病などの原疾患の再燃や感染症併発との鑑別が困難な場合がある．感染症併発がある場合は適切な抗菌薬とステロイドの再投与の併用が推奨される[6]．SWSとの診断に至ればグルココルチコイド投与を再開し，減量のスピードを緩やかにすることで対処する．内因性グルココルチコイド分泌を回復させるための適切なグルココルチコイドの減量法についても定まった見解はないため，SWSが発症しないかどうかを慎重に観察しつつ漸減するのが現実的な対応となる．

■文献

1) 宮森　勇：ステロイド離脱症候群の診断と治療．綜合臨牀 44(5)：991-992, 1995.
2) Sacre K, et al.：Pituitary-adrenal function after prolonged glucocorticoid therapy for systemic inflammatory disorders；an observational study. J Clin Endocrinol Metab 98：3199-3205, 2013.
3) Bruni FM, et al.：Intranasal corticosteroids and adrenal suppression. Neuroimmunomodulation 16：353-362, 2009.
4) Tempark T, et al.：Exogenous Cushing's syndrome due to topical corticosteroid application；case report and review literature. Endocrine 38：328-334, 2010.
5) Lapi F, et al.：The use of inhaled corticosteroids and the risk of adrenal insufficiency. Eur Respir J 42：79-86, 2013.
6) Margolin L, et al.：The steroid withdrawal syndrome；a review of the implications, etiology, and treatments. J Pain Symptom Manage 33：224-228, 2007.
7) Bhattacharyya A, et al.：Steroid withdrawal syndrome after successful treatment of Cushing's syndrome；a reminder. Eur J Endocrinol 153：207-210, 2005.

〈田邊真紀人・明比祐子・柳瀬敏彦〉

3. ステロイド代謝と薬物相互作用

1 ステロイド代謝の特徴

　体外から投与された合成ステロイドは，血液を経て標的細胞で作用し，種々の臓器で代謝された後に排泄される．したがって，ステロイドの効果や副作用は，他の一般的な薬物と同様に代謝動態によって左右される．また，ステロイドには「Ⅰ-ミニレクチャー　ステロイドの化学」(➡ p.17 参照)で示したような基本構造の異なる複数のステロイドがあるうえに，側鎖などを一部改良した多くの種類がある．それ自体の性質や基剤などを工夫することによって，ステロイドには経口剤をはじめとした多くの剤形が開発され，臨床の多様なニーズに対応している（**表1**）[1]．本項では，薬剤としてのステロイドについての特徴をまとめる．

1　製剤の種類と吸収

1）経口剤，坐剤

　経口投与されたステロイドの消化管からの吸収は良好で，いずれも70〜100%の吸収率とされている[2]．ステロイドの種類による違いもなく，食事の影響も受けない．一部の消化器系薬剤との併用でステロイドの吸収率が低下したとする報告もあるが，臨床上問題となるような大きな影響はない．また，経口剤には錠剤，散剤，シロップがあるが，いずれも同様である．

　坐剤は一般に外用剤に分類されるが，非ステロイド性抗炎症薬（NSAIDs）などでは，直腸からの吸収効率が良好な性質を利用して全身投与を目的にしばしば利用されている．しかし，ステロイド坐剤は潰瘍性大腸炎（直腸型）を適応症としており，主に腸管粘膜への直接作用を意図して開発されたものである．坐剤使用時の正確な吸収効率の報告はないが，リンデロン®坐剤（ベタメタゾン）の医薬品添付文書によれば，最高血中濃度は経口投与の1/3〜1/4程度である．

2）注射剤

　ステロイドは水に難溶性であるため，静脈注射などに使用される水溶性製剤にはコハク酸かリン酸のエステル製剤が用いられる．前者にはソル・コーテフ®（コル

表1 ステロイドの剤形（広義のDDS）

剤形			製剤例（商品を含む）	特徴
経口剤	錠剤		各種	基本となる錠剤には成人副腎1日分泌量または約2倍量に相当する用量を含有*
	散剤		各種	微量の調節に便利
	シロップ		リンデロン®シロップ	小児用
坐剤			リンデロン®坐剤	潰瘍性大腸炎に適応
注射剤	水溶性剤		ソル・コーテフ®	内因性ステロイドの水溶性注射剤
			ソル・メドロール®	パルス療法など大量投与可能
			デカドロン®注射液	パルス療法など大量投与可能
	懸濁剤		デポ・メドロール® ケナコルト-A®	局注で持続効果
	ターゲット製剤		リメタゾン®	炎症局所に集積
外用剤	皮膚外用剤		各種軟膏，クリーム，ローション，パンデル®，リドメックス®コーワ	ステロイドの種類，剤形とも多種類あり．皮膚外用のアンテドラッグ
	噴霧剤	鼻	フルナーゼ®	アンテドラッグ（エアゾール）
		気管支	フルタイド®，キュバール®	アンテドラッグ（エアゾール）
			フルタイド®，パルミコート®	アンテドラッグ（ドライパウダー）
		口腔	サルコート®	アンテドラッグ（ドライパウダー）
	点眼剤		各種	
	口腔用剤		ケナログ®	軟膏
			アフタッチ®	付着型の錠剤
	浸透性外用剤		ファルネゾン®ゲル	外用剤だが，関節に浸透して作用

DDS：drug delivery sistem.
＊プレドニゾロンには1mg錠もあり，散剤同様微量の調節に便利．
（川合眞一：副腎皮質ステロイド．今日の治療薬2014（浦部晶夫ほか編）．p.245，南江堂，2014より引用・改変）

チゾール），水溶性プレドニン®（プレドニゾロン）およびソル・メドロール®（メチルプレドニゾロン）があり，後者にはデカドロン®注射液（デキサメタゾン）およびリンデロン®注（ベタメタゾン）がある．いずれも血中に入ると速やかにエステル結合が加水分解されて作用するため，生物学的利用率はほぼ100％とされている．したがって，ステロイドを経口投与から静脈投与に切り換える場合でも，投与回数などの用法が同じなら，原則として用量を変える必要はない．ただし一般に，静脈注射のほうが経口剤投与よりも血中濃度の上昇が急峻であるため，経口から静注に変更する必要がある場合には，ステロイドが一定の有効血中濃度以上を維持できる時

間は短縮する．ことに，剤形の変更のみならず1日3回投与から1回投与に減らすなどの変更も伴うようになると，経口投与から静脈投与への切り換えなどにより，効果が若干減弱することがある．なお，かつては硫酸エステルの水溶性注射剤が市販されていたが，加水分解されにくく効果が不十分であったことから，現在は市場から撤退している．

デポ・メドロール®（メチルプレドニゾロン酢酸エステル）やケナコルト-A®（トリアムシノロンアセトニド）は基本のステロイドよりもさらに水に難溶性で，懸濁剤として局所に長期間とどまるように開発された．そのため，正確に吸収動態や作用時間を予測することが困難である．また，脂肪粒子の中にステロイドを封じ込めたリメタゾン®（デキサメタゾンパルミチン酸エステル）は，小粒子の炎症部位集積性を利用したターゲット製剤として臨床で使われている．

3）外用剤

ステロイド粘膜外用剤は皮膚科領域を中心に広く使用されている（表2）[3]．これらは種類も多く，皮膚局所ではデキサメタゾン以上にグルココルチコイド活性が強いステロイドも少なくない．また，これらは一般に皮膚から吸収されることを目的とした製剤ではないが，全身に大量塗布すると明らかに下垂体-副腎抑制が引き起こされ，長期投与では重大な全身性副作用の懸念も指摘されている．

ステロイドの外用剤では，投与局所において強力に作用し，体内に吸収されると速やかに分解されてステロイド作用が消失するアンテドラッグの進歩が著しい．特に，アレルギー性鼻炎や喘息治療薬として用いられている吸入剤には高い有用性が認められている．

2　運搬・分布・分泌

全身投与されたステロイドは血中蛋白と結合しているが，内因性のコルチゾールとコルチコステロン，および合成ステロイドの中でもプレドニゾロンはコルチコステロイド結合グロブリン（corticosteroid binding globulin：CBG）と特異的に強く結合している[4]．一方，他の合成ステロイドはほとんどCBGとは結合しないが，血中アルブミンとは弱く結合している．ステロイドの蛋白結合が強いと血中にとどまりやすくなり，全身への拡散や標的細胞への移行は少なくなるため，力価の違いに影響している．なお，一般に標的細胞中には遊離ステロイドが拡散により入り，細胞質受容体と結合して作用を発揮すると考えられている．

ステロイドの体内分布は血中の結合蛋白の影響などによって種類ごとに異なるが，経口摂取したステロイドの体内分布はおおむね速やかである．水溶性注射剤では，静注はもちろんだが，皮下注や関節腔内注射であっても速やかに全身に分布する．そのため，長期間局所に作用させることを期待する場合は，前述のようにステ

表2 ステロイド外用剤の薬効による強弱の分類

薬効	薬物と濃度	商品名
ストロンゲスト（最強）	クロベタゾールプロピオン酸エステル（0.05%） ジフロラゾン酢酸エステル（0.05%）	デルモベート ジフラール，ダイアコート
ベリーストロング（かなり強力）	モメタゾンフランカルボン酸エステル（0.1%） ベタメタゾン酪酸エステルプロピオン酸エステル（0.05%） フルオシノニド（0.05%） ベタメタゾンジプロピオン酸エステル（0.064%） ジフルプレドナート（0.05%） アムシノニド（0.1%） ジフルコルトロン吉草酸エステル（0.1%） 酪酸プロピオン酸ヒドロコチゾン（0.1%）	フルメタ アンテベート トプシム，シマロン リンデロン-DP マイザー ビスダーム ネリゾナ，テクスメテン パンデル
ストロング（強力）	デプロドンプロピオン酸エステル（0.3%） デキサメタゾンプロピオン酸エステル（0.1%） デキサメタゾン吉草酸エステル（0.12%） ベタメタゾン吉草酸エステル（0.12%） ベクロメタゾンプロピオン酸エステル（0.025%） フルオシノロンアセトニド（0.025%）	エクラー メサデルム ザルックス，ボアラ リンデロン-V，ベトネベート プロパデルム フルコート
マイルド（中等度）	プレドニゾロン吉草酸エステル酢酸エステル トリアムシノロンアセトニド（0.1%） アルクロメタゾンプロピオン酸エステル（0.1%） クロベタゾン酪酸エステル（0.05%） ヒドロコルチゾン酪酸エステル（0.1%）	リドメックス レダコート，ケナコルト-A アルメタ キンダベート ロコイド
ウイーク（弱い）	プレドニゾロン（0.5%）	プレドニゾロン

（日本アレルギー学会：アレルギー疾患診断・治療ガイドライン．2010 より引用・改変）

ロイド懸濁剤を使用する．コルチゾールは脳脊髄液にも血中濃度の約20％が移行するが，これは血中の遊離コルチゾールの反映とされている．すなわち，蛋白結合の弱いステロイドのほうが髄液移行しやすいことから，中枢神経疾患にはメチルプレドニゾロン，デキサメタゾン，ベタメタゾンがよく使われている．

コルチゾールとプレドニゾロンは唾液中にも分泌されるが，いずれもそれぞれの血中遊離ステロイド（10～20％）濃度に近いとされる．また，プレドニゾロン治療中の患者の乳汁中プレドニゾロン濃度についてはいくつかの報告がある[2]．おおむね，血中濃度の約1～3％が移行していることから，乳児が仮に30 mg/日のプレドニゾロンで治療中の母親から乳汁1Lを摂取したとしても，わずか3～9 μg/日が乳児に移行するにすぎない．授乳を希望した場合には，大量投与でなければ，乳児にリスクはないと思われる．

3 代謝経路・排泄

代表的な合成ステロイドの代謝経路を**表3**[2]に示す．これらのステロイドの構造の詳細，およびコルチゾールとコルチゾン，またはプレドニゾロンとプレドニゾン

表3 主要な合成ステロイドの代謝経路

	代謝経路						尿中代謝産物			
	A環還元	11位酸化	20位還元	6位水酸化	側鎖切断		抱合型			非抱合型
							グルクロン酸抱合	硫酸抱合	その他	
コルチゾール	┼┼┼	┼┼┼	┼┼	＋	＋		┼┼┼	＋	＋	＋
プレドニゾロン	±	┼┼┼	┼┼┼	┼┼	＋		┼┼	＋	＋	┼┼
メチルプレドニゾロン	－	＋	┼┼┼	┼┼	？		＋	＋	＋	┼┼
デキサメタゾン	－	＋	＋	┼┼┼	？		＋	？	？	┼┼
ベタメタゾン	－	＋	┼┼	┼┼┼	＋		＋	＋	＋	┼┼

（川合眞一ほか：合成ステロイド剤の代謝．最新醫学 39：1556-1563, 1984 より引用・一部改変）

の11β-ヒドロキシステロイドデヒドロゲナーゼ（11β-hydroxysteroid dehydrogenase：11β-HSD）を介した相互転換については，「Ⅰ-ミニレクチャー ステロイドの化学」を参照されたい（➡ p.17）．

　ステロイドは脂溶性の強い薬物であるため，以下に示すステロイド代謝経路は，いずれも水溶性を増して腎から排泄しやすいように代謝する経路である．

　コルチゾールの主要な代謝経路はA環還元で，この代謝により水溶性を増し，さらにグルクロン酸抱合などを受けて尿中に排泄される．一方，**表3**のプレドニゾロン以下の合成ステロイドはこの代謝経路が少なく，結果として代謝時間が長くなる．また，プレドニゾロンとメチルプレドニゾロンは20位の還元経路が，デキサメタゾンとベタメタゾンは6位の水酸化経路がそれぞれ主要とされている．これらの代謝酵素はさまざまな組織や細胞で確認されているが，肝で最も多く発現している．なお，6β水酸化は肝の薬物代謝酵素であるCYP3A4によって行われるが，この酵素はステロイドのみならず種々の薬物代謝に関係する．後述するように，CYP3A4は薬物などのリガンドによって誘導されやすく，ステロイドなどのCYP3A4の基質とCYP3A4誘導薬との薬物相互作用を生じやすい．

ステロイド代謝に影響する疾患要因

1　肝疾患

　肝硬変症や慢性肝炎などの慢性肝疾患患者では，各種合成ステロイド代謝が障害され，コルチゾールとプレドニゾロンは約20％，デキサメタゾンで約40％低下していた[5]．すなわち，慢性肝疾患患者においてステロイド治療を行う際には，非肝障害患者よりも若干低用量で治療にあたるべきである．特に，デキサメタゾンでは

影響が大きく，データはないものの類似の代謝経路をとるベタメタゾンでも同様の報告がある[2]．

2　腎疾患

筆者ら[5]は，血液透析治療を受けている患者を含めた重症慢性腎不全患者において各種合成ステロイド代謝を検討した．その結果，ステロイドの種類によって代謝への影響は大きく異なっていた．まず，コルチゾールは健常人と同等であったがプレドニゾロンは20％ほど障害されていた．これに対し，デキサメタゾンは逆に約70％代謝が亢進していた．このメカニズムは明らかではないが，この研究以前から，慢性腎不全患者ではデキサメタゾン抑制試験を行っても内因性コルチゾールが十分に抑制されないことが知られていた[6]．その原因の一部は，筆者らが示した，腎不全患者におけるデキサメタゾン代謝の亢進で説明されるものと考えている．いずれにしても，血液透析の有無にかかわらず慢性腎不全患者に使用する場合は，用量調節が困難なデキサメタゾンは避け，プレドニゾロンを若干控えめに投与するというのが現実的対応であろう．なお，血液透析により一部は透析液に移行することから，ステロイドは透析後に投与するのが原則である．

3　甲状腺疾患

甲状腺機能亢進症では，ステロイドのA環還元酵素と2型11β-HSDの活性化などにより，コルチゾール代謝は亢進する[2]．逆に，甲状腺機能低下症ではコルチゾール代謝は低下する．そのため，汎下垂体機能低下症では，甲状腺ホルモンの補充前に必ずコルチゾールを補充する必要がある．先行して甲状腺ホルモン投与を開始すると，低下していたコルチゾール代謝が回復して副腎機能不全を前以上に悪化させる可能性があるためであり，禁忌である．他の合成ステロイド代謝に甲状腺機能が影響するか否かについては十分なデータはないが，前述のように，甲状腺ホルモンはA環還元酵素への影響が強いことから，他の合成ステロイドには大きな影響はないことが考えられる．

4　他の病態

低蛋白血症患者では，原因疾患やステロイドの種類にかかわらず，遊離ステロイド濃度が増加する．そのため，一般に薬効は強く発揮されるが，副作用も同様である．また，全身性エリテマトーデスなどの膠原病諸疾患の炎症活動期，および全身性感染症では，コルチゾールとプレドニゾロン代謝が阻害される[2]．したがって，これらの病態では，体外から投与されたステロイドは十分有効に作用することが期待される．なお，膠原病患者では，活動期に障害されていたステロイド代謝能は寛解になると正常化すると報告されている．

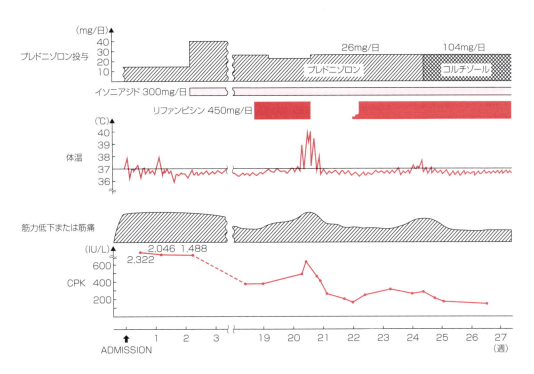

図1 リファンピシン投与によりプレドニゾロン治療抵抗性を生じた全身性エリテマトーデス・皮膚筋炎の重複症候群患者の臨床経過

3 ステロイドと他薬の相互作用

筆者ら[7]は，プレドニゾロン治療中にリファンピシンを併用したところ，ステロイド治療抵抗性を生じた全身性エリテマトーデス・皮膚筋炎の重複症候群患者を経験した（**図1**）．患者は，リファンピシン併用により筋炎症状が再燃し，中止により改善した．その後リファンピシン再投与により筋炎症状が再燃したが，プレドニゾロンから同力価のコルチゾールに変更することによって再度改善した．

この患者に認められたステロイドの種類による治療抵抗性の違いを検討するために，リファンピシン服用者における種々のステロイド代謝を比較した[8]．その結果，リファンピシン服用者では非服用者に対してコルチゾールは約1.2倍，プレドニゾロンは約2倍の代謝亢進がみられた．これに対しデキサメタゾン代謝は約5倍に亢進していた．これらの結果を踏まえると，リファンピシンによるステロイド治療抵抗性が生じた場合には，プレドニゾロンであれば約2倍，デキサメタゾンであれば約5倍の用量を投与すれば用量に見合った効果が得られると考えられる．ただし，臨床において5倍量を用いることは現実的ではないため，**図1**のように同力価のコルチゾールに変更するか，プレドニゾロンで2倍量とするか，可能であればリファンピシンから他の結核治療薬に変更するのが望ましい．なお，コルチゾール

表4 ステロイドと他薬との相互作用

機　序	他の薬物	影響する方向	ステロイド	結　果
1. 同じ作用（副作用）	免疫抑制剤	↔	ステロイド	重篤な感染症
	アムホテリシンB サイアザイド系利尿薬 エタクリン酸 フロセミド 甘草（リコリス）	↔	ステロイド （特に電解質作用の強いもの）	低カリウム血症
	非ステロイド性抗炎症薬	↔	ステロイド	消化性潰瘍合併率増加
2. 相反する作用	糖尿病治療薬	←	ステロイド	血糖値上昇
	生ワクチン	←	ステロイド	弱毒ワクチンの全身感染症
	抗凝固薬	→	ステロイド	抗凝固効果減弱・増強？
3. 吸収阻害	経口カルシウム	←	ステロイド	吸収率低下
	ケイ酸アルミニウム	→	デキサメタゾン	吸収率低下
4. 結合蛋白	経口避妊薬（エストロゲンを含む製剤）	→	プレドニゾロン	結合蛋白増加による薬効減弱[*1]
5. 薬物代謝	バルビタール系薬物（フェノバルビタールなど） フェニトイン カルバマゼピン リファンピシン	→	ステロイド（種類により代謝亢進の程度異なる[*2]）	CYP3A4誘導によるステロイド代謝亢進のために薬効果低下
	シクロホスファミド	←	ステロイド	活性化減弱（初期） 活性化増強（長期併用）
	経口避妊薬（エストロゲンを含む製剤）	→	プレドニゾロン	代謝阻害による薬効増強[*1]
6. 受容体拮抗	イミダゾール系抗真菌薬	→	ステロイド	結合阻害による薬効低下

＊1：代謝阻害による作用が強く，結局は薬効は増強する．
＊2：デキサメタゾン＞プレドニゾロン＞ヒドロコルチゾンの順で代謝が亢進する．
（川合眞一：副腎皮質ステロイド．今日の治療薬2014（浦部晶夫ほか編），p.249，南江堂，2014より引用）

　に変更する場合にはミネラルコルチコイド作用の増加には注意が必要である．
　デキサメタゾンの主たる代謝経路は前述したように6位の水酸化であり，CYP3A4によって代謝される．リファンピシンはプレグナンXレセプター（pregnane X receptor：PXR）に結合し，レチノイドXレセプター（retinoid X receptor：RXR）とヘテロ2量体を形成してCYP3A4遺伝子に結合する[9]．それによってCYP3A4の転写が亢進するが，リファンピシン以外のPXRのリガンドとしては，フェニトイン，フェノバルビタール，カルバマゼピンなどの抗てんかん薬やSt. John's wort（セイヨウオトギリソウ）などが知られている．中でもリファンピシン，フェニトイン，フェノバルビタールはCYP3A4誘導作用が特に強力である．

以上の相互作用以外でも，ステロイドには種々の薬物相互作用の報告がある（**表4**）[1]．たとえば，カリウム排泄性利尿薬や甘草とステロイドとの併用で，著明な低カリウム血症をきたすことがある．また，NSAIDsとの併用では消化性潰瘍が増加することがあり，重篤な薬物相互作用として知られている．

■ 文献

1) 川合眞一：副腎皮質ステロイド．今日の治療薬 2014（浦部晶夫ほか編）．pp.242-262，南江堂，2014．
2) 川合眞一ほか：合成ステロイド剤の代謝．最新醫学 39：1556-1563，1984．
3) 片山一朗，河野陽一監修；日本アレルギー学会アトピー性皮膚炎ガイドライン専門部会：アトピー性皮膚炎診療ガイドライン 2012．協和企画，2012．
4) Ballard PL：Delivery and transport of glucocorticoids to target cells. Glucocorticoid Hormone Action（Baxter JD, Rousseau GG). pp.25-48, Spronger-Verlag, Berlin, 1979.
5) Kawai S, et al.：Differences in metabolic properties among cortisol, prednisolone, and dexamethasone in liver and renal diseases；accelerated metabolism of dexamethasone in renal failure. J Clin Endocrinol Metab 60：848-854, 1985.
6) Rosman PM, et al.：Pituitary-adrenocortical function in chronic renal failure；blunted suppression and early escape of plasma cortisol levels after intravenous dexamethasone. J Clin Endocrinol Metab 54：528-533, 1982.
7) Kawai S, et al.：Rifampicin-induced resistance to prednisolone treatment in collagen disease；a pharmacokinetic study. Jpn J Rheumatol 1：135-141, 1986.
8) 川合眞一：リファンピシン服用者における各種糖質コルチコイド代謝動態の比較．日内分泌会誌 61：145-161，1985．
9) Sinz MW：Evaluation of pregnane X receptor（PXR）-mediated CYP3A4 drug-drug interactions in drug development. Drug Metab Rev 45：3-14, 2013.

〔川合眞一〕

4. 妊娠時，授乳中に投与するときの注意

> **Essence！**
> 1. 妊娠中のステロイド治療は母体および胎児でのリスク・ベネフィットを考慮したうえで行うべきである．
> 2. 妊娠・授乳中のステロイド薬は胎盤通過性，乳汁移行性の違いに基づいて選択される．
> 3. ステロイド長期投与症例では妊娠中の手術や出産などに伴うストレスによる副腎不全を予防する目的でステロイドカバーを考慮する．

1 妊娠時・授乳中の薬剤投与の原則

　妊娠中の投与薬剤は妊娠初期には胎児死亡，催奇形，妊娠中期には胎児発育抑制，妊娠末期には新生児への影響がみられる可能性がある．さらに出産後には薬剤の母乳移行による乳児への影響を考慮する必要がある．特に，乳児では肝臓の代謝機構，腎臓の排泄機構も十分でないため副作用が現れやすい．これらのことを念頭に妊娠中・授乳中の投薬の原則をしっかりと理解しておく必要がある．

　ステロイドは種々の自己免疫疾患やアレルギー性疾患，血液疾患，神経疾患，皮膚疾患などの治療に内服，注射，外用などの形で用いられ，強力な抗炎症作用と免疫抑制作用を有するとともに同様の効果を有する他剤に比べて妊婦・児への安全性から，妊娠患者ではしばしば投与される．ステロイドを長期間服用している患者が妊娠を希望する場合には，少量のステロイドで基礎疾患が十分にコントロールされていることが原則であり，妊娠した場合にはステロイドの中断や増量の必要はなく維持量を継続し，分娩時にはストレスに備えてヒドロコルチゾンを補充する[1]．

2 妊婦におけるステロイドの安全性

　ステロイドの大量服用時に月経異常はしばしばみられるが，永久不妊はなく，基礎疾患の病態が安定しステロイド投与量が減れば月経周期の回復がみられ，妊娠も

可能であり，妊娠前のステロイド投与が受精能に影響を与えることはないようである．大量のステロイド投与は実験動物モデルにおいては口蓋裂が，ヒトでは低体重児がみられる．ヒトではプレドニゾロン（PSL）やメチルプレドニゾロン（mPSL）の催奇形性のエビデンスはない．ステロイドで治療されている喘息の妊婦では，低用量のPSL（平均8 mg/日）を受胎時も服用していた例を一般の妊婦と比較しても出産異常の頻度の増加はみられていない．妊娠後期の呼吸促迫症候群の予防におけるデキサメタゾン投与でも胎児の異常の増加はみられていない[2]．

3 妊娠中のステロイド治療の基本（表1）

1 母体を治療対象とする場合

半減期の短いヒドロコルチゾン，PSL，mPSLは胎盤の11β-hydroxysteroid dehydrogenase type 2（11β-HSD2）により代謝され，胎児には母体の約10％しか移行しない．したがって，これらのステロイドは母親の疾患の治療に用いられる．しかし，ステロイドは疾患の活動性をコントロールするのに必要な最少量を投与すべきで，PSL換算で10〜15 mg/日以下の維持量であれば胎児にほぼ影響がないとされる[3]．

> **MEMO　胎児のグルココルチコイド曝露リスク**
>
> 妊娠中の視床下部・下垂体・副腎系ではコルチゾールが通常の3倍まで上昇し，胎盤からもCRHが産生され，コルチゾールがさらに上昇するfeed-forwardが起こる．さらに母親のストレスや炎症性サイトカインにより胎盤の11β-HSD2の活性が低下して[4]，胎児のグルココルチコイド曝露が増して，低体重や早産，さらに長期的には神経系，循環器系などへの影響を及ぼす可能性が指摘されている[5]．

2 胎児を治療対象とする場合

ステロイドを新生児の呼吸促迫症候群の予防などに用いる場合には，胎盤で代謝をあまり受けず胎児への移行性のよいデキサメタゾンやベタメタゾンが用いられる．胎児の血中濃度はベタメタゾンでは母体の血中濃度の33％，デキサメタゾンでは母体とほぼ同じである．

3 妊娠中の手術，出産などの場合

出産前2年以上ステロイドの全身投与を受けていた患者は副腎不全状態にあるとされ，妊娠中の緊急手術，帝王切開，遷延分娩や出産時にはストレスに対してステ

表1 妊娠・出産・授乳中のステロイド治療の原則と注意点

	投薬の原則	推奨ステロイド	注意点
妊娠前	・少量のステロイドで基礎疾患を十分にコントロール		・基礎疾患を有する場合には妊娠が可能かを判断 ・妊娠しても問題ないステロイド量か？ ・主治医と相談し，計画的に妊娠する
妊娠中	・母体の治療（膠原病など）では胎盤通過性の低いステロイドを使用 ・基礎疾患のステロイド治療は維持量を継続	プレドニン プレドニゾロン メチルプレドニゾロン	・妊娠初期は疾患の再燃・増悪に注意 ・定期受診と病勢・副作用の評価，服薬確認 ・胎盤移行性を考慮
妊娠中	・胎児の治療（早期破水，呼吸促迫症候群など）では胎盤通過性の高いステロイドを使用	ベタメタゾン デキサメタゾン	・胎盤移行性を考慮 ・ベタメタゾンで胎動減少の報告 ・児への長期的な影響の懸念あり
妊娠中	・副腎不全状態での緊急手術ではステロイドカバーを考慮	ヒドロコルチゾン	・妊娠中は視床下部・下垂体・副腎系の抑制状態とストレスに応じたステロイドカバーを行う
出産	・副腎不全状態とストレス（出産，帝王切開，遷延分娩）に応じたステロイドカバーを考慮	ヒドロコルチゾン	・創傷治癒遷延，感染に注意 ・出産後は病気の再燃・増悪に注意
授乳中	・半減期が短く，乳汁移行性が低いステロイドを使用	プレドニゾロン	・PSL換算40 mg/日以上内服している場合は，内服から4時間以上あけて授乳する

ロイドカバーが必要であり，ヒドロコルチゾンが用いられる．

妊娠・授乳におけるステロイド投与の問題点

　ステロイド投与においてリスク・ベネフィットを考慮することは当然であるが，妊娠・授乳においては母体のみならず，胎児への影響も判断する必要がある．しかし，判断の基礎となるエビデンスは限られているのが現状である．

1　母体に関する問題点

　免疫抑制，無菌性骨壊死，骨粗鬆症，高血圧症，高血糖，白内障，そして皮膚線条などのステロイド投与に伴う副作用は，妊娠患者と非妊娠患者の間に差はない．しかし，前期破水，妊娠による糖尿病や高血圧症の増悪など妊娠に関連した合併症

が問題となる．

2　胎児に関する問題点

　大量のベタメタゾンの投与により一過性の胎動減少が報告されているが，妊娠中のステロイド大量パルス療法の影響は確定していない．半減期の短いステロイドでは母体から胎児にわずかしか移行しないが，ステロイドに曝露した新生児では副腎皮質機能抑制や感染症のモニタリングが重要である．幸いに副腎皮質機能抑制や感染症の頻度はきわめて低いようである．授乳に関してはPSL 30 mg/日まではおそらく安全とされているが，デキサメタゾンやベタメタゾンに関するデータはない．

5　妊娠中のステロイド使用方針

1　ステロイド局所投与

　花粉症，気管支喘息などのアレルギー性疾患においては点眼・点鼻・吸入剤，妊娠性痒疹などの妊娠に特異的な皮膚疾患においては外用剤，関節炎では外用剤や関節内投与といったステロイド局所投与がなされることがある．いずれの場合でも吸収され，全身循環に至るため有効最低用量で短期使用が原則である．妊娠中のステロイド外用により胎児発育抑制をきたす可能性が指摘されており，弱いステロイド外用剤が推奨されている[6]．体内に吸収後，不活性化ないしは作用が減弱するアンテドラッグは，局所作用は強力だが全身性副作用が弱いため使いやすい．

2　ステロイド全身投与

1）前期破水，新生児の呼吸促迫症候群の予防

　7日以内に予定より早い分娩の危険性のある妊娠24～34週の妊婦では，出産前に1コースのステロイド治療が推奨されている．具体的には胎児を治療対象として，24時間ごとに12 mgのベタメタゾンを2回筋注するか12時間ごとに6 mgのデキサメタサゾンを4回筋注する．それにより新生児の呼吸促迫症候群，新生児死亡率，そして心室内出血が減少するが，他の治療法での有効性は確立していない[7]．デキサメタゾンでは胎動の減少がみられないため，胎児発育遅滞を伴うようなリスクのある妊婦ではデキサメタゾンが好んで用いられる．メタ解析ではベタメタゾン治療を繰り返した場合には，胎児発育抑制がみられ，長期の神経系などへの影響が懸念されている[8]．母体あるいは胎児に顕性感染症がある場合には，この治療は行わない．

2）抗リン脂質抗体を伴う習慣性流産

　抗リン脂質抗体は胎盤トロンボキサン A2 を増加させ，胎盤の血栓症をきたす．習慣性流産の原因として抗リン脂質抗体は重要で，これまで有効と考えられていた母体を治療対象とするステロイド療法とアスピリンの併用はランダム化試験において早産が有意に増加し，有意な流産の減少は認められなかった．ステロイドの抗体産生抑制能と妊娠正常化率とは関係がない．現在，ランダム化試験の結果からアスピリンとヘパリンの併用が有意に流産を減少させることが示され，治療の第一選択となっている[9]．

3）特発性血小板減少性紫斑病

　血小板に対する抗体が産生され，抗体感作血小板の多くは脾臓で破壊される．妊娠は本疾患の再発や増悪の危険性を高める．母体を治療対象とするステロイド療法は約 90％に有効である．IgG 抗血小板抗体が胎盤を通過して，胎児・新生児に血小板減少を起こす．間接血小板抗体価が新生児血小板減少のリスクを反映する．重症例では分娩による頭蓋内出血の危険性があるため帝王切開を選択する．新生児の血小板数は分娩 1 ヵ月後には自然に正常化する．

4）全身性エリテマトーデス（SLE）

　妊娠可能な若年女性に好発するが，疾患の活動性がコントロールされていれば妊娠・出産も可能である．妊娠中～分娩直後の増悪例は 40～50％といわれるが，寛解状態では増悪が 10％以下との報告もある．出産時のステロイドカバー後は，増悪がなければ妊娠前のステロイド量を継続する．SLE 患者の妊娠率は正常女性と差はないが，自然流産，早産，低出生体重児，子宮内胎児発育遅延は高率である．母体血中の抗 SS-A 抗体が胎児に移行し，不可逆性の完全房室ブロックをきたしたときの母体へのステロイド投与は，有効性および安全性の面，特に母体の高血圧，感染症などの合併，児の発育抑制などから絶対的適応ではない[10]．

授乳時のステロイド使用方針

　PSL の母乳への移行は，大量に母体に投与するほど母乳中濃度/血中濃度比が上昇する傾向にあるが，母体血中濃度の 5～25％とされる．母体への PSL 投与が 80 mg/日の場合でも，新生児が母乳から摂取するのは新生児の生理的分泌量の 10％以下との報告もある．PSL 40 mg/日を超える場合は，母乳中のステロイド量を減らすために，服用後 4 時間以上あけてからの授乳が推奨されている[1]．

> **MEMO　日本における妊娠・授乳中の服薬に関する情報**
>
> 　国立成育医療研究センターには，妊娠・授乳中の薬剤使用に関する情報を提供する機関として，「妊娠と薬情報センター」がある．妊娠を考えている女性や妊婦が薬に関する相談を希望したときに，相談依頼書の記入をお願いされる場合があるため，医師もホームページ（http://www.ncchd.go.jp/kusuri/index.html）を確認しておくべきである．薬剤に関して疫学研究や症例報告などを根拠にサマリーを作成・提供するとともに，データベースを収集している．

■文献

1) Østensen M, et al.：Anti-inflammatory and immunosuppressive drugs and reproduction. Arthritis Res Ther 8(3)：209, 2006.
2) Roubenoff R, et al.：Effects of antiinflammatory and immunosuppressive drugs on pregnancy and fertility. Semin Arthritis Rheum 18(2)：88-110, 1988.
3) Janssen NM, Genta MS：The effects of immunosuppressive and anti-inflammatory medications on fertility, pregnancy, and lactation. Arch Intern Med 160(5)：610-619, 2000.
4) Kossintseva I, et al.：Proinflammatory cytokines inhibit human placental 11beta-hydroxysteroid dehydrogenase type 2 activity through Ca^{2+} and cAMP pathways. Am J Physiol Endocrinol Metab 290(2)：E282-288, 2006.
5) Duthie L, Reynolds RM：Changes in the maternal hypothalamic-pituitary-adrenal axis in pregnancy and postpartum；influences on maternal and fetal outcomes. Neuroendocrinology 98(2)：106-115, 2013.
6) Chi CC, et al.：Evidence-based(S3) guideline on topical corticosteroids in pregnancy. Br J Dermatol 165(5)：943-952, 2011.
7) Paganelli S, et al.：Retrospective analysis on the efficacy of corticosteroid prophylaxis prior to elective caesarean section to reduce neonatal respiratory complications at term of pregnancy；review of literature. Arch Gynecol Obstet 288(6)：1223-1229, 2013.
8) Peltoniemi OM, et al.：Repeated antenatal corticosteroid treatment；a systematic review and meta-analysis. Acta Obstet Gynecol Scand 90(7)：719-727, 2011.
9) Empson M, et al.：Recurrent pregnancy loss with antiphospholipid antibody；a systematic review of therapeutic trials. Obstet Gynecol 99(1)：135-144, 2002.
10) Krishnan A, et al.：Prenatal evaluation and management of fetuses exposed to Anti-SSA/Ro antibodies. Pediatr Cardiol 33(8)：1245-1252, 2012.

〈細野　治〉

5. 小児に投与するときの注意

> **Essence！**
> 1. 小児に対して安易にステロイドを使用する最近の風潮の中で，今一度，どのような疾患に本当に効くのかを悩んでから使用すること．
> 2. 対象疾患により，使用するステロイドの製剤，投与のタイミング，投与量，投与方法と期間が大きく違うことを忘れないこと．
> 3. すべての臓器が成長過程にある小児に使用していることを決して忘れないこと．

❶ どんなときにステロイドを使う？

　小児科領域のステロイド使用の対象は，胎児期～思春期までときわめて幅広い．これらの全く異なる体内環境において，各々が罹患するさまざまな疾患がステロイド使用の対象になりうる．実際の診療の場では，①ガイドラインに掲載されているから，②症例報告に記載されているから，などがステロイド使用を開始する理由づけになっている．特に①の存在により，比較的安易なステロイド使用の免罪符を得た感があるが，実は成人同様，ステロイドがどこの細胞にどのように効いているのかは，ほとんどがわかっていない．

　小児科領域でのステロイド使用の対象になる疾患で，長期使用を余儀なくされ，それによる副作用が問題になるものは，ネフローゼ症候群と全身性エリテマトーデス(SLE)を代表とする膠原病である．また，リンパ性白血病や悪性リンパ腫では，寛解導入治療の際と一部強化療法において，高用量かつ中等度期間(2ヵ月)の治療薬として使用される．気管支喘息や急性脳症，血管性紫斑病で腹痛を伴う場合は，高用量かつ短期間での使用を行う．また，未熟児医療の場では，胎内での児の肺の成熟のために，母胎へのステロイド投与が行われている．さらに，在胎期間が28週未満の超早産児は，比較的全身状態が安定した生後7～28日に，突然の低血圧，乏尿，低ナトリウム血症，血管内脱水を呈する，いわゆる晩期循環不全を発症することが多い．発症メカニズムは不明だが，この低血圧は通常のカテコラミンおよび循環血液量補充療法には反応せず，ステロイド投与に反応する．反応した場合は，数日～1ヵ月単位でのヒドロコルチゾンの投与が必要になる．

2 小児におけるステロイド使用の実際

>>> 1 ネフローゼ症候群

　万人が認めるステロイドが著効する代表的疾患である．初発はステロイド単剤治療が基本であるが，その作用機序は不明である．『小児特発性ネフローゼ症候群ガイドライン2013』[1]が日本小児腎臓病学会により作成されている．臨床的にネフローゼの定義〔尿総蛋白0.1 g/kg/日以上，血清アルブミン3.0 g/dL以下（乳児では血清アルブミン2.5 g/dL以下）〕を満たす場合は，原疾患としての腎炎の有無にかかわらずステロイド治療が第一選択になる．1歳未満で，肉眼的血尿や高血圧，腎機能障害，発疹などの腎外症状がある場合は，微少変化型でない先天性疾患あるいは二次性疾患の可能性が高いため，ステロイドの開始前に腎生検を行うべきである．初発時はプレドニゾロンで（PSL）60 mg/m^2/日の分3の内服で連日4週間と，その後の40 mg/m^2/日の分1（朝1回）隔日4週間で治療し，以後，突然中止のいわゆる国際法（International Study of Kidney Disease in Children：ISKDC）で行うのが一般的である．他のオプションとして，突然中止するのではなく，3～6ヵ月かけてPSLを漸減・中止する方法もある．両投与方法での再発率の比較については，平成19年度から日本小児腎臓病学会主導の全国多施設ランダム化比較試験（JSK-DC04）が行われており，その結果が待たれる．

約80％が原因になる微少変化型では，60 mg/m^2/日の投与7日前後で，劇的な尿蛋白の完全消失が得られる．再発時においても同量で開始し尿蛋白の消失を早く得ることができる．ただし，情に棹さして開始量を半分にすると，尿蛋白消失まで倍の時間を要し，さらに以降漸減中にほとんどが再燃し，結局ステロイドの節約にならない．また，体表面積を求めるときの体重は，身長相当の値を使用すること．

>>> 2 気管支喘息

　日本小児アレルギー学会では，『小児気管支喘息治療・管理ガイドライン2012』において，中等度以上の発作（陥没呼吸，呼気延長）を全身ステロイド投与の適応としている[2]．急性の中等度以上の発作で，β_2刺激薬の吸入などの気管支拡張治療を行っても，改善がみられないときが開始時期である．使用の根拠は，入院加療を要した成人を対象とした2001年のCochrane reviewが，**ステロイドの全身投与は有効とするという前提**で，有効ステロイド量の検証を行ったものによる[3]．その結果により，投与量による有意差はないと結論づけられたが，いずれにしろステロイドは効果があるとしている．β_2刺激薬の吸入などを行っている前提で，ステロ

イド量は，PSL換算で1〜2 mg/kg/日で，ヒドロコルチゾン，メチルプレドニゾロン（mPSL）を含め，点滴静注か経口で使用する．投与回数は3回/日が基本で，呼吸困難が消失した時点から2〜3日で漸減・中止とする．ステロイドに気管支拡張作用は期待できず，気道内皮の浮腫が治療標的と推測されており，臨床的にはネフローゼのような劇的な回復過程は観察されない．

3 急性脳症

『インフルエンザ脳症ガイドライン改訂版』[4]に準ずる．循環確保などの支持療法に加えて，抗ウイルス薬と同様の特異的治療として位置づけられている．方法は，通常のmPSLパルス（30 mg/kg/日）を3日連続での1クールで，その手応えを注意深い臨床所見から得る．mPSLの中枢神経への移行は比較的よいとされ，臨床統計からもその早期に開始することの有用性が示唆されている[5]．ただし，すべての急性脳症に有用ではないことを忘れてはいけない．たとえば高血圧性脳症への使用は本末転倒であり，基本的には，リンパ球の活性化が関わるような病態の脳症には適応可能である．

4 全身性エリテマトーデス（SLE）

現在，日本小児リウマチ学会主導で小児SLE診療ガイドラインを作成中である．小児SLEの初発は活動性が高いことが多く，さらに将来的なステロイド量の積算が多いことを鑑み，mPSLパルスを1〜2クール行い，その前後はPSL 1 mg/kg/日経口とする．重症ループス腎炎や中枢神経ループスでは，mPSLパルスだけではコントロールできないことが多いため，2クール以上の追加を考えず，速やかにシクロホスファミドの間欠高用量静注療法に踏み切る勇気が大事である．

3 使用時の副作用・注意点

1 ステロイドアレルギー

ソル・メドロール®静注用40 mgには乳糖が添加されており，牛乳アレルギーの患児には使用しないのが望ましい．アスピリン喘息は小児ではまれであり，コハク酸エステル型ステロイド（ソル・メドロール®，水溶性プレドニン®，ソル・コーテフ®）の静注療法を躊躇することはほとんどない．

2 高血圧と後頭部可逆性脳症（PRES）

乳幼児は自覚症状があっても自分では訴えることはできず，副作用の評価が難しい．高血圧は，ネフローゼなどの長期高投与量の場合は，程度の差こそあれ，高率

に起きると考えてよい．軽度の高血圧と侮っていると，夜間から早朝にかけて突然痙攣を起こし，視力が一時的に消失する後頭部可逆性脳症(posterior reversible encephalopathy syndrome：PRES)が発症することがある．特にシクロスポリンを併用する場合は，発症する可能性が高い．

小児では血圧は年齢によって基準値が異なる．年齢と体格に合った適切なサイズのマンシェットを使って，必ず自分で測定すること．基準値以内でも高めである場合は，迷わずアンジオテンシンⅡ受容体拮抗薬(ARB)やアンギオテンシン変換酵素(ACE)阻害薬の夕方での服用を開始すること．

3 成長障害と骨病変

思春期までの間のステロイドによる骨の合併症は，成長障害(身長伸び率の低下)である．投与量と投与期間によるが，1 mg/kg/日以上の連日で6ヵ月間以上投与すると，明らかな身長の伸び率の低下がみられる．長期投与の場合は，免疫抑制薬の併用により，連日投与を可能な限り隔日投与に変更して，骨病変の発生を少なくする．10 mg 連日よりも 20 mg 隔日のほうが，明らかに成長を含め副作用が少ない．隔日投与に移行できないときは，交互の投与量の変更を工夫する．10 mg 連日よりは，15 mg と 5 mg の交互のほうが副作用の軽減を期待できる．骨合併症の予防としてのビスホスホネートの内服は，小児ではエビデンスがなく推奨されていない．

4 その他

頭痛を訴えるときは，高血圧の有無にかかわらず緑内障の精査を必ずする．白内障はまれに起こりうるが，軽度であり進行性ではなく，ステロイドの中止を余儀なくされることはない．幼児でも，PSL で 60 mg/m^2/日 (2 mg/kg/日) の連日では，1～2週間後から成人同様に精神的な高揚と抑うつのいずれかが発症することが多い．食欲の低下は抑うつの1つの症状である．同量の隔日への減量で，明らかな症状の軽快が期待できる．

■文献

1) 日本小児腎臓病学会編：小児特発性ネフローゼ症候群診療ガイドライン2013．診断と治療社，2013．
2) 日本小児アレルギー学会：小児気管支喘息治療・管理ガイドライン2012．協和企画，2012．
3) Manser R, et al.：Corticosteroids for acute severe asthma in hospitalised patients. Cochrane Database Syst Rev 2001；(1)：CD001740.
4) 厚生労働省インフルエンザ脳症研究班：インフルエンザ脳症ガイドライン改訂版　http://www.mhlw.go.jp/kinkyu/kenkou/influenza/hourei/2009/09/dl/info0925-01.pdf)
5) 小林慈典ほか：インフルエンザ脳症特殊治療の全国調査．日児誌 111：659-665, 2007.

(楊　國昌)

6. 高齢者に投与するときの注意

> **Essence!**
> 1. 高齢者では病態，身体機能，服薬アドヒアランスの評価をしたうえで，ステロイド治療の適応と用法・用量を決定すべきである．
> 2. 高齢者でのステロイド投与は，必要十分かつ可能な限り低用量で短期間の投与を基本とする．
> 3. 高齢者のステロイド治療では感染症，骨粗鬆症，筋症，認知機能低下のモニタリングと予防が重要である．

1 高齢者の特徴に留意したステロイド治療

　高齢化社会を迎えて，これまで以上にステロイドを投与しなければならない状況は増えるものと予想される．ステロイドはその有効性，副作用を熟知して使用した場合は，むしろ安全に使用できる薬剤であるが，高齢者では加齢に伴う生理的変化，疾患および合併症を十分に把握し，ステロイドの適応を判断すべきで安易に使用してはならない．

1　高齢者の生理的特徴と副作用の増加

　加齢による薬物の吸収に大きな変化はないが，肝臓や腎臓の機能低下は薬剤のクリアランス低下による薬剤の血中濃度上昇をきたし，作用も副作用も強く出現する[1]．高齢者では腎機能が低下しても，筋肉量の減少により血清 Cr 低値となるため，推定糸球体濾過値（eGFR）やシスタチン C も参考にする．認知機能や視力の低下は誤服用による副作用増加をもたらす．高齢者では薬物有害作用の発生が多く，多臓器に出現しやすく，重症例が多いことが特徴である．慢性疾患を合併することも多く，多剤併用，長期服用による副作用と相互作用の危険が増える．さらに非定型的症候による投与過誤，過量投与も問題となる（表 1）．

表1 高齢者におけるステロイド治療における原則と注意点

	高齢者での特徴	投与の原則	注意点
患者要因	・臓器予備能の低下（過量投与）	・必要最少量，短期間のステロイド投与が原則 ・半減期の短いステロイドが原則 ・可及的，速やかな減量と低い維持量が原則	・腎・肝機能などを評価し，ステロイドを選択 ・局所投与などの代替療法の有無を確認
患者要因	・認知機能の低下 ・視力，聴力の低下（服薬コンプライアンスの低下，誤服用）	・服薬自己管理が可能か否かを判断してステロイドの用法を検討 ・ステロイド投与後も服薬状況の把握と対応	・服薬数，服用回数を減らし，服用法を簡便化 ・介護者が管理しやすい服用法の検討 ・一包化調剤，ただし手間がかかり途中での用量調節が困難 ・服薬表，服薬カレンダーの利用
疾病要因	・複数の疾患を合併（多剤服用）	・ステロイド投与で悪化する可能性のある合併症を確認	・症例ごとに至適投与量を決定 ・合併症の評価を継続 ・ステロイドと相互作用のある薬剤の有無を確認
疾病要因	・慢性疾患が多い（長期服用）	・ステロイド長期投与における副作用対策を同時に考慮	・副腎不全，感染症，骨粗鬆症，筋症などの予防と早期発見・治療
疾病要因	・症候がしばしば非定型的（誤診による誤投与）（対症療法による多剤併用）	・ステロイド投与後の有効性と副作用を確認	・鑑別すべき疾患を念頭にステロイド開始 ・ステロイドと他の薬剤との相互作用を確認

2 高齢者でのステロイド治療の基本方針

　高齢者のステロイド治療では，有効性，致死性や高度の機能障害を残すおそれの有無，代替療法がないことを検討したうえで慎重に適応を判断する．半減期の長いベタメタゾンやデキサメタゾンは避け，必要最少量のプレドニゾロン（PSL）を用いることが基本である．個々に病態や合併症を評価し，副作用リスク（肝機能，腎機能，認知機能，免疫機能など）と服薬アドヒアランスも考慮してステロイドの用法・用量を決定する．炎症性・免疫性疾患でのステロイド治療は，高齢者であっても降圧薬のように少量で開始し増量することはないので注意が必要である．有効性，副作用をモニタリングしながら可及的速やかに漸減し，維持量を低くする（表1）．

② 高齢者に多いステロイド適応疾患とは

 ステロイドの適応は，有効性，安全性のエビデンスに基づいて判断すべきであるが，高齢者を対象とした大規模臨床試験が少なく，薬効に基づいたガイドラインの整備も遅れている．高齢者に多いリウマチ性多発筋痛症[2]やRS3PE症候群，高齢発症関節リウマチでは少量のステロイド，巨細胞性動脈炎[3]やANCA関連血管炎などの血管炎症候群，皮膚筋炎や腎疾患，間質性肺炎などでは中等量～大量のステロイドが使われる．

 『ANCA関連血管炎の診療ガイドライン』[4]（2014）では，70歳以上ではステロイドパルス療法を行わず，さらにもう1ランク弱めた治療が示されている．わが国でのANCA関連血管炎（平均年齢60歳以上）の検討では，PSL＜0.8 mg/kg/日の推奨で日和見感染症による死亡は減少したが再燃が増えた．そのため適切な維持療法が今後の課題とされた[5]．

 高齢者喘息，慢性閉塞性肺疾患では吸入ステロイドが有効であり，全身性の副作用の回避が可能である[6]．高齢者の変形性膝関節症では，ステロイド（トリアムシノロン，メチルプレドニゾロン）の関節内注射が合併症や関節障害の危険性がほとんどなく，短期間（3週間）であれば疼痛緩和に有効である[7]．

③ 高齢者で注意すべきステロイドの副作用

 ステロイド治療中の高齢者では，筋症や骨粗鬆症に伴う脆弱性骨折によりADL（activity of daily living）が著しく低下し，感染症はしばしば致命的となる．また高血圧，糖尿病，脂質異常症，白内障などは，すでに，あるいは潜在的に抱えている場合も多く，ステロイド投与後には注意が必要である．

▶▶▶ 1 ステロイド筋症

 高齢者では少量のステロイドでもステロイド筋症をきたすことがあり，さらにステロイド治療中の安静によって廃用性の筋萎縮も起こしやすい．下肢近位筋の筋力低下に伴う転倒・骨折のリスクが高まる．近年，骨格筋グルココルチコイド受容体とmTOR（mammalian target of rapamycin）のクロストークが示され[8]，ステロイド筋症の分岐鎖アミノ酸による治療の可能性も検討されている．

> **MEMO　mTOR**
> ラパマイシンの標的分子として同定されたセリン・スレオニンキナーゼで，細胞の分裂や生存などの調節に中心的な役割を果たすと考えられ，さまざまな組織に広

く存在する．栄養センサーとしての mTOR は，栄養を検知して同化を促進するリン酸化シグナルカスケードのキー蛋白質であり，筋組織においても分岐鎖アミノ酸などにより活性化される．

2 ステロイド誘発性骨粗鬆症

65歳以上では PSL 5 mg/日の少量でも 3ヵ月以上の投与を受けている場合には，潜在的に骨脆弱性があると考え，骨密度測定を行わなくともステロイド治療早期からビスホスホネートを投与することが望ましい．高齢者では PSL 5 mg/日未満でも骨折の危険性が高く，PSL 10 mg/日以上の使用例では骨密度が低下していない場合でも骨折の危険性がある[9]．

3 感染症

加齢に伴う免疫能の低下に加えて，ステロイドによる免疫抑制が加わることにより，少量のステロイドであっても易感染性をきたす．最近の研究では，65歳以上の関節リウマチ患者における重篤および非重篤な感染症もステロイド量と関連し，メトトレキサート（MTX）服用者よりもリスクが高いことが示され[10,11]，膠原病患者では 65歳以上と PSL 50 mg/日以上がサイトメガロウイルス再活性化の危険因子とされた[12]．ステロイドを中等量以上あるいは長期に投与する際には，結核，ニューモシスチス肺炎などの感染症リスクを念頭に予防やモニタリングをしなければならない．65歳以上では，肺炎球菌ワクチンや，インフルエンザワクチンの接種が推奨される．

MEMO　高齢者の関節リウマチにおけるステロイドの罪

最近のコホート内ケース・コントロール研究により 65歳以上の関節リウマチ患者における重篤な感染症が，過去 2～3 年のステロイド総服薬量と関連し，PSL 5 mg/日であっても服用期間が長くなればリスクが高まることが明らかにされた．高齢者の関節リウマチでのステロイドの罪はかなり重そうである．

4 精神症状と認知機能低下

高齢者では脳機能の予備能力低下により，ステロイド治療に伴う精神神経症状も低用量で発現することがある．また原疾患による精神症状との鑑別が困難な場合は，向精神薬の対症的投与には注意が必要である．加齢やステロイドによる認知機能低下が服薬遵守を困難とし，病状の悪化や副作用をきたす危険性を高くする．

▶▶▶ 5　高血圧症

　高齢者では PSL 20 mg/日以上を服用すると，その 37.1％に高血圧が観察され，高血圧の家族歴を有する者が高頻度であった[13]．Na 貯留作用のないデキサメタゾンでも高血圧症をきたす．ステロイドによる血圧上昇の機序として，レニン基質の産生増加によるアンジオテンシンⅡ増加，エリスロポエチン産生増加による血管収縮，血管内皮機能障害などが考えられている．

▶▶▶ 6　糖尿病

　2型糖尿病の高齢者では，ステロイドの不適切な投与により高血糖高浸透圧症候群を発症しやすく注意が必要である．高齢者では渇中枢の機能が低下し，飲水行動が減少することにより病態が悪化すると考えられている．

▶▶▶ 7　ステロイド離脱症候群

　高齢者でステロイドを長期服用している場合には，ステロイドの内服ができなくなると，副腎不全による発熱，倦怠感，関節痛，筋肉痛，頭痛，嘔吐などの症状を呈するステロイド離脱症候群をきたしやすい．特に認知症や意識障害などにより，ステロイドの服薬状況確認が困難な場合は，感染症として治療される可能性もあるが，正しく診断できれば速やかなステロイド補充で改善が望める．

❹ 高齢者でのステロイド治療のコツ

▶▶▶ 1　服薬管理

　高齢者では用法・薬効の理解度，認知機能，視力・聴力，手指の機能，薬剤数，処方変更などが服薬アドヒアランスに影響する．ステロイドの誤服用を避けるため，患者自身や家族への適切な服薬指導・管理が重要である．われわれの施設では，確実な服薬をサポートするため薬剤師と連携して理解しやすい薬剤服薬表を作成し，それを利用した服薬指導を行っている．また，処方の一包化も有用である．高齢者自身や周囲の人々も気づかないうちに認知機能が低下してくることもあり注意が必要である．患者が独居などで服薬状況の確認が困難な場合には，介護保険を申請し，ヘルパーに対応を依頼することも必要となる．

▶▶▶ 2　副作用を減らすための工夫

　服用量を可能な限り最少量とすることはもちろんであるが，さらに服用回数も減らすことを考慮する．また，ステロイド投与量を減らすための代替療法の検討も必

要である．ステロイドの局所投与（吸入，塗布，関節内注射）は，比較的少量の投与によって病変部位での濃度を高めることができ，全身性の副作用を避けたい場合に考慮する．高齢者の吸入では手技の問題や吸気が弱いことで十分な効果が得られず，吸入を自己中断する場合もあるため看護師や薬剤師とも連携して，十分な手技の指導と吸入方法の確認を定期的に行い，自己中断のないように指導することが必要である．

■文献

1) Mangoni AA, Jackson SH：Age-related changes in pharmacokinetics and pharmacodynamics；basic principles and practical applications. Br J Clin Pharmacol 57(1)：6-14, 2004.
2) Dasgupta B, et al.：BSR and BHPR guidelines for the management of polymyalgia rheumatica. Rheumatology(Oxford) 49(1)：186-190, 2010.
3) Dasgupta B, et al.：BSR and BHPR guidelines for the management of giant cell arteritis. Rheumatology(Oxford) 49(8)：1594-1597, 2010.
4) 尾崎承一ほか：ANCA関連血管炎の診療ガイドライン　http://minds4.jcqhc.or.jp/minds/ANCA/anca.pdf
5) Yamagata K, et al.：ANCA-associated systemic vasculitis in Japan；clinical features and prognostic changes. Clin Exp Nephrol 16(4)：580-588, 2012.
6) Valente S, et al.：Do we need different treatments for very elderly COPD patients? Respiration 80(5)：357-368, 2010.
7) Abdulla A, et al.：Guidance on the management of pain in older people. Age Ageing 42(Suppl 1)：i1-57, 2013.
8) Shimizu N, et al.：Crosstalk between glucocorticoid receptor and nutritional sensor mTOR in skeletal muscle. Cell Metab 13(2)：170-182, 2011.
9) Nawata H, et al.：Guidelines on the management and treatment of glucocorticoid-induced osteoporosis of the Japanese Society for Bone and Mineral Research(2004). J Bone Miner Metab 23(2)：105-109, 2005.
10) Dixon WG, et al.：The influence of systemic glucocorticoid therapy upon the risk of non-serious infection in older patients with rheumatoid arthritis；a nested case-control study. Ann Rheum Dis 70(6)：956-960, 2011.
11) Dixon WG, et al.：Immediate and delayed impact of oral glucocorticoid therapy on risk of serious infection in older patients with rheumatoid arthritis；a nested case-control analysis. Ann Rheum Dis 71(7)：1128-1133, 2012.
12) Hanaoka R, et al.：Reactivation of cytomegalovirus predicts poor prognosis in patients on intensive immunosuppressive treatment for collagen-vascular diseases. Mod Rheumatol 22(3)：438-445, 2012.
13) Sato A, et al.：Glucocorticoid-induced hypertension in the elderly. Relation to serum calcium and family history of essential hypertension. Am J Hypertens 8(8)：823-828, 1995.
14) 槇野博史，松尾精一：ANCA関連血管炎の診療ガイドライン 2014年改訂版．2014.

（細野　治）

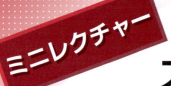

I ステロイドの使い方 ～知っておきたい基本中の基本～

ステロイド使用時，予防接種は？

はじめに

　ステロイド使用時は医原性の免疫不全状態にあるため，さまざまな病原微生物に対して易感染性であり，感染症を発症した場合には重症化・難治化するリスクが高い．すなわち，ワクチンで予防できる疾患（vaccine-preventable disease：VPD，表1）に対しては，基本的にワクチンを接種することが望ましいと考えられる．ただし，ステロイドによる免疫抑制作用で接種されたワクチンが有効に作用するのか，つまり感染防御のために必要な抗体価の上昇がみられるかという問題点や，生ワクチンに含まれる弱毒化された病原微生物によって感染症を発症するリスク，さらにワクチン成分に対する副反応が強く出現するなどの安全性に関する問題点もある．これらの点を考慮する際には，投与されているステロイドの量や期間，ならびに，ステロイドを必要とする基礎疾患の種類も重要な因子となる．

I ステロイド投与中にワクチンをうっていいの？～米国の報告から～

　米国CDC（疾病管理予防センター）が2011年に発表した予防接種全般に関する勧告[1]によると，大量のステロイド投与を含む免疫抑制者に対しては，罹患した場合に重症化する観点からインフルエンザワクチンや肺炎球菌ワクチンは積極的に実施することが推奨されている．ただし，不活化ワクチンの効果は不十分になる可能性があるため，免疫能が改善した後に繰り返して接種する必要があることや，副反応が強く出る可能性があることが付記されている．

　生ワクチンに関してはステロイド使用中であっても，①短期間（14日以内など），②少量～中等量〔プレドニゾロン（PSL）換算で20 mg/日以下〕，③短時間作用型ステロイドの長期・隔日投与，④生理学的投与量（補充療法），⑤局所投与（皮膚，眼），吸入，関節腔・腱注射，の範囲内であれば適応外にはならないと記されている．ただし，14日間以上の大量のステロイド全身投与が行われている場合はワクチンに対する免疫応答が減弱するため，ステロイド中止後最低1ヵ月は遅らせてワクチンを接種することが推奨されている．

　米国CDCのAdvisory Committee on Immunization Practices（ACIP）によるワクチンごとの推奨[2]においては，ステロイド使用者に対してインフルエンザおよび肺炎球菌ワクチンを接種することは推奨されているが，注意点などについては特に

表1 国内で認可されているワクチン一覧（2014年11月現在）

ワクチン	生ワクチン	ウイルス	MR（麻しん・風しん混合），麻しん，風しん，おたふくかぜ，水痘，黄熱，ロタウイルス（1価・5価），ポリオ（OPV）
		細菌	BCG
	不活化ワクチン	ウイルス	日本脳炎，インフルエンザ，狂犬病，B型肝炎，A型肝炎，ヒトパピローマウイルス（HPV 2価・4価），ポリオ（IPV）
		細菌	DPT（ジフテリア・百日咳・破傷風混合），肺炎球菌（23価多糖体・13価結合型），インフルエンザ菌b型（Hib）
		ウイルス・細菌	DPT-IPV
	トキソイド	毒素	ジフテリア，破傷風，DT（ジフテリア・破傷風混合）
治療薬	抗毒素		ジフテリア，ガス壊疽，ボツリヌス，まむし，はぶ

・定期接種（A類疾病）：DPT-IPV, DT, BCG, MR, 日本脳炎, Hib, 肺炎球菌（13価結合型）, HPV（2価・4価），水痘.
・定期接種（B類疾病）：インフルエンザ，肺炎球菌（23価多糖体）.
・任意接種：おたふくかぜ，B型肝炎，A型肝炎，ロタウイルス（1価・5価）.

記載がない．生ワクチン（麻しん・風しん・ムンプス：MMR）接種に関しては，PSL換算で2 mg/kg/日もしくは20 mg/日以上を2週間以上使用している場合は接種を避けることが記されている．

II リウマチ患者の予防接種はどうする？〜欧州の勧告から〜

　欧州リウマチ学会（EULAR）は，2011年に小児ならびに成人のリウマチ性疾患における予防接種に対する勧告を発表している[3,4]．小児については使用薬剤別に有効性と安全性が検討されており，ステロイドに関しては投与量がPSL換算10 mg/日未満であればB型肝炎ワクチン，インフルエンザワクチン，肺炎球菌ワクチン，水痘ワクチンは有効に作用すること，合成ワクチンは安全であること，生ワクチンでもステロイドの投与量がPSL換算10 mg/日未満の患者35名に対しては安全であったことが記載されている．一方，成人については使用薬剤別の記載はないが，免疫抑制状態では生ワクチンの接種は原則として避けるべきであるが，MMRと水痘・帯状疱疹ワクチンについては個々に判断すること，インフルエンザと肺炎球菌ワクチンの接種は強く推奨すると述べられている．

III まだ日本では明確化されていない！さあどう対応する？

　日本国内で承認されているワクチンの医薬品添付文書では，結核，麻しん，風しん，おたふくかぜ，黄熱，ポリオ（OPV）の予防接種は，「免疫機能に異常のある疾患を有する者および免疫抑制をきたす治療を受けている者は，接種不適当者」と記

載されている[5]．一方，2013年度版の予防接種ガイドライン[6]の「予防接種不適当者及び予防接種要注意者」の中に，ステロイド使用を含む免疫抑制状態に関する記載はない．ただし，巻末の「予防接種注意者の考え方」の中で，腎臓疾患を有する者に対しては日本小児腎臓病学会の見解（平成25年3月）として，「PSL 2 mg/kg/日以上内服中は生ワクチン・不活化ワクチンとも接種を控える」と記載されている．しかし，「水痘ワクチンについては免疫抑制剤を使用せずPSL 1 mg/kg/日（20 mg/日）未満，または隔日投与2 mg/kg/日（40 mg/日）未満であれば接種は可能である」ことや，「周囲の感染状況などに応じて医師の判断で接種可能である」こと，「不活化ワクチン接種者は抗体価もモニターし必要に応じて追加接種する」ことが付記されている．また，日本小児感染症学会の見解（平成25年3月）として，「体重10 kg以上の児に対してPSL換算2 mg/kg/日以上あるいは1日総量20 mg以上の投与量で14日間以上の治療期間となった場合は生ワクチン接種の際に安全性に懸念が生じる可能性がある」という米国小児科学会の見解を参照して述べている．

IV まとめ

　以上のように，ステロイド投与を含む免疫抑制状態の患者に対する予防接種の適応，効果，安全性についてはいまだに明確にはなっていないため，担当医が個々の患者の状態などに応じて対処する必要がある．

■文献

1) National Center for Immunization and Respiratory Diseases : General recommendations on immunization-recommendations of the Advisory Committee on Immunization Practices (ACIP). MMWR Recomm Rep 60：1-64, 2011.
2) Advisory Committee on Immunization Practices (ACIP)によるワクチンごとの推奨　http://www.cdc.gov/vaccines/hcp/acip-recs/index.html
3) van Assen S, et al. : EULAR recommendations for vaccination in adult patients with autoimmune inflammatory rheumatic diseases. Ann Rheum Dis 70：414-422, 2011.
4) Heijstek MW, et al. : EULAR recommendations for vaccination in paediatric patients with rheumatic diseases. Ann Rheum Dis 70：1704-1712, 2011.
5) 日本ワクチン産業協会：予防接種に関するQ&A集（2013年版）　http://wakutin.or.jp/public/index.html
6) 予防接種ガイドライン等検討委員会監修：予防接種ガイドライン（2014年度版）．予防接種リサーチセンター，2013.

（藤井　毅）

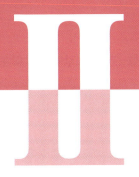

chapter 2
病気・病態に応じた使い方

1．膠原病・リウマチ性疾患に投与するときの注意	54
2．血液疾患患者に投与するときの注意	66
3．呼吸器疾患患者に投与するときの注意	72
4．神経筋疾患患者に投与するときの注意点	83
5．消化器疾患患者に投与するときの注意	91
6．腎疾患患者に投与するときの注意	98
7．泌尿器科疾患患者に投与するときの注意	110
8．眼科疾患患者に投与するときの注意	114
9．耳鼻咽喉科疾患患者に投与するときの注意	118
10．皮膚疾患患者に投与するときの注意	121
11．婦人科疾患患者に投与するときの注意	124
12．整形外科疾患患者に投与するときの注意	128
13．脳神経外科疾患とステロイド	131
14．臓器移植患者に投与するときの注意	134
15．緩和医療とステロイド	138
16．救急にやってくる患者に投与するときの注意	141
ミニレクチャー　内分泌代謝疾患患者に投与するときの注意	148
ミニレクチャー　ステロイドパルス療法の実際	152
ミニレクチャー　ステロイド維持量の考え方	155

1. 膠原病・リウマチ性疾患に投与するときの注意

Essence!

1. 膠原病・リウマチ性疾患では，診断よりも臓器病変に応じて中等量から高用量のステロイドを投与することが多い．
2. ステロイド単独治療は例外的と考え，免疫抑制薬などの疾患修飾薬の併用を十分に検討すべきである．
3. 疾患のコントロールが得られていれば，個々の患者における副作用リスクと再燃リスクを十分に勘案しながら，可及的速やかにステロイドの減量を行うことが望ましい．

はじめに 〜治療に際しての留意点〜

　膠原病・リウマチ性疾患の特徴として，診断名が治療内容に直結しないことがあげられる．これは原因不明である疾患自体を治癒させることができず，疾患に起因する臓器の炎症を治療することとなるからである．したがって診断の確定とともに，臓器病変の分布や個々の臓器病変の重症度，換言すれば個々の臓器病変の治療必要性の程度を評価することが不可欠である．さらに治療を決定する場合には，一般的には個々の臓器病変に必要な治療の加算方式ではなく，最大値の選択方式となることに留意が必要である．たとえば，全身性エリテマトーデス（SLE）患者で多臓器病変があり，グルココルチコイド（GC）の中で頻用されるプレドニゾロン（PSL）の投与量としてループス腎炎に60 mg/日，中枢神経症状に50 mg/日，心外膜炎に40 mg/日，胸膜炎に40 mg/日，紅斑に20 mg/日，関節炎に10 mg/日が必要と判断すれば，60 mg/日が投与されるのであって，210 mg/日が投与されるのではない．多くの疾患活動性評価は加算方式であり，治療をしなかった場合の自然経過を考慮すればそれが妥当かもしれないが，臨床の現場では評価された活動性指数の値とPSL投与量にある程度の乖離が生じてしまうのである．

　欧州リウマチ学会（EULAR）では7.5 mg/日以下を低用量，7.5 mg/日超30 mg/日以下を中等量，30 mg/日超100 mg/日以下を高用量，100 mg/日超を超高用量，250 mg/日の数日以内投与をパルス療法としている[1]．以下，本項では日本人との体格差はあるもののEULARの用量分類に準じて述べる．

PSL の中等量とは？

　PSL の用量として，5 mg/日以下と 40 mg/日以上は誰もがそれぞれ低用量，高用量と呼称するが，低用量の上限は 5～20 mg/日，高用量の下限は 30～40 mg/日でさまざまに用いられている．

1 低用量で投与する疾患や病態

▶▶▶ 1　対象疾患・病態と実際の投与法

　最初から低用量で投与開始する場合は少なく，ほとんどは関節リウマチ (RA) の関節炎治療における併用療法として，疾患修飾性抗リウマチ薬 (DMARDs) との併用で投与される．単独治療として用いられるのは，合併症による多剤禁忌などの例外的な場合に限られる．

　PSL 5 mg/日で開始した場合には，少なくとも 1 ヵ月は同量を継続する．5 mg/日を維持量とする場合もあるが，さらに低用量 (2～3 mg/日) の維持量とする可能性を探るなら，その後 1 mg/日ずつの漸減を試みる．

　一定期間の投与後に中止することを前提としている場合には，1 mg/日ずつの漸減以外に，休薬日を設ける方法がある．GC 大量投与を含めた多剤併用療法の RA における有用性を検討した，オランダの COBRA (Combinatietherapie Bij Reumatoide Arthritis) 試験で行われているのは，まず週 1 日水曜休薬，翌週は火曜と土曜の週 2 日休薬，翌々週から月曜，水曜，金曜の週 3 日休薬を 4 週間継続して，以後中止とするものである[2]．

▶▶▶ 2　副作用への配慮

　経口ステロイドを 3 ヵ月以上投与する場合などには，日本骨代謝学会のガイドラインに沿って，可能な限りビスホスホネート製剤の投与を行う[3]．低用量でも生じやすい副作用として骨粗鬆症のほかに，脂質異常症，満月様顔貌，動脈硬化による心血管障害などがあり，高齢者では白内障や感染症などのリスクもあげられる．EULAR では 2007 年に主に低用量 GC を用いる場合の推奨を策定している (**表 1**)[4]．

　患者への説明で最も重要なことは，低用量 GC の対象となる疾患は，少なくとも短期的な予後は良好であるという認識である．たとえば，関節痛や筋痛を緩和するために GC を投与し，それらの症状が消失したとしても，脊椎圧迫骨折を生じて激痛のために入院生活を余儀なくされたり，糖尿病を発症してインスリン注射が開始されたりするようでは，リスク・ベネフィットバランスの観点から決して容認されない．したがって，当該病態に対して有効であるとの理由だけで，治療を開始することは厳に慎むべきであり，他の治療方法などの選択肢を十分に検討する必要がある．

表1 2007年の低用量GCを中心としたEULAR推奨

	提言	推奨度/100	エビデンスレベル
1a	GC治療の開始前に副作用について考慮し，患者と話し合うべきである	92	Ⅳ
1b	そのためにはGC療法について患者に十分に説明すべきである	88	Ⅳ
1c	GCの投与がより長期間予定されているすべての患者に，治療開始日時，初期量，その後の減量と維持のレジメが記載された「GCカード」を発行すべきである	78	Ⅳ
2a	初期量，減量，長期投与は患者の罹患しているリウマチ性疾患，疾患活動性，リスク因子，治療反応性により異なる	92	ⅠA-Ⅲ
2b	疾患と生理的なGC分泌の双方の日内変動に鑑みて，投与時刻は重要かもしれない	74	―
3	GC治療の開始を決定したら，合併症と副作用のリスク因子を評価し，必要なら治療すべきである：これらには高血圧，糖尿病，消化性潰瘍，最近の骨折，白内障や緑内障の存在，(慢性)感染症の存在，脂質異常症，非ステロイド性抗炎症薬の併用がある	92	Ⅳ
4	長期治療においてはGC投与量は最小限にとどめ，寛解や低疾患活動性の場合にはGC漸減を試みるべきであり，GC治療を継続する必要性を定期的に確認すべきである	81	Ⅳ
5	治療中は個々の患者のリスク，GC投与量と投与期間に応じて，体重，血圧，手足の浮腫，心不全，血清脂質，血糖・尿糖，眼圧を監視すべきである	89	Ⅳ
6a	プレドニゾン*7.5 mg/日以上を開始し，3ヵ月以上投与を継続するなら，カルシウムとビタミンDの補充を処方すべきである	95	ⅠA
6b	GC誘発骨粗鬆症のリスクを軽減するためのビスホスホネート製剤による骨吸収阻害療法を，骨密度測定結果などのリスク因子に応じて検討すべきである	96	ⅠB-Ⅲ
7	GCと非ステロイド性抗炎症薬を併用している患者にはプロトンポンプ阻害薬やミソプロストールなどの適切な胃腸保護薬を投与するか，または非ステロイド性抗炎症薬をシクロオキシゲナーゼ-2選択阻害薬に切り替えるべきである	91	ⅠA-ⅠB
8	1ヵ月以上GC治療を継続している患者は，手術に際して副腎機能不全の潜在的リスクに対処するため，周術期管理に適切なGCカバーを行う必要がある	91	Ⅳ
9	妊娠中のGCは母子に特別なリスクとならない	87	ⅠB-Ⅲ
10	GC治療を受けている小児は定期的に成長曲線をチェックし，発育遅延が認められたら成長ホルモンの補充を考慮すべきである	93	ⅠB

*プレドニゾンは本邦未承認．
(Hoes JN, et al.：EULAR evidence-based recommendations on the management of systemic glucocorticoid therapy in rheumatic diseases. Ann Rheum Dis 66：1560-1567, 2007 より引用)

関節痛や筋痛に対して，安易にGCの投与を開始することは慎むべきである．

2 中等量〜高用量投与の疾患や病態

1 短期的治療で終了する疾患・病態

現時点では，膠原病・リウマチ性疾患に対して中等量以上のGC投与を開始して短期間で終了するケースはほとんどない．しかしながら，突発性難聴，ニューモシスチス肺炎（PCP）など他の疾患領域の合併症に対してはしばしば行われており，GCのリスク・ベネフィットバランスを考慮すると最良の使用法といえる．われわれも無菌性髄膜炎を伴ったBehçet病の初発患者に対して，GCはパルス療法のみで終了し，コルヒチン，インフリキシマブも一時的使用とすることで，入院期間を3週間とし，明らかな治療副作用を認めなかった症例を経験している（図1）．

海外でも50例のループス腎炎に対して，GCはパルス療法のみとしてリツキシマブ（RTX），ミコフェノール酸モフェチル（MMF）によってコントロールするRITUXILUP試験の画期的成績が注目され[5]，標準治療との比較が開始されている．したがって，将来的にはパルス療法を含めた大量GC療法の短期的使用が，膠原病・リウマチ性疾患の標準治療となり，入院治療の期間が大幅に短縮されることで患者のQOL（生活の質）も飛躍的に向上することが期待される．

2 一定期間継続投与する疾患・病態

1）中等量投与の疾患・病態

中等量で開始する病態として，重篤な内臓病変を伴わず，皮膚・関節などの炎症が主体である場合があげられる．具体的にはリウマチ性多発筋痛症（PMR）でPSL 15 mg/日前後，軽症のSLEや混合性結合組織病，びまん皮膚硬化型全身性強皮症の初期などにPSL 20 mg/日前後を投与することがある．この場合には初期投与量を2〜4週継続したうえで，10 mg/日までは2.5 mg/日ずつ漸減，以後1 mg/日ずつの漸減とする．PSL 5 mg/日で半年程度維持し，再燃のないことを確認してから前述の方法でさらなる漸減や中止を試みる．

> **MEMO　PSL治療のエビデンスは？**
>
> PSL治療には60年の歴史があるのにもかかわらず，最良の漸減中止プロトコールはランダム化比較試験などによって確立されていない．

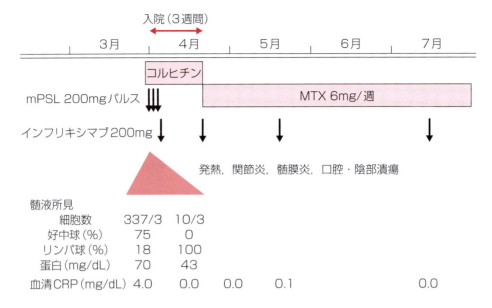

図1 GCをパルス療法のみとした髄膜炎合併 Behçet 病の1例
45歳，女性．発熱，関節炎，無菌性髄膜炎，口腔・陰部潰瘍を認め Behçet 病と診断．GCはメチルプレドニゾロン（mPSL）200 mg を3日間投与のみで，コルヒチン，インフリキシマブも期間限定使用し，その後メトトレキサート（MTX）のみで寛解維持した．

2）大量投与の疾患・病態と留意点

　膠原病の活動性病変のために入院した患者に対しては，大量投与を開始する場合が多い．PSL 60 mg/日で良好な反応が得られなかった場合にはパルス療法の追加，GCをほぼ等価とされるベタメタゾン 8 mg/日に変更，免疫抑制薬や生物学的製剤，血漿交換療法などの追加などの選択肢がある．このうち，ベタメタゾンやデキサメタゾンへの変更は，副作用があまりにも高度に発現するために，われわれは10年ほど前から行わなくなっている．

① 全身性エリテマトーデス（SLE）

　SLEであれば漿膜炎による大量の漿液貯留，増殖性ループス腎炎，溶血性貧血や高度の血小板減少症，意識障害を伴う中枢神経症状，びまん性肺胞出血を含む急性びまん性間質性肺病変，心筋炎，血管炎に伴う臓器壊死などは，死亡や高度臓器障害のリスクが高いために，GC大量投与に伴ういずれの副作用も容認されてきた（表2）．そのために，若年女性患者がSLEは寛解した後も高度の満月様顔貌による容貌変化に苦しみ，大腿骨頭の骨壊死により松葉杖歩行から骨頭置換術を受け，脆弱な皮膚における蜂窩織炎を反復することなどがしばしばみられた．

　実際にわれわれの検討でも大腿骨頭の骨壊死は核磁気共鳴画像（MRI）検査で中等量以上のGC治療を受けた膠原病・リウマチ性疾患患者の4人に1人に認められ，その多くはSLE患者であり，GC反応性を反映すると考えられる骨密度の年間低下率が15％を超えた患者では，超えなかった患者に比較して6.7倍の骨壊死

表2 SLEの病変ごとのGC療法と免疫抑制薬・生物学的製剤併用の例（東邦大学，慶應義塾大学）

治療対象病変	PSL（mg/日）	免疫抑制薬など
軽度の皮疹	外用のみ	TAC 外用のみ
関節炎	外用または 10 mg/日	MTX，TAC
発熱（38℃以上）	20〜60 mg/日	CsA
胸膜炎，心膜炎	30〜60 mg/日	IVCY
中枢神経症状	40〜60 mg/日，パルス	IVCY，RTX
溶血性貧血	40〜60 mg/日	IVCY，RTX
血小板減少	20〜60 mg/日	CSA，AZA，IVCY，RTX
びまん性肺胞出血	60 mg/日，パルス	IVCY，血漿交換療法
壊死性血管炎	40〜60 mg/日	IVCY
ループス腎炎（WHO分類Ⅱ型）	30〜50 mg/日	TAC，MZR，AZ
ループス腎炎（WHO分類Ⅲ，Ⅳ型）	40〜60 mg/日，パルス	IVCY，MMF，MZR パルス
ループス腎炎（WHO分類Ⅴ型）	30〜50 mg/日	TAC，CSA，MMF，MZR パルス

リスクが認められた[6]．

② **多発性筋炎・皮膚筋炎（PM/DM）**

　PM/DMでも軽症例を除けば筋炎自体に対してもGC大量投与が標準治療である．この場合は，治療後に血清クレアチニンキナーゼ（CK）が正常化した後の筋力改善不良が認められた場合に，ステロイド筋症との鑑別が重要となる．またPSLを10 mg/日前後に減量した時点で約20％の患者に筋炎の再燃を認める．

③ **血管炎症候群**

　血管炎症候群の中で，高安動脈炎は若年女性に多い点ではSLEに類似する．しかし，生命予後や身体機能予後は一般的に良好な疾患であるために，初期にはGC大量投与を行うものの，著明な副作用は容認されないことを念頭に置く必要がある．側頭動脈炎も高齢者に多いが，生命予後が良好な点は同様である．ただし，機能予後として失明を含めた視力低下のリスクがあることに留意して，GC大量療法の開始時期が遅れないことが重要である．側頭動脈の生検はGC開始前に行うことが望ましいが，臨床的な判断により生検結果を確認する前に治療は開始し，病理所見によって治療を見直してもよい．

　結節性多発動脈炎はまれではあるが予後不良な疾患であり，診断後直ちにGC大量療法を開始する．RAに合併した血管炎も同様である．両者ともGC単独治療では通常不十分であり，初回治療からの免疫抑制薬の併用が望ましい．

抗好中球細胞質抗体（ANCA）関連血管炎も中等量〜大量の GC 投与が標準治療である[7]．ANCA 関連血管炎の中でわが国に最も多いのは顕微鏡的多発血管炎（MPA）であり，他の多発血管炎性肉芽腫症（GPA）や好酸球性多発血管炎性肉芽腫症（EGPA）に比較して高齢者が多い．したがって GC 大量投与に伴う感染症のハイリスク集団であることに十分に留意する必要がある．特に PCP を含めた肺感染症，サイトメガロウイルス感染症による骨髄，消化管，網膜，肺などの病変の早期発見に努める[8]．そして GC 中等量以上を投与する患者全般にいえることであるが，PCP に対しては可能な限り ST（スルファメトキサゾール・トリメトプリム）合剤の予防投与を行う．

ANCA 関連血管炎，特にわが国で患者数が比較的多い MPA は高齢者にみられやすい疾患であり，感染症をはじめとした全身管理が難しい．

④　成人 Still 病

　成人 Still 病は高度の発熱，関節炎，皮疹を主徴とし，高サイトカイン血症により好中球優位の白血球増多，血清 C 反応性蛋白（CRP）やフェリチン高値を示す．GC 大量療法にもしばしば不応で，しかも約 2/3 の症例で PSL を 10 mg/日前後まで減量した時点で再燃を認める．メトトレキサート（MTX）の有効例も存在するが，近年ではトシリズマブの顕著な有効性が報告されており，2014 年にはわが国で成人 Still 病に対するトシリズマブの臨床試験が開始される予定である．

3）GC 大量投与における初期治療の継続期間と漸減法

　血管炎の治療においては，最新の『ANCA 関連血管炎診療ガイドライン』においても重症例では PSL 40〜60 mg/日の初期投与量を 1 ヵ月以上続けることが推奨されている[7]．EULAR 推奨においても最初の 1 ヵ月は GC の初期高用量を維持し，3 ヵ月以内で PSL 15 mg/日未満に減量すべきではないと記載されている[9]．しかしながら，われわれはこの 20 年間において PSL の初期投与量継続は原則 2 週間とし，場合によってさらに 1 週延長するのみであった．感染症の発現状況は国や地域によって異なり，海外の推奨方法をそのままわが国にあてはめることの問題もあり，わが国におけるさらなるエビデンスの構築が必要である．

　漸減法に関しても，われわれは約 20 年前にそれまでの 1〜2 週ごとに 10％の減量からペースアップした．具体的には PSL 60 mg/日を 2 週間投与後，50 mg/日，40 mg/日，30 mg/日を各 1 週ごと，以後 1〜2 週で 5 mg/日ごとの減量を 15〜20 mg/日まで行い，次いで 2〜4 週ごとに 2.5 mg ずつ 10 mg/日まで減量し，以後 1 mg/日ずつの漸減とする．そして PSL 5 mg/日で半年程度維持し，再燃のないこ

とを確認してから前述の方法でさらなる漸減や中止を試みる．こうした漸減のペースアップには，免疫抑制薬の併用をほとんどの患者で初期治療から導入していることが大きく関わっている．なお，ANCA や抗 DNA 抗体などの自己抗体，あるいは KL-6（Krebs von Lungen-6）などの血清マーカーの動きのみで GC 投与量の増減を決定するのは，しばしば過剰投与となり好ましくない．

PSL の漸減は臨床的に判断することが重要で，検査所見に依存しすぎるべきではない．

3 免疫抑制薬の併用

　GC 投与において，潜在的なものも含めれば何らかの副作用が必然であること，RA 治療における免疫抑制薬の外来管理に関する習熟，核酸代謝阻害薬以外にカルシニューリン阻害薬やヤヌスキナーゼ（JAK）阻害薬などの免疫シグナル阻害薬の開発などにより，GC 単独投与は多くの膠原病・リウマチ性疾患において例外的になりつつある．MTX とレフルノミドは RA，シクロホスファミド（特にパルス静注療法：IVCY）は SLE や血管炎の寛解導入，アザチオプリン（AZA）は筋炎や血管炎の維持療法，シクロスポリン（CSA）は SLE のネフローゼ症候群や皮膚筋炎の間質性肺炎，タクロリムス（TAC）は RA やループス腎炎，PM/DM の間質性肺炎などの軽症例や併用薬として，ミゾリビン（MZR）も RA やループス腎炎の軽症例や併用薬として主に用いられている．さらに MMF や JAK・Syk（spleen tyrosine kinase）の阻害薬なども今後使用されていくことになろう．

　こうした状況下で，GC 投与の適応や用量は次第に制限されつつある．しかし，最大の課題は膠原病患者がヘテロな病態の集団であり，作用機序が広範である GC は副作用も多い反面，多くの病態に高率で迅速な有効性を示すが，作用機序が比較的限定的である免疫抑制薬の場合には，疾患と製剤との対応が薄弱となり，アンカードラッグとしての位置づけを得難いことである．そしてこの点に関するエビデンスの不足が，「中等量以上の GC 治療が長期的に必要と予想されるなら，GC 減量のための治療薬併用を積極的に考慮する」という 2013 年の EULAR 推奨の第 9 項が，理念としては欧州でもコンセンサスとなりながら，推奨として最終的に却下されることにもつながっている（表 3）[10]．われわれも CSA によるループス腎炎の GC 依存軽減や再燃率低下[11]，MZR の投与法をパルス療法とする工夫[12]などを報告しているが，エビデンスとしては全く不十分であり，今後の多施設共同研究でのエビデンス形成が不可欠である．

表3 2013年の中等量以上GC療法に関するEULAR推奨

		提言	推奨度/100	エビデンスレベル
患者教育と予防措置	1	患者（およびその家族や医療従事者を含めた介護者）に中等量以上のGC治療を行う目的，およびその治療に伴う潜在的リスクについて説明する	91	Ⅲ
	2	食事，定期的な運動，適切な外傷ケアなど，リスク軽減の方策を議論する	75	Ⅲ/Ⅳ
	3	GC誘発骨粗鬆症またはそのリスクを有する患者は適切な予防・治療措置を受けるべきである	91	ⅠA
	4	患者とその医療チームは，GC誘発視床下部-下垂体-副腎系の抑制について，適切で実践的な助言を受けるべきである	84	Ⅳ
	5	一般開業医に対して，中等量以上のGCを投与されている患者の管理に関する最良の医療を促進するような利用可能な資材を提供すべきである	80	Ⅳ
用量とリスク・ベネフィット	6	中等量以上のGC治療を開始する前に，有害事象につながる合併症を検討する．それらは糖尿病，耐糖能異常，心血管病変，消化性潰瘍，感染症の反復，免疫能低下，緑内障（のリスク因子），骨粗鬆症である．これらの合併症を有する患者はリスク・ベネフィットバランスを良好に維持するための厳格な管理を要する	85	Ⅳ
	7	過小治療のリスクまで考慮したうえで，治療反応性が得られる適切な初期量を選択する	85	ⅠA/Ⅳ
	8	GC治療を継続する必要性を常に確認し，治療反応性，過小治療や有害事象発生のリスクを勘案して用量を調節する	82	Ⅳ
	9	中等量以上のGC治療が長期的に必要と予想されるなら，GC減量のための治療薬併用を積極的に考慮する	却下	
モニタリング	10	すべての患者において臨床的に問題となる有害事象を適切に監視すべきである．治療者は糖尿病，高血圧，体重増加，感染症，脆弱骨折，骨壊死，ステロイド筋症，眼や皮膚の障害，精神神経系の有害事象が発生する可能性に留意すべきである	85	Ⅳ

(Duru N, et al.：EULAR evidence-based and consensus-based recommendations on the management of medium to high-dose glucocorticoid therapy in rheumatic diseases. Ann Rheum Dis 72：1905-1913, 2013 より引用)

　しかしながら，米国リウマチ学会（ACR）のコンセンサス会議では2004年に免疫抑制薬併用下でのSLE患者における中等量以上GC療法について報告している（表4）[13]．これによると重症例にPSL 60 mg/日で開始しても3ヵ月後には10 mg/日，半年以内には中止となる．しかし，ANCA関連血管炎でEULAR推奨が懸念しているような再燃のリスクは，まさに併用薬の有効性にかかっており，個々の患者における病態の解析と適切な免疫抑制薬の選択というテーラーメイド治療に向けた努力が不可欠である．

表4 SLEにおける免疫抑制薬併用下でのGC療法

重症

週	PSL(mg/日)			
	中央値	平均値	範囲	標準偏差
1	60	66	40〜100	15.5
2	60	66	40〜100	15.5
3	50	48	40〜55	4.87
4	45	43	30〜50	7.1
5	35	36	20〜45	6.7
6	30	32	15〜40	8.3
7	25	26	10〜40	7.8
8	25	23	7.5〜40	8.1
9	20	19	5〜36	7.2
10	18	18	4〜35	8.1
11	15	15	4〜35	7.62
12	12.5	13	2.5〜30	7.46
13	10	11	0〜30	7.2
14	10	10	0〜30	7.3
15	7.5	8	0〜25	6.4
16	7.5	7	0〜25	6.4
17	5	7	0〜25	5.9
18	5	6	0〜20	5.7
19	2.5	4	0〜20	5.4
20	2.5	4	0〜20	5.3
21	0	3	0〜15	4.2

中等症

週	PSL(mg/日)			
	中央値	平均値	範囲	標準偏差
1	35	38.5	15〜75	13.4
2	30	28	25〜33	2.6
3	25	25	19〜30	3.3
4	20	20	11〜30	4.3
5	18	18	9〜30	5.3
6	15	14	5〜25	5
7	13	12	0〜25	6
8	10	9	0〜25	5.7
9	7.5	8	0〜25	5.8
10	5	6	0〜20	5.2
11	5	6	0〜20	5.3
12	4	5	0〜20	5
13	3	4	0〜20	5
14	3	4	0〜15	4.2
15	1	3	0〜15	4.2
16	1	3	0〜15	3.9
17	0	3	0〜15	3.9
18	0	2	0〜10	3.2
19	0	2	0〜10	3.1
20	0	2	0〜10	2.8
21	0	2	0〜10	2.7

(Ad Hoc Working Group on Steroid-Sparing Criteria in Lupus : Criteria for steroid-sparing ability of interventions in systemic lupus erythematosus ; report of a consensus meeting. Arthritis Rheum 50 ; 3427-3431, 2004 より引用)

MEMO　免疫抑制薬を中止する際の注意

免疫抑制薬の中で，核酸代謝阻害薬は中止後の再燃に時間を要するが，シグナル阻害薬はGCと同様に中止に伴う急激なリバウンド現象が生じうることを念頭に置く必要がある．

❹ 生物学的製剤の併用

　2013年12月現在わが国における生物学的製剤の使用は，RAにおける7製剤とANCA関連血管炎におけるRTXに限定されている．RAにおいては低用量GCの併用はいずれの生物学的製剤を投与された場合には感染症のリスクを高めるために，不要な投与は避けるべきであり，やむをえない場合に最低限の投与量と投与期間を心がけるべきことはEULAR推奨のとおりである．生物学的製剤投与の有効性を高めるためのGC単回投与は，関節内局所投与と同様に考慮してよく，自己抗体や投与製剤に対する抗体産生への影響は期待できないものの，一過性に関節炎をコントロールすることでしばしば有用である．

　RTXの投与は今後幅広く期待されており，試験デザインの困難さなどの理由によりランダム化比較試験で有用性が示せなかったSLEにおいても，国内外の治験に参加した多くの専門医がその有効性を実感している[14]．したがって，前述のRITUXILUP試験が示した可能性に鑑みて，今後GCとRTXの併用をどのように行うかは，キナーゼ阻害薬の活用とともに，RA以外の膠原病におけるパラダイムシフトに関わる重要な課題となっている．

　同様にランダム化比較試験でSLEにおける有用性が示せなかったアバタセプト，有用性を示して承認されたベリムマブのいずれにおいても，臨床現場における評価は定まっておらず，さらなるデータの蓄積が待たれる．

❺ おわりに

　「膠原病・リウマチ性疾患は，診断が確定した後はPSLの投与量を決めるだけ」と揶揄されていた時代は終焉を迎えつつある．個々の患者の病態を，臨床症状の用語だけではなく，分子生物学的に表現することにより，GCは短期大量投与のみという最も有用な投与法が標準的となるであろう．その時こそ，GCは1948～1950年の発見当初における「夢の薬」に返り咲くことができるのではなかろうか．

■文献

1) Buttgereit F, et al.：Standardised nomenclature for glucocorticoid dosages and glucocorticoid treatment regimens；current questions and tentative answers in rheumatology. Ann Rheum Dis 61：718-722, 2002.
2) Boers M, et al.：Randomised comparison of combined step-down prednisolone, methotrexate and sulphasalazine with sulphasalazine alone in early rheumatoid arthritis. Lancet 350：309-318, 1997.
3) Suzuki Y, et al.：Guidelines on the management and treatment of glucocorticoid-induced osteoporosis of the Japanese Society for Bone and Mineral Research；2004 up date. J Bone Miner Metab 32：337-350, 2014.
4) Hoes JN, et al.：EULAR evidence-based recommendations on the management of systemic glucocorticoid therapy in rheumatic diseases. Ann Rheum Dis 66：1560-1567, 2007.
5) Condon MB, et al.：Prospective observational single-centre cohort study to evaluate the effectiveness of targeting lupus nephritis with rituximab and mycophenolate mofetil but no oral steroids. Ann Rheum Dis 72：1280-1286, 2013.
6) Kameda H, et al.：Notable difference between the development of vertebral fracture and osteoporosis of the femoral head in patients treated with high-dose glucocorticoids for systemic rheumatic diseases. Intern Med 48：1931-1938, 2009.
7) 尾崎承一ほか編：ANCA関連血管炎の診療ガイドライン．厚生労働省難治性疾患克服研究事業，2011.
8) Takizawa Y, et al.：Clinical characteristics of cytomegalovirus infection in rheumatic diseases；multicentre survey in a large patient population. Rheumatology 47：1373-1378, 2008.
9) Mukhtyar C, et al.：EULAR recommendation for the management of primary small and medium vessel vasculitis. Ann Rheum Dis 68：310-317, 2009.
10) Duru N, et al.：EULAR evidence-based and consensus-based recommendations on the management of medium to high-dose glucocorticoid therapy in rheumatic diseases. Ann Rheum Dis 72：1905-1913, 2013.
11) Ogawa H, et al.：Efficacy and safety of cyclosporine A in patients with refractory systemic lupus erythematosus in a daily clinical practice. Lupus 19：162-169, 2010.
12) Nishi E, et al.：Efficacy of weekly mizoribine pulse therapy in refractory lupus nephritis. Mod Rheumatol 23：97-103, 2013.
13) Ad Hoc Working Group on Steroid-Sparing Criteria in Lupus：Criteria for steroid-sparing ability of interventions in systemic lupus erythematosus；report of a consensus meeting. Arthritis Rheum 50：3427-3431, 2004.
14) Tanaka Y, et al.：A multicenter phase I/II trial of rituximab for refractory systemic lupus erythematosus. Mod Rheumatol 17：191-197, 2007.

〈亀田秀人・竹内　勤〉

Ⅱ 病気・病態に応じた使い方

血液疾患患者に投与するときの注意

Essence!

1. 血液疾患患者に対するステロイド使用の主な目的には①免疫抑制，②抗腫瘍効果，③支持療法がある．
2. ステロイド治療開始・減量・中止のタイミングには十分に注意を払い，治療効果や合併症，他の治療法との得失を念頭に置き，長期に漫然と投与しない．
3. 長期投与の場合には，感染症予防とワクチン接種，HBV再活性化予防，骨粗鬆症予防などについて特に注意が必要である．

1 血液疾患に対するステロイド使用の目的

　血液疾患にステロイド（副腎皮質ホルモン）を使用する主な目的は3つで，①免疫抑制，②抗腫瘍効果，③抗アレルギーや緩和目的の支持療法である．

　免疫抑制効果としては自己免疫性溶血性貧血（autoimmune hemolytic anemia：AIHA），特発性血小板減少性紫斑病（idiopathic thrombocytopenic purpura：ITP），再生不良性貧血，骨髄異形成症候群，同種造血幹細胞移植後の移植片対宿主病（graft-versus-host disease：GVHD）の予防・治療などがあげられる．一方，抗腫瘍効果としては多発性骨髄腫（multiple myeloma：MM），悪性リンパ腫や急性リンパ性白血病（acute lymphoblastic leukemia：ALL）などの主にリンパ系腫瘍に対して用いられる．さらに，薬剤や輸血の副作用に対する抗アレルギー目的や熱苦痛の軽減目的にステロイドを慎重に投与することがしばしばある．

　男性ホルモン作用の強い蛋白同化ステロイドは副腎皮質ホルモンとは異なるものだが，比較的軽症の再生不良性貧血や骨髄異形成症候群（不応性貧血）などにおいて，造血促進を目的に用いられる．わが国ではメテノロン酢酸エステルが保険承認されているがエビデンスに乏しい．作用機序は，腎臓に対するエリスロポエチン産生刺激効果や造血幹細胞に対する増殖促進効果と考えられている．

　以下，代表的疾患に対するステロイドの使用法について概説する．

2 自己免疫性溶血性貧血（AIHA）に対する使用法

　AIHA は赤血球寿命の短縮と赤血球に対する自己抗体陽性（Coombs テスト陽性）の 2 つの特徴で定義されるまれな血液疾患である．温式抗体と冷式抗体による病態があり，前者が多く，血管内溶血をきたす．半数はリンパ増殖性疾患，膠原病，感染症，腫瘍，慢性炎症性疾患，薬剤などが誘因となるが，残り半分は原因不明である．治療は，基礎疾患がある場合にはそれに対する治療が有効である．しかし，基礎疾患がない場合の第一治療選択はグルココルチコイドで完全寛解は約 20％だが，約 10％の症例で無効または治療抵抗性となる．このような場合に，脾摘，免疫抑制剤，血漿交換，胸腺切除などが考慮される[1]．

　温式抗体による AIHA に対するグルココルチコイド療法は，初回治療はプレドニゾロン（PSL）60〜100 mg/日経口，10〜14 日間で，溶血が急激で高度の場合には初期 24 時間はメチルプレドニゾロン（mPSL）100〜200 mg/日静注を行う．貧血の進行が止まるか改善の兆しが出てきたら段階的に PSL 30 mg/日くらいまでに減量し，以後改善が持続しているのを確認しながら 5 mg/週の目安で 15〜20 mg/日まで減量し 2〜3 ヵ月継続する．この後再燃なく病状が安定している場合にはさらに減量・中止する．15〜20 mg/日以降の減量においては 20〜40 mg/日隔日投与する方法がある．これにより副腎に刺激を加えて副腎機能不全による副作用を減ずることができる．ステロイド中止後の再燃には，ステロイドによる再治療や脾摘，免疫抑制剤などを考慮する．このため，ステロイド中止後も数年にわたりフォローが必要である．

　ステロイドホルモンの作用機序としては，脾臓のマクロファージによる感作赤血球の貪食を抑制し，一方で赤血球に対する自己抗体の産生抑制によるものと考えられる．

3 特発性血小板減少性紫斑病（ITP）

　ITP は，血小板膜蛋白に対する自己抗体が出現して血小板に結合する結果，主として脾臓など網内系細胞での血小板破壊が亢進し，血小板減少をきたす自己免疫性疾患である．急性型は小児に多く，ウイルス感染が先行し一過性のことが多いが，慢性型は若年女性や高齢者に多く，徐々に発症し，6 ヵ月以上，年余にわたって経過する．

　厚生労働省研究班『成人 ITP 治療の参照ガイド 2012 年版』[2]によると，まず，血小板数 3 万/μL 以上で重篤な出血症状がない場合には無治療で経過を観察する．血小板数 2 万〜3 万/μL で出血症状があれば治療を開始し，出血症状がなければ 1 ヵ月に 1 回程度の注意深い経過観察を行い，治療がいつでも行える状態にする．

紫斑・点状出血が多発する場合，歯肉出血，鼻出血，下血，血尿，頭蓋内出血などの出血症状を伴う場合，血小板数2万/μL以下の場合，または血小板2万〜3万/μLで出血の有無にかかわらず60歳以上，高血圧症，肉体労働者や激しい運動をする場合は積極的に治療をする．緊急に治療が必要な場合には入院のうえ，免疫グロブリン大量療法，血小板輸血，ステロイドパルス療法などを考慮する．緊急性がない場合は，まず *Helicobacter pylori* の検査を行い，陽性の場合は除菌療法を行う．除菌療法無効例や *H. pylori* 陰性患者では，第一選択薬は副腎皮質ステロイドである．

　ステロイドは網内系における血小板貪食や血小板自己抗体の産生を抑制する．この際，高血圧，糖尿病，感染症，骨粗鬆症，脂質異常症，免疫低下状態，消化性潰瘍などの合併症の有無を把握し，ステロイド投与により悪化が見込まれるこれらの病態をコントロールしながらステロイド療法を開始する．初期投与量はPSL0.5〜1 mg/kg/日を4〜6週間投与後，血小板数増加がなくても徐々に減量し，血小板数および出血症状をみながら5 mgずつゆっくり減量し10 mg/日で維持．経過がよければさらに減量する．50〜75％の患者で血小板が増加するが，多くは副腎皮質ステロイド減量に伴い血小板が減少する．

　発症後6ヵ月以上経過し，ステロイド維持量にて血小板数3万/μL以上を維持できない症例，ステロイドの副作用が顕著な症例は積極的に脾摘を行う．これらの治療でも血小板数3万/μL以上を維持できない難治例が約1割いて，これらに対して，難治性ITPの約8割に有効性を示すトロンボポエチン受容体作動薬ロミプロスチムとエルトロンボパグ オラミンが最近国内でも承認された．また，抗CD20抗体リツキシマブも国内では保険適用がないものの，海外では使用されている．

4　造血器腫瘍に対する使用法

　ステロイドは，MM，悪性リンパ腫，ALLなどのリンパ系腫瘍に対して抗腫瘍効果を発揮する．

　MMは長期生存が期待できるが治癒は望めない疾患であり，QOLを維持しながら生存期間の延長を図ることが基本的な治療目標である．2003年に国際骨髄腫ワーキンググループにより7病型が定義されたが，化学療法の対象となるのは，症候性多発性骨髄腫，非分泌型骨髄腫と形質細胞性白血病である[3]．以前から内服のみで投与可能なメルファラン（MP0.25 mg/kg，PSL1 mg/kgを5日間，4週ごと）療法が標準治療とされてきた．治療抵抗例では，VAD療法〔ビンクリスチン0.4 mg/m^2＋ドキソルビシン9 mg/m^{2}持続静注day1〜4，デキサメタゾン（DEX）40 mg/body day1〜4，9〜12，17〜20（3サイクル目以降はday1〜4のみ），4週ごと〕や大量デキサメタゾン療法（40 mg/body day1〜4，9〜12，17〜20，4週ごと）な

どが用いられてきたが，近年，プロテアソーム阻害薬ボルテゾミブや免疫調節薬サリドマイド，レナリドミドなど有効性の高い新規薬剤が導入され，これらにDEXを組み合わせた治療法が用いられるようになっている．また，高齢者以外では自家造血幹細胞移植を組み入れた治療が行われる．いずれにしても，副腎皮質ステロイドはMMの治療において重要な位置づけを占める．

　悪性リンパ腫は大きくHodgkinリンパ腫と非Hodgkinリンパ腫（NHL）に分けられる．前者に対する標準治療はABVD療法であるが，これに不応な場合には増量BEACOPP療法などPSLを含む多剤併用療法が行われ，適応がある場合には造血幹細胞移植が行われる．一方，NHLに対する標準治療はCHOP療法〔シクロホスファミド750 mg/m^2，ドキソルビシン50 mg/m^2，ビンクリスチン1.4 mg/m^2（最大2 mg/body），以上day1，PSL60～100 mg/body day1～5〕であり，B細胞性であればリツキシマブ（抗CD20抗体）を併用する．ここでもステロイドが多く用いられる．

　ALLはフィラデルフィア（Ph）染色体陽性の場合にはチロシンキナーゼ阻害薬を併用するが，一般的に標準的化学療法とされるものはなく，シクロホスファミド，ドキソルビシンやダウノマイシン，ビンクリスチン，L-アスパラギナーゼ，そしてステロイドなどからなる多剤併用化学療法が行われる．

⑤ 同種造血幹細胞移植後の移植片対宿主病（GVHD）の予防・治療

　同種造血幹細胞移植は多くの血液疾患や免疫不全症，代謝性疾患などの治癒を目的とした治療法として確立している．その一方で，移植関連死亡が10～30％存在し，その最大の原因がGVHDである．これは，患者とドナー間のヒト組織適合抗原の違いにより，ドナーの免疫細胞が患者の全身組織を傷害する免疫反応である．これに対して移植直前からカルシニューリン阻害薬（シクロスポリンやタクロリムスなど）とメトトレキサート短期投与などの予防が行われるが完全に抑えることはできない．

　移植後100日以内に発症する急性GVHDは主に輸注されたドナーTリンパ球により引き起こされ，重症例は致死的である．急性GVHDが疑われた場合には速やかに生検で診断を確定し，主な標的臓器である皮膚，腸管，肝臓の3臓器の障害の程度から全体の重症度を決定する．Ⅱ～Ⅳ度の急性GVHDではステロイド全身投与が適応となる．PSL換算で0.5～2.5 mg/kg/日で開始し，3日後，7日後，14日後を目安に治療効果を評価し，ステロイド不応例は二次治療を考慮する．ステロイドが有効なら，PSL換算で0.2 mg/kg/日ずつ3～5日ごとに減量し，20～30 mg/日まで達すれば，週～月単位の用量調整に切り替え，3ヵ月以内の漸減中止を目指す．皮膚単独のGVHDの場合にはステロイド外用剤の塗布のみでコントロールで

きることも多い[4].

　一方，主に移植後100日以降に発症する慢性GVHDは生着したドナー幹細胞由来の免疫細胞により起こり，単一臓器の軽度の障害から多数の臓器が高度に障害されるものまで多様で，自己免疫疾患の病態に酷似し長期にわたる．初期治療はPSL単独，あるいはカルシニューリン阻害薬との併用が基本になるが，治療法は確立されていない．

　ステロイドホルモンにより免疫機能が障害されているのに加え，GVHDが出現していること自体が正常の免疫機能が障害された病態であり，かつ，移植後早期の免疫構築が不完全な状態に免疫抑制剤も併用投与されているため，通常のステロイド投与よりも免疫不全の程度は高度である．

6 長期使用にあたっての注意点

　血液疾患では特に免疫不全状態にあることが多いので，長期使用に際してはさまざまな予防策を講じる必要がある．まず，感染予防として，ニューモシスチス肺炎（PCP），帯状疱疹（HZ），真菌感染などに対する予防が必要である．PCPに対してはST（スルファメトキサゾール・トリメトプリム）合剤（バクタ®1錠，分1，朝食後），帯状疱疹にはアシクロビル（移植後早期には3〜5錠/日，以後1錠/日で継続），真菌にはフルコナゾール100 mg/日を移植後半年〜1年間，あるいは免疫抑制剤が終了するまで継続する．

　最近特に話題となっているものに，HBV再活性化の問題があり，ガイドラインが作成されている[5]（→Ⅲ-ミニレクチャー「肝炎ウイルスとステロイド」p.195参照）．かつてHBVに感染した状態（HBs抗体陽性，HBc抗体陽性）の場合にステロイド治療などを長期間行うとHBVが再増殖し，時に劇症肝炎を発症して，高率に致死的になる．このような場合に末梢血HBV-DNAをモニターし，陽性化した場合には早期に核酸アナログ製剤（エンテカビルなど）を投与することが必要である．血液疾患などでは，初診時にHBs抗体やHBc抗体が減弱・陰性化している症例があるので，特に注意が必要である．また，悪性リンパ腫や造血幹細胞移植，GVHD発症などはHBV再活性化の高リスク因子である．最近，これに関連する訴訟も散見され，医療従事者側が敗訴している．

　ステロイドの長期投与によるステロイド筋症や骨粗鬆症も重要である．血液疾患では入院治療をしている場合が多く，臥床時間が長いと廃用性筋萎縮が合併し，特に高齢者では胸腰椎の圧迫骨折による腰痛で臥床を強いられる患者が散見される．腰痛があるために動けなくなり，さらに筋萎縮が進み，悪循環になる．転倒や大腿骨頸部骨折が合併するとそれこそ大変である．次第にパフォーマンスステイタス（PS）やADLの著しい低下がみられ，時に寝たきり状態になり，褥瘡もできてさま

ざまな合併症が起こる．これに対しては，特に入院中はなるべく起きていること，身のまわりのことは自分で行うように指導し，リハビリテーション指導を行う．また，骨粗鬆症学会ガイドラインでは「PSL 5 mg/日以上の 3 ヵ月以上投与される場合には予防的にビスホスホネートを投与すること」とされている[6]．ステロイドによる消化性潰瘍予防のため胃粘膜保護薬やプロトンポンプ阻害薬（PPI）などの投与も必要である．二次性 Cushing 症候群として，中心性肥満，二次性糖尿病，白内障・緑内障の出現や精神障害にも留意する必要がある．

7 その他のステロイド投与

　血液内科の分野では，このほか，抗菌薬投与にもかかわらずなかなか解熱しない場合の熱苦痛や同種移植後の免疫反応による発熱に対して，ソル・コーテフ®50〜100 mg/回，静注を過剰投与にならないように注意しながらやむなく使用することが時々ある．また，輸血や薬剤アレルギーに対しても予防と治療を含め，ソル・コーテフ®50〜100 mg/回を使用する．

　また，治療抵抗性で末期の造血器腫瘍患者の発熱などの苦痛に対する緩和治療として PSL などを少量持続投与することがある．

8 患者への説明のポイント

　これまで述べてきたように，血液内科の分野ではステロイド投与はさまざまな目的で用いられるが，特に長期にわたる投与の場合には患者への説明は欠かせない．中でも，HBV 再活性化や骨粗鬆症，感染症予防とワクチン接種（肺炎球菌ワクチン，インフルエンザワクチンなど）の必要性については重要である．また，満月様顔貌や中心性肥満，二次性糖尿病，白内障・緑内障，精神障害の出現などについてはパンフレットなどを用意して説明し同意を文書で得るのが望ましい．

■ 文献

1) 特発性造血障害に関する調査研究班：特発性造血障害疾患の診療の参照ガイド 平成 25 年度改訂版．2013　http://zoketsushogaihan.com/file/guideline_H25/5.pdf
2) 藤村欣吾ほか：成人特発性血小板減少性紫斑病治療の参照ガイド 2012 年度版．臨床血液 53：433-442，2012．
3) International Myeloma Working Group：Criteria for the classification ofo monoclonal gammopathies, multiple myeloma and related disorders；a report of the International Myeloma Working Group. Br J Haematol 121：749-757, 2003.
4) 日本造血細胞移植学会：ガイドライン GVHD　http://www.jshct.com/guideline/pdf/2009gvhd.pdf. 2012 年 5 月 1 日
5) 日本肝臓学会：B 型肝炎治療ガイドライン 第 2 版．2014　http://www.jsh.or.jp/doc/guidelines/HVB_GL_ver2.201406.pdf
6) 骨粗鬆症の予防と治療ガイドライン作成委員会（日本骨粗鬆症学会，日本骨代謝学会，骨粗鬆症財団）：骨粗鬆症の予防と治療ガイドライン 2011 年版　http://jsbmr.umin.jp/pdf/Osteoporosis%20Guideline2011.pdf.

〈田野崎隆二〉

3. 呼吸器疾患患者に投与するときの注意

II 病気・病態に応じた使い方

Essence!

1. 呼吸器疾患に対するステロイドの投与経路には，全身投与（経口，注射）と局所投与（吸入）があり，疾患や病態によって投与経路，投与量や投与期間が異なる．
2. 呼吸器疾患は予後決定因子となることが多く，必要時にはエビデンスを参考にしながら過不足なくステロイドを投与する．
3. 長期間にわたりステロイドを投与せざるをえないことも多いので，副作用についてはあらかじめ患者に十分に説明し，その対策を徹底して予防に努める．

はじめに 〜呼吸器疾患とステロイド治療〜

呼吸器疾患の多くは，ステロイド療法の対象となりうる（表1）．基本的に，安定期には経口剤または吸入剤，急性増悪期には注射剤が用いられる．ここでは臨床の現場で遭遇することが多い，気管支喘息（成人），慢性閉塞性肺疾患，特発性間質性肺炎，急性呼吸促迫症候群，重症肺炎，肺がんを取り上げて解説する．

1 気管支喘息

1 安定期

安定期気管支喘息の長期管理薬（コントローラー）として，吸入ステロイド（inhaled corticosteroid：ICS）が第一選択薬と位置づけられている[1]．ICSは，気道の慢性炎症を抑えて，喘息症状，quality of life（QOL），呼吸機能，気道過敏性を改善する．喘息診断後は早期にICS療法を開始し，急性増悪回数の減少，気道壁のリモデリングの回避，そして喘息死を未然に防ぐ[2]ことを目指す．ただし，吸入剤は上手に吸入できないと十分な効果が得られないため，正しい吸入法の指導や正しく吸入できているかの確認が重要である．

臨床的重症度から判定された治療ステップに応じて，ICSの投与量を調節する（表2，3）[1]．現行の治療でコントロール不良であれば，薬剤アドヒアランスが十

表1 ステロイドが適応となる主な呼吸器疾患

疾患名		ステロイドの剤型		
		経口	注射	吸入
閉塞性肺疾患	気管支喘息	○	○	◎
	慢性閉塞性肺疾患（COPD）	○	○	◎
間質性肺疾患	特発性間質性肺炎（IIPs）	◎	○	
	好酸球性肺炎	◎	○	
	膠原病関連肺疾患	◎	○	
	薬剤性肺障害	◎	○	
免疫・アレルギー性肺疾患	サルコイドーシス	◎	○	
	過敏性肺臓炎	◎	○	
	アレルギー性気管支肺アスペルギルス症（ABPA）	◎	○	
	Wegener 肉芽腫症	◎	○	
	ANCA 関連肺疾患	◎	○	
感染症その他	ニューモシスチス肺炎（PCP）	◎	○	
	急性呼吸促迫症候群（ARDS）		○	

◎安定期，○増悪期．

　分であることを確認したうえでステップアップする．コントロール良好状態が少なくとも3ヵ月以上，安定していることを確認した後にステップダウンしてもよい．以後もコントロール維持に必要な治療は継続する．ICSを最大限に使用しても管理できない場合（治療ステップ4）は，経口ステロイドを用いる．

　ICSには，フルチカゾン（FP，フルタイド®），ブデソニド（BUD，パルミコート®），ベクロメタゾン（BDP，キュバール®），シクレソニド（CIC，オルベスコ®），モメタゾン（MF，アズマネックス®）がある．ICSにはそれぞれ特徴があり，FPは抗炎症効果が強く，BUDは妊婦への安全性が確立されている[3]．BDPは粒子径が小さいため末梢気管に到達しやすく，CICは肺内到達率が高く，かつ1日1回の投与でよい．一般的に，力価はMF＞FP＞BDP＞CIC＞BUD，平均粒子径はFP＞BUD＞MF＞CIC＞BDPの順とされている．

　また，吸入器（デバイス）には，加圧式ガス（代替フロンガス）による定量噴霧式吸入器（pressurized metered-dose inhaler：pMDI）と，自己吸気によるドライパウダー吸入器（dry powder inhaler：DPI）の2種類がある（**表4**）．pMDI製剤は，噴霧と吸入の同期，および薬剤の気道への沈着のための息止めが必要であるが，局所の副作用が比較的少なく，吸気筋力の低下している高齢者や神経筋疾患を有する患者に適している．DPI製剤は，吸入する際に一定の吸気力が必要であるが，呼吸の同期やスペーサーの使用が不要であるという利点がある．各ICSの特徴を把

表2 喘息治療ステップ

		治療ステップ1	治療ステップ2	治療ステップ3	治療ステップ4
長期管理薬	基本治療	吸入ステロイド薬（低用量） 上記が使用できない場合以下のいずれかを用いる LTRA テオフィリン徐放製剤 （症状がまれであれば必要なし）	吸入ステロイド薬（低〜中用量） 上記で不十分な場合に以下のいずれか1剤を併用 LABA （配合剤の使用可） LTRA テオフィリン徐放製剤	吸入ステロイド薬（中〜高用量） 上記に下記のいずれか1剤，あるいは複数を併用 LABA （配合剤の使用可） LTRA テオフィリン徐放製剤	吸入ステロイド薬（高用量） 上記に下記の複数を併用 LABA （配合剤の使用可） LTRA テオフィリン徐放製剤 上記のすべてでも管理不良の場合は下記のいずれかあるいは両方を追加 抗IgE抗体[2] 経口ステロイド薬[3]
	追加治療	LTRA以外の抗アレルギー薬[1]	LTRA以外の抗アレルギー薬[1]	LTRA以外の抗アレルギー薬[1]	LTRA以外の抗アレルギー薬[1]
発作治療[4]		吸入SABA	吸入SABA	吸入SABA	吸入SABA

LTRA：ロイコトリエン受容体拮抗薬，LABA：長時間作用性β_2刺激薬，SABA：短時間作用性β_2刺激薬．
1) 抗アレルギー薬とは，メディエーター遊離抑制薬，ヒスタミンH_1拮抗薬，トロンボキサンA_2阻害薬，Th2サイトカイン阻害薬をさす．
2) 通年性吸入抗原に対して陽性かつ血清総IgE値が30〜700 IU/mLの場合に適用となる．
3) 経口ステロイド薬は短期間の間欠的投与を原則とする．他の薬剤で治療内容を強化し，かつ短期間の間欠投与でもコントロールが得られない場合は，必要最小量を維持量とする．
4) 軽度の発作までの対応を示す．
(日本アレルギー学会喘息ガイドライン専門部会監修：喘息予防・管理ガイドライン2012．p.130，協和企画，2012より引用・改変)

表3 各吸入ステロイド薬の投与用量の目安

薬剤名	低用量	中用量	高用量
BDP-HFA	100〜200 μg/日	400 μg/日	800 μg/日
FP-HFA	100〜200 μg/日	400 μg/日	800 μg/日
CIC-HFA	100〜200 μg/日	400 μg/日	800 μg/日
FP-DPI	100〜200 μg/日	400 μg/日	800 μg/日
BUD-DPI	200〜400 μg/日	800 μg/日	1,600 μg/日
BIS	0.5 mg/日	1.0 mg/日	2.0 mg/日
MF-DPI	100〜200 μg/日	400 μg/日	800 μg/日

BDP：ベクロメタゾンプロピオン酸エステル，HFA：代替フロン，FP：フルチカゾンプロピオン酸エステル，CIC：シクレソニド，DPI：ドライパウダー吸入器，BUD：ブデソニド，BIS：ブデソニド懸濁液，MF：モメタゾンフランカルボン酸エステル．
(日本アレルギー学会喘息ガイドライン専門部会監修：喘息予防・管理ガイドライン2012．p.114，協和企画，2012より引用・改変)

表4 吸入ステロイド（ICS）および長時間作用性β_2刺激薬（ICS/LABA）配合薬

	加圧式定量噴霧式吸入器（pMDI）	ドライパウダー吸入器（DPI）	
		ICS	ICS/LABA配合薬
フルチカゾン（FP）	フルタイド®	フルタイド®	アドエア®（FP/SM）
ブデソニド（BUD）		パルミコート®	シムビコート®（BUD/FM）
ベクロメタゾン（BDP）		キュバール®	
シクレソニド（CIC）	オルベスコ®		
モメタゾン（MF）		アズマネックス®	

握して，個々の症例に応じて使い分けるとよい．

　ICS単独ではコントロール不十分な場合には，ICSと長時間作用性β_2刺激薬（long-acting β_2 agonist：LABA）との配合薬を使用することが推奨されている．ICSとLABAには相乗効果があり，ICSはβ_2受容体合成を促進し，β_2刺激薬はステロイド受容体の核内移行を促進してICSの抗炎症作用を増強する．このため，ICS/LABA配合薬はICSとLABAを個々に吸入するよりも有効性が高い[4]．さらにICS/LABA配合薬の利点は，吸入回数が減少してアドヒアランスがよくなることや，増悪時のLABAの単独使用を防ぐことができることである．わが国では，フルチカゾン/サルメテロール（FP/SM，アドエア®）およびブデソニド/ホルモテロール（BUD/FM，シムビコート®）が使用できる（表4）．なお，急性増悪時に短時間作用性β_2刺激薬（short-acting β_2 agonist：SABA）の代わりにBUD/FMを追加吸入することにより，症状が安定し，増悪頻度が低下することが報告されている[5]．

　ICSは経口剤や注射剤に比べて全身性の副作用はきわめて少ないが，ごくまれに，高用量で視床下部・下垂体・副腎機能の抑制，骨粗鬆症，白内障・緑内障，皮膚の菲薄化などが報告されている．局所的な副作用は口腔内カンジダ症や嗄声，咽頭刺激，咳の誘発などであり，副作用の発現を抑えるには，吸入後のうがいを徹底させる．吸入後に，必ずコップ1杯の水で3回以上しっかりとうがいするように具体的に指導するとよい．なお，小児気管支喘息に関しては『喘息予防・管理ガイドライン2012』[1]を参照されたい．

▶▶▶ 2　増悪期

　急性増悪時の発作治療薬（レリーバー）として，SABA，テオフィリン薬，ステロイド薬（経口，注射）がある．ステロイドの全身投与は，中等度以上の発作，重症喘息発作の既往や入院の既往を有するハイリスクグループに属する場合などが適応となる．たとえば，気管支喘息の増悪時に，中～高用量〔プレドニゾロン（PSL）0.5 mg/kg/日〕の経口ステロイドを短期間投与すると，救急外来への受診や入院回

数を減少させ，発作による日常生活の制限が軽減されるので，患者によく説明してあらかじめ処方しておくとよい．

　注射用ステロイドとしては，ヒドロコルチゾン（ソル・コーテフ®）200〜500 mgまたはメチルプレドニゾロン（mPSL，ソル・メドロール®）40〜125 mgを静脈内投与とし，以後，ヒドロコルチゾン100〜200 mgまたはmPSL40〜80 mgを4〜6時間ごとに投与する．ただし，ステロイドの効果発現までの時間（約4時間）と安全性を考慮して，初回は30分〜1時間で点滴投与する（表5）[1]．ヒドロコルチゾンあるいはmPSLの静注で症状が増悪する場合は，そのステロイド薬による発作誘発の可能性を疑って，デキサメタゾン（デカドロン®）あるいはベタメタゾン（リンデロン®）などのステロイド薬に変更する．特にアスピリン喘息の40〜60％の症例では，コハク酸エステル型製剤（ヒドロコルチゾン，mPSL）による発作誘発の可能性があるので，リン酸エステル型製剤（デキサメタゾン，ベタメタゾン）を用いたほうがよい．なお，2週間以内の短期投与であれば，急速な減量や中止で副腎皮質機能不全（ステロイド離脱症候群）は生じない．

慢性閉塞性肺疾患（COPD）

1　安定期

　COPDに対する薬物療法として，長時間作用性抗コリン薬（long-acting muscarinic antagonist：LAMA）またはLABAが第一選択薬となるが，それでも効果が不十分な場合には，ICSもしくはICS/LABA配合薬の併用が推奨されている（図1）[6]．

　ICSの定期吸入は，COPD患者の自覚症状，呼吸機能，QOLを改善し，急性増悪の頻度を減らす[7]．しかし，FEV_1の経年的低下は抑制されず，死亡率には有意な低下がないとされる[8]．長期安全性については，口腔内カンジダ症，嗄声，肺炎などの気道感染症のリスクの上昇などの報告があり，患者にうがいを徹底するように指導する．一方，骨密度や骨折頻度には影響がなく，全身的な副作用は少ない．

　喘息を合併したCOPD症例は，非合併例よりも予後が不良である．したがって，喘息を合併したCOPD症例に対しては，COPDの重症度にかかわらず，ICSを積極的に投与する．この際には『喘息予防・管理ガイドライン2012』[1]の喘息治療ステップを参考にして段階的な喘息治療を並行して行う（表2）．

　ICS/LABA配合薬としては，サルメテロール/フルチカゾン（FP/SM，アドエア®）とホルモテロール/ブデソニド（BUD/FM，シムビコート®）がCOPDに対して保険適用がある．配合薬はCOPD患者にとっても利便性が高く，コンプライアンスやアドヒアランスを高め，それぞれ単剤で使用するよりも自覚症状，呼吸機

表5 喘息の発作治療ステップ

	治療	自宅治療可，救急外来入院，ICU管理[1]
発作治療ステップ1	$β_2$刺激薬吸入，頓用[2] テオフィリン薬頓用	自宅治療可
発作治療ステップ2	$β_2$刺激薬ネブライザー吸入反復[3] アミノフィリン点滴静注[4] ステロイド薬点滴静注[5] 酸素吸入（鼻カニューレなどで1〜2L/分） ボスミン®（0.1％アドレナリン）皮下注[6] 抗コリン薬吸入考慮	救急外来 ・1時間で症状が改善すれば帰宅 ・2〜4時間で反応不十分 ┐ ・1〜2時間で反応なし　　┘入院治療 入院治療→高度喘息症状として発作治療ステップ3を施行
発作治療ステップ3	アミノフィリン持続点滴[7] ステロイド薬点滴静注反復[5] 酸素吸入（PaO_2 80 mmHg前後を目標に） ボスミン®（0.1％アドレナリン）皮下注[6] $β_2$刺激薬ネブライザー吸入反復[3]	救急外来 1時間以内に反応なければ入院治療 悪化すれば重篤症状の治療へ
発作治療ステップ4	上記治療継続 症状，呼吸機能悪化で挿管[1] 酸素吸入にもかかわらずPaO_2 50 mmHg以下および/または意識障害を伴う急激な$PaCO_2$の上昇 人工呼吸[1]，気管支洗浄 全身麻酔（インフルラン，セボフルラン，エンフルランなどによる）を考慮	直ちに入院，ICU管理[1]

1) ICUまたは，気管内挿管，補助呼吸，気管支洗浄などの処置ができ，血圧，心電図，パルスオキシメータによる継続的モニターが可能な病室．重症呼吸不全時の挿管，人工呼吸装置の装着は，時に危険なので，緊急処置としてやむをえない場合以外は複数の経験ある専門医により行われることが望ましい．
2) $β_2$刺激薬pMDI：1〜2パフ，20分おき2回反復可．無効あるいは増悪傾向時には$β_2$刺激薬1錠またはアミノフィリン200 mgを頓用．
3) $β_2$刺激薬ネブライザー吸入：20〜30分おきに反復する．脈拍を130回/分以下に保つようにモニターする．
4) アミノフィリン6 mg/kgと等張補液薬200〜250 mLを点滴静注，1/2量を15分程度，残量を45分間程度で投与し，中毒症状（頭痛，吐き気，動悸，期外収縮など）の出現で中止．発作前にテオフィリン薬が十分に投与されている場合は，アミノフィリンを半量もしくはそれ以下に減量する．通常，テオフィリン服用患者では可能な限り血中濃度を測定．
5) ステロイド薬静注：ヒドロコルチゾン200〜250 mg，メチルプレドニゾロン40〜125 mg，デキサメタゾン，あるいはベタメタゾン4〜8 mgを点滴静注．以後ヒドロコルチゾン100〜200 mgまたはメチルプレドニゾロン40〜80 mgを必要に応じて4〜6時間ごとに，あるいはデキサメタゾンあるいはベタメタゾン4〜8 mgを必要に応じて6時間ごとに点滴静注，またはプレドニゾロン0.5 mg/kg/日，経口．ただし，アスピリン喘息の場合，あるいはアスピリン喘息が疑われる場合は，コハク酸エステル型であるメチルプレドニゾロン，水溶性プレドニゾロンの使用を回避する．
6) ボスミン®（0.1％アドレナリン）：0.1〜0.3 mL皮下注射20〜30分間隔で反復可．原則として脈拍は130/分以下に保つようにモニターすることが望ましい．虚血性心疾患，緑内障〔開放隅角（単性）緑内障は可〕，甲状腺機能亢進症では禁忌，高血圧の存在下では血圧，心電図モニターが必要．
7) アミノフィリン持続点滴：最初の点滴（上記6）参照）後の持続点滴はアミノフィリン250 mg（1筒）を5〜7時間で（およそ0.6〜0.8 mg/kg/時）で点滴，血中テオフィリン濃度が10〜20 μg/mL（ただし最大限の薬効を得るには15〜20 μg/mL）になるように血中濃度をモニターし中毒症状の出現で中止．

（日本アレルギー学会喘息ガイドライン専門部会監修：喘息予防・管理ガイドライン2012．p.144，協和企画，2012より引用・改変）

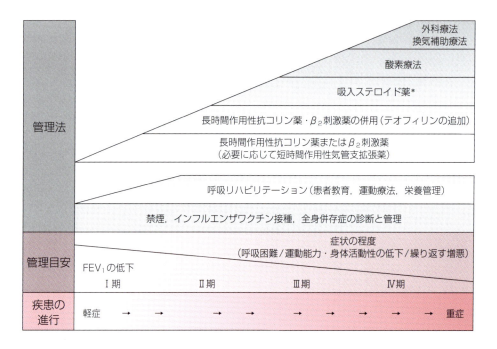

図1 安定期 COPD の管理
(日本呼吸器学会 COPD ガイドライン第4版作成委員会編：COPD（慢性閉塞性肺疾患）診断と治療のためのガイドライン第4版. p.64, メディカルレビュー社, 2013 より引用・改変)

能，運動耐容能を改善させる．さらに，COPD の急性増悪の頻度を低下させ，メタ解析では死亡率の低下も報告されている[9]．ICS/LABA 配合薬の有用性を考慮すると，問題となる大きな副作用はない．ICS/LABA 配合薬と LAMA の併用により，呼吸機能や QOL がさらに改善し，増悪頻度が低下することが期待されている．

安定期の COPD に対する経口ステロイド薬の投与は，喘息ほどには効果が期待できず，かつ，その副作用のために推奨されておらず，急性増悪期や重症例においてのみ使用を考慮する．

2 増悪期

COPD 増悪時の薬物療法の基本は，ABC アプローチ〔antibiotics（抗菌薬），bronchodilators（気管支拡張薬），corticosteroids（ステロイド薬）〕である．増悪時の第一選択薬は短時間作用型 β_2 刺激薬（SABA）であるが，入院管理が必要な重症例では，気管支拡張薬に加えて全身性ステロイド薬の投与が勧められる．短期間のステロイドの全身投与は，呼吸機能（FEV_1）や低酸素血症をより早く改善させ[10]，早期再発リスクを軽減させ，入院期間を短縮させることも期待できる[11]．増悪期のステロイドの投与に関しては，PSL 30〜40 mg/日（10〜14 日間）が推奨されており，長期投与は副作用の点から避けるように努める．最近，COPD 急性増悪患者

に対する5日間の全身性ステロイド治療（PSL 40 mg/日）は，14日間の治療に比べ180日以内のCOPD再増悪について非劣性であったと報告された[12]．

③ 特発性間質性肺炎

特発性間質性肺炎（idiopathic interstitial pneumonias：IIPs）は，間質性肺炎のうち原因を特定できないものの総称で，病理組織パターンから，①特発性肺線維症（idiopathic pulmonary fibrosis：IPF），②非特異性間質性肺炎（nonspecific interstitial pneumonia：NSIP），③特発性器質化肺炎（cryptogenic organizing pneumonia：COP），④剝離性間質性肺炎（desquamative interstitial pneumonia：DIP），⑤呼吸細気管支炎関連性間質性肺疾患（respiratory bronchiolitis-associated interstitial lung disease：RB-ILD），⑥リンパ球性間質性肺炎（lymphocytic interstitial pneumonia：LIP），⑦急性間質性肺炎（acute interstitial pneumonia：AIP）の7疾患に分類される．

IIPsの代表的疾患であるIPFでは，ステロイド抵抗性であるため，治療導入に際しては十分な検討を要する．COPやNSIPは治療反応性が良好であり，AIPは治療反応性に乏しいが，反応する場合もある．すなわち，IPF以外のIIPsでは，症状を有する場合や呼吸機能低下例に対して積極的に薬物療法の導入を検討する．

▶▶▶ 1　IPF

IPFは進行性で予後不良の疾患であるため，治療は悪化を防ぐことを目標とする．薬物療法は，ステロイドと免疫抑制薬の併用投与が暫定的に推奨されているが，その有効性はいまだ確立されていない[13]．したがって，治療の導入には十分な検討を要する．IPFで治療適応が乏しい場合として，①高齢者，②副作用（糖尿病，易感染性，骨粗鬆症など）のリスクが高い，③心疾患などの重篤な合併症の存在，④高分解能CT（HRCT）上で広範な蜂巣肺所見，⑤重篤かつ慢性の呼吸機能障害などがあげられ，無治療も選択しうる．一方，IPFで薬物治療を検討すべき場合として，①数ヵ月の経過で自覚症状や画像所見の悪化を認める，②HRCTで明らかな蜂巣肺を認めない，③BALF中リンパ球増加を認める，④生検所見にてNSIPやCOPなど他のIIPsの病理所見と診断が紛らわしい，がある．

ステロイド単独療法は，IPFに対して有効性が乏しいことが明らかになってきており，早期から免疫抑制薬の併用が勧められている[14]．ステロイドと免疫抑制薬の併用療法は少なくとも6ヵ月間継続して効果判定を行うが，悪化あるいは副作用が認められなければ治療継続を基本とする．たとえば，ステロイド漸減法では，PSL 0.5 mg/kg/日を4週間，次いで急性増悪に注意しながら2～4週ごとに5 mg減量し，5～10 mg/日で維持し，免疫抑制薬として，アザチオプリン（イムラン®）

2～3 mg/kg/日，シクロホスファミド（エンドキサン®）1～2 mg/kg/日，シクロスポリン（ネオーラル®）3 mg/kg/日，トラフ値100～150 ng/mLのいずれかを併用する．なお，これらの免疫抑制薬はIIPsでは保険適用外であるので注意されたい．また，ステロイド隔日法では，はじめからPSL 20 mg/隔日と免疫抑制薬を併用し，PSLは減量しない投与法である．効果はステロイド漸減法とほぼ同等であり，PSL減量による急性増悪誘発のリスクを避けることができ，PSLの全身性副作用も少ないという利点がある．

急性増悪を起こしたIPFおよびAIPでは，明らかに有効といえる薬物治療は確立されていないが，救命のためステロイド大量療法（パルス療法：mPSL 1,000 mg/日を3日間点滴静注し，症状の安定化が得られるまで1週間隔で1～4回）を行い，その後，PSL 1 mg/kg/日投与を開始し，症状の改善をみるまで観察することが多い．このとき免疫抑制薬（シクロスポリン2～3 mg/kg/日，アザチオプリン2～3 mg/kg/日，シクロホスファミド1～2 mg/kg/日のいずれか）を併用してもよい．反応性に乏しい場合には，シクロホスファミドパルス療法（500 mg/日，1～2週ごとに静注）を試みることもある．減量時の急性増悪やステロイドの副作用（感染増悪・誘発，消化性潰瘍，糖尿病など）に注意し，慎重に対処する必要がある．

2　その他の間質性肺炎（前述の②〜⑥）

IPFやAIPに比べて，ステロイド療法に反応することが多く，予後はおおむね良好である．診断当初から，必要に応じてステロイドや免疫抑制薬を用いた積極的な薬物治療を行う．PSL 0.5〜1.0 mg/kg/日を初期投与量とし，治療反応を確認しながら2〜4週ごとに漸減する．

4　急性呼吸促迫症候群（ARDS）

現在のところ，急性呼吸促迫症候群（acute respiratory distress syndrome：ARDS）の生存率を改善する薬物療法はステロイドを含めて確立されていない[15]．そのためARDSの治療方針は，急性呼吸不全に対し生命維持のための酸素療法や呼吸管理を適切に行い，原因疾患や合併症の治療を行い，肺病変の改善を待つ．ステロイドの急性期短期大量投与（パルス療法）の有効性は否定されたが，発症2週間以内に少量のステロイドを一定期間投与して漸減する方法（mPSL 1 mg/kg/日を2週間点滴静注，以後減量）は，lung injury scoreの減少，人工換気日数の減少，ICU在室期間の短縮，ICU死亡率の減少など，一定の有用性を示しており，投与を考慮してもよい[16]．なお，発症後1週間以上経過した後期ARDSに対してのステロイド投与開始は，死亡率増加が報告されており，推奨されていない．

> **MEMO** **ARDSの新しい診断基準〜ベルリン定義〜**
>
> 　2011年,ベルリンで行われたヨーロッパ集中治療医学会で,新たなARDSの診断基準であるベルリン定義(Berlin Definition)が提唱された[17]．従来の急性肺障害(acute lung injury：ALI)という概念がなくなり,肺酸素化能(PaO_2/FIO_2)の評価項目に呼気終末陽圧(PEEP)が加味されて,軽症,中等症,重症という重症度分類がなされた．軽症,中等症,重症ARDSは死亡率増加と相関しており,予後予測にも妥当性があるとしている．

5 重症肺炎

　病原微生物に対する抗菌薬投与が肺炎治療の基本であるが,炎症反応を抑制することが生体に有利に働くこともある．このような病態としては,敗血症合併肺炎や重症の肺炎,ニューモシスチス肺炎などがあげられ,ステロイドを併用することがある[18]．肺炎治療におけるステロイドの役割として,①解熱および全身状態の改善,②ガス交換能の改善,③線維化抑制,④抗ショック作用,⑤過剰なサイトカインの産生抑制,などがあげられる．ただし,ステロイドの使用量,使用期間,種類などに関しての確立された見解はない．細菌性肺炎にステロイドを使用する前提条件として,①推定原因菌に有効な抗菌薬が使用されていること,②肺炎発症4日以内に使用開始のこと,③PaO_2 60 Torr以下の場合,④7日間以内の使用に限ること,がある．すなわち,ステロイドの使用は重症例に限って,短期間の投与にとどめるべきであり,安易な使用は慎むべきである．なお,AIDSに伴うニューモシスチス肺炎でのステロイド投与は,呼吸不全の改善や死亡率の低下などの有効性が立証されており,PSL 1 mg/kg/日(day 1〜5),0.5 mg/kg/日(day 6〜10),0.25 mg/kg/日(day 11〜21)の投与が推奨されている[19]．非AIDS症例の場合は,有効性は証明されていないが,AIDS症例と同様に投与されることが多い．

6 肺がん

　ステロイドが有効な可能性がある病態として,がん性リンパ管症,上大静脈(SVC)症候群,気管支攣縮などがある．さらに,脳転移による頭蓋内圧亢進,分子標的薬剤を含めた化学療法薬による薬剤性肺障害や放射線肺臓炎にもステロイドが用いられる．呼吸困難は肺がん患者において高頻度に認められ,QOLを下げる重要な症状である．ステロイドは,抗炎症作用や腫瘍周辺の浮腫を軽減させて呼吸困難を軽減させると考えられているが,適応や投与方法についての標準的な治療方法はまだ示されておらず,有効性も証明されていない．しかし,臨床の現場では,

モルヒネまたは抗不安薬に加えて，半減期が長く塩類代謝の副作用が少ないベタメタゾン（リンデロン®）を1〜2 mg/日で開始して，4〜8 mg/日を朝1回，もしくは朝昼2回投与することが多い[20]．消化器症状や腎機能障害，近位筋の萎縮による呼吸筋の筋力低下などの副作用に注意し，呼吸困難の改善が認められなければ，減量もしくは中止を検討する．

おわりに

代表的呼吸器疾患におけるステロイド治療について述べた．常に，ステロイド治療の有効性と副作用を検討しながら，1人ひとりの患者に向き合う姿勢が大切である．

■文献

1) 日本アレルギー学会喘息ガイドライン専門部会監修：喘息予防・管理ガイドライン2012．pp.110-152，協和企画，2012．
2) Suissa S, et al.：Low-dose inhaled corticosteroids and the prevention of death from asthma. N Engl J Med 343：332-336, 2000.
3) Norjavaara E, de Verdier MG：Normal pregnancy outcomes in a population-based study including 2,968 pregnant women exposed to budesonide. J Allergy Clin Immunol 111：736-742, 2003.
4) Nelson HS, et al.：Enhanced synergy between fluticasone propionate and salmeterol inhaled from a single inhaler versus separate inhalers. J Allergy Clin Immunol 112：29-36, 2003.
5) Rabe KF, et al.：Effect of budesonide in combination with formoterol for reliever therapy in asthma exacerbations；a randomized controlled, double-blind study. Lancet 368：744-753, 2006.
6) 日本呼吸器学会COPDガイドライン第4版作成委員会編：COPD（慢性閉塞性肺疾患）診断と治療のためのガイドライン第4版．pp.64-114，メディカルレビュー社，2013．
7) Calverley PM, et al.：Salmeterol and fluticasone propionate and survival in chronic obstructive pulmonary disease. N Engl J Med 356：775-789, 2007.
8) Drummond MB, et al.：Inhaled corticosteroids in patients with stable chronic obstructive pulmonary disease；a systematic review and meta-analysis. JAMA 300：2407-2416, 2008.
9) Mahler DA, et al.：Effectiveness of fluticasone propionate and salmeterol combination delivered via the Diskus device in the treatment of chronic obstructive pulmonary disease. Am J Respir Crit Care Med 166：1084-1091, 2002.
10) Davies L, et al.：Oral corticosteroids in patients admitted to hospital with exacerbations of chronic obstructive pulmonary disease；a prospective randomised controlled trial. Lancet 354：456-460, 1999.
11) Aaron SD, et al.：Outpatient oral prednisone after emergency treatment of chronic obstructive pulmonary disease. N Engl J Med 348：2618-2625, 2003.
12) Leuppi JD, et al.：Short-term vs conventional glucocorticoid therapy in acute exacerbations of chronic obstructive pulmonary disease；the REDUCE randomized clinical trial. JAMA 309：2223-2231, 2013.
13) 日本呼吸器学会びまん性肺疾患診断・治療ガイドライン作成委員会編：特発性間質性肺炎診断と治療の手引き 改訂第2版．pp.53-62，南江堂，2011．
14) American Thoracic Society：Idiopathic pulmonary fibrosis；diagnosis and treatment. International consensus statement. American Thoracic Society (ATS), and the European Respiratory Society (ERS). Am J Respir Crit Care Med 161：646-664, 2000.
15) 日本呼吸器学会ARDSガイドライン作成委員会編：ALI/ARDS診療のためのガイドライン 第2版．pp.71-81，学研メディカル秀潤社，2010．
16) Tang BM, et al.：Use of corticosteroids in acute lung injury and acute respiratory distress syndrome；a systematic review and meta-analysis. Crit Care Med 37：1594-1603, 2009.
17) Ranieri VM, et al.；ARDS Definition Task Force：Acute respiratory distress syndrome；the Berlin Definition. JAMA 307：2526-2533, 2012.
18) 日本呼吸器学会呼吸器感染症に関するガイドライン作成委員会：成人市中肺炎診療ガイドライン．pp.56-57，日本呼吸器学会，2007．
19) Wachter RM, et al.：*Pneumocystis carinii* pneumonia and respiratory failure in AIDS. Improved outcomes and increased use of intensive care units. Am Rev Respir Dis 143：251-256, 1991.
20) 日本緩和医療学会緩和医療ガイドライン作成委員会編：がん疼痛の薬物療法に関するガイドライン2010年版．pp.66-71，金原出版，2010．

（鈴木幸男）

II 病気・病態に応じた使い方

4. 神経筋疾患患者に投与するときの注意点

> **Essence!**
> 1. ステロイドが有効な神経疾患はきわめて多く，劇的な効果がみられる場合も少なくないが，副作用についても十分に理解しておく必要がある．
> 2. 多発性硬化症（MS）と視神経脊髄炎（NMO）は，どちらも急性増悪期にはパルス療法が中心となるが，ステロイドの慢性投与による再発予防は，NMOでは有効であるが，MSでは効果はない．
> 3. 重症筋無力症におけるステロイド治療では，治療開始後に初期増悪とよばれる悪化がみられることがあり，中にはクリーゼに陥ることもあるので，細心の注意が必要である．

はじめに

　神経内科疾患で，ステロイドが有効な疾患はきわめて多い（表1）．同時に，難治性の疾患が多いこの領域において，きわめて有用な薬剤である．ステロイド治療の主な作用としてはいまだ不明な点も多いが，抗炎症作用，抗浮腫作用，免疫抑制作用などが考えられている．特に自己免疫疾患や炎症性疾患では，その劇的な効果に驚くことも少なくない．一方，あまり効果がみられない場合もあり，投与が長期にわたると副作用に悩まされることも多い．ステロイド治療のメリット，デメリットを理解したうえで，患者にも十分な説明が必要である．本項では，ステロイド治療が行われる主な神経疾患（表1の太字）の治療法の実際について述べる．

1 多発性硬化症（MS）への投与法

　多発性硬化症（multiple sclerosis：MS）の治療は，急性増悪時に対する急性期治療と，再発予防や障害の進行抑制を目的とした予防治療とで異なる．

1 急性増悪時

　ステロイドは，MSの急性増悪に対しては，短期的な機能改善について確立した治療薬であり，『多発性硬化症治療ガイドライン2010』でもグレードAに位置づけ

表1 ステロイド治療の適応となる神経疾患

脱髄疾患	・**多発性硬化症** ・**視神経脊髄炎** ・**急性散在性脳脊髄炎**	
末梢神経疾患	・**Guillain-Barré 症候群** ・**慢性炎症性脱髄性多発根ニューロパチー** ・POEMS 症候群 ・**Bell 麻痺**	
筋疾患(神経筋接合部疾患を含む)	・**多発筋炎/皮膚筋炎** ・封入体筋炎 ・Duchenne 型筋ジストロフィー ・**重症筋無力症** ・Lambert-Eaton 筋無力症候群	
その他の炎症性・免疫性疾患	・眼窩筋炎 ・急性小脳炎 ・脊髄炎 ・肥厚性硬膜炎 ・側頭動脈炎	・Tolosa-Hunt 症候群 ・橋本脳症 ・傍腫瘍性神経症候群 ・**抗 NMDA 受容体脳炎** ・HTLV-1 関連脊髄症
血管炎・膠原病および類縁疾患に伴う神経症状	・神経 Behçet 病 ・神経 Sweet 病 ・神経サルコイドーシス ・全身性エリテマトーデス ・結節性多発動脈炎 ・関節リウマチ	・Sjögren 症候群 ・強皮症 ・混合性結合織病 ・Wegener 肉芽腫症 ・アレルギー性肉芽腫性血管炎
感染性疾患	・**細菌性髄膜炎** ・結核性髄膜炎	
その他	・**群発頭痛**	

られている[1]. メチルプレドニゾロン(mPSL)500 mg/日以上の静注を 3〜5 日間投与(ステロイドパルス療法)することが望ましいとされている. 実際には 1,000 mg/日を 3 日間で行われることが多い. 1 クールで無効な場合には, 2 クール, 3 クールが行われるが, その有効性についての evidence は乏しい. 後療法として経口プレドニゾロン(PSL)を漸減することもあるが, 効果に差はないとされ行われないことが多い. なお, 経口大量ステロイドでも, 静脈内投与と同等の効果があるとされる[2].

ステロイドが無効な場合は, 血液浄化療法が行われる.

2 再発・進行の予防

再発予防や障害の進行抑制に現在有効とされているのは, インターフェロンベータ-1b の隔日皮下注, インターフェロンベータ-1a の週1回筋注, フィンゴリモドの連日内服である. これらが無効や副作用で使用できない場合は, 各種免疫抑制剤が考慮される. ステロイド長期内服には, 再発や進行予防効果はないとされ, 一般

には行われない．

定期的ステロイドパルス療法の予防効果が検討され，再発の頻度は抑制できなかったが，画像上の進行抑制の可能性が指摘されている[3]．インターフェロン療法に月1回のステロイド静注療法を併用した場合，中和抗体の出現は減少する[4]．

2 視神経脊髄炎（NMO）への投与法

視神経脊髄炎（neuromyelitis optica：NMO）は，急性の視神経炎や3椎体以上の長大な病変を有する脊髄炎を特徴とする．多発性硬化症（MS）とは異なる疾患であるが，やはり寛解と増悪を繰り返す．MSと同様に急性期治療と予防治療があるが，その内容はMSとは異なる．

1 急性増悪時

MSと同様にパルス療法が行われるが，MSと比べ，視神経炎や脊髄炎の症候が重症のことが多く，できるだけ早い時期に行うことが望ましい[1]．1クールのみで効果がない，あるいは少ない場合は，2クール以上行うこともあるが，失明や歩行障害など後遺症が重篤な場合も多く，早い段階で血液浄化療法導入を考慮すべきである．

2 再発予防

MSと異なり，再発予防にステロイドは有効である[5]．急性期のパルス療法後，PSL 1 mg/kg/日から開始し，数ヵ月で10〜20 mg/日まで漸減し，1年程度は維持する．その後再発がなければさらに漸減し，5〜10 mg/日で維持する．ステロイド単独では再発が抑制できない場合は免疫抑制剤を使用するが，その場合も少量ステロイドを併用することが多い．

MEMO　多発性硬化症（MS）と視神経脊髄炎（NMO）

わが国の多発性硬化症（MS）は，欧米と比較して視神経脊髄型（OS-MS）が多いとされていた．しかしその大部分が，視神経脊髄炎（NMO）という全く別の疾患であることがわかってきた．MSの病態は脱髄であるが，NMOではアストロサイトが傷害され，壊死に陥る．また，NMOでは90％以上の症例で，血清抗アクアポリン4抗体が陽性となる．

両者の鑑別が重要なのは，治療が異なるためである．急性増悪期はどちらもステロイドパルス療法が行われるが，再発予防には，MSではインターフェロンの注射かフィンゴリモドの内服が行われる．一方，NMOではこれらの治療で増悪する場合もあり，ステロイドの内服（10〜20 mg/日のPSL内服）を継続する必要がある．

③ 急性散在性脳脊髄炎（ADEM）への投与法

　急性散在性脳脊髄炎（acute disseminated encephalomyelitis：ADEM）に標準化された治療はないが，病態からステロイドパルス療法が行われる[6]．中に重症化や予後不良の場合があり，できるだけ早期に行うことが望ましい．一般的には単相性の経過であり，パルス療法後は PSL 1 mg/kg/日から漸減し，1〜2ヵ月で中止する．1クールで無効な場合には，2クール，3クールが行われるが，免疫グロブリン静注療法（IVIg），血液浄化療法，免疫抑制剤投与などが行われることもある．

④ Guillain-Barré 症候群（GBS）への投与法

　GBS の治療としては，IVIg または血液浄化療法が行われる．ステロイドの有効性は，経口，経静脈投与ともに認められていない[7]．特に経口投与では，副作用として糖尿病が有意に多いことが報告されている．『ギラン・バレー症候群，フィッシャー症候群診療ガイドライン』でもグレード D として施行すべきでないとされている[8]．

　IVIg にパルス療法を組み合わせると，IVIg 単独よりも有効という報告があったが，その後の多数例の検討では有意差は認められなかった．ただ，有効である傾向があり，重症例では行われることもあり，ガイドラインでは「重症例に対する選択肢の1つとして考慮しうる」と記載されている．

　一方，血液浄化療法とステロイドの併用は，血液浄化療法の効果を減弱させる可能性があり，推奨できない，とされる．

⑤ 慢性炎症性脱髄性多発根ニューロパチー（CIDP）への投与法

　慢性炎症性脱髄性多発神経炎（chronic inflammatory demyelinating polyradiculoneuropathy：CIDP）に対する治療の第一選択としては，ステロイド，IVIg，血液浄化療法，いずれも有効であり優劣はない[9]．これら3つのうちどれかが無効であった場合には，別の第一選択治療を施行する．

　CIDP における経口ステロイドの有効性は確立しており，IVIg とも同等とされる[10]．一般には PSL 60 mg/日（または1 mg/kg/日）を1ヵ月以上継続し，漸減，低用量（5〜20 mg）で維持し，症状をみながら中止を考慮する．デキサメタゾンの経口パルス療法（40 mg/日，連続4日間を1ヵ月ごとに6回繰り返す）は，PSL 60 mg/日からの漸減と有意差がなく[11]，デキサメタゾン群では不眠や Cushing 症状が多かったものの再発までの期間は長いことが報告されている[12]．純粋運動型 CIDP に対するステロイド治療は無効とされており，中に悪化例の報告もあり注意

を要する.

mPSL 静脈投与によるパルス療法は，経口ステロイドと同等に効果があるとされ，経口ステロイドに先立って行われることが多い.

❻ Bell 麻痺への投与法

急性期治療として，ステロイドと抗ウイルス薬が推奨されているが，これらの有効性や至適投与量は十分に明らかでない．ステロイドの投与は発症後3日以内が望ましいが，遅くとも10日以内に開始する．PSL 1 mg/kg/日または60 mg/日を5～7日間投与し，その後1週間で漸減中止する．中等症以下の症例および高齢者ではPSL 0.5 mg/kg/日または30 mg/日を5～7日間投与し，その後1週間で漸減中止する．ステロイド投与とともにバラシクロビル1,000 mg/日を分2で5～7日間投与を行うが，抗ウイルス薬の単独療法は推奨されない[13].

❼ 多発筋炎／皮膚筋炎（PM/DM）への投与法

多発筋炎/皮膚筋炎（polymyositis/dermatomyositis：PM/DM）には経口ステロイドが第一選択となる．PSL 60 mg/日（または1 mg/kg/日）を4～8週続け，症状，CK値をみながら，徐々に減量する．CK値が正常化してから減量を開始するのが望ましいが，CK値がなかなか下がらない場合もあり，その場合は間にパルス療法を行うこともあるが，免疫抑制剤やIVIgが必要なこともある[14].

❽ 重症筋無力症（MG）への投与法

重症筋無力症（myasthenia gravis：MG）の治療には，コリンエステラーゼ（ChE）阻害薬，ステロイド，免疫抑制剤（カルシニューリン阻害薬），IVIg，血液浄化療法のほかに，外科的治療として胸腺摘除術がある．年齢，病型，重症度に応じて治療法を選択する必要があるが，胸腺腫がある場合はまず胸腺摘除術が適応となる[15].

ChE阻害薬のみでは効果が不十分な場合も多く，ステロイドが投与されることが多い．これまでMGにおけるステロイド内服の臨床試験は行われていないが，有効であることは間違いなく，免疫療法の中心となる[16].

全身型の場合，初期増悪を避けるために少量から漸増して用いられる．PSL 5 mg連日（または10 mg隔日）より開始し，3～7日ごとに5 mgずつ増量し，1 mg/kg/連日または，2 mg/kg/隔日で1～2ヵ月維持する．その後は，臨床症状，抗アセチルコリンリセプター抗体（AchR）価などを指標として5～10 mg/2～4週の割で減量し，5 mg連日または10 mg隔日程度で維持する．しかし，この方法だと

効果発現までに時間かかり，また PSL 投与期間が長くなり，副作用が問題となる．

最近では，初期から mPSL 静注によるパルス療法が行われることが多く，ランダム化比較試験（RCT）において有効性が証明されている．ただし，初期増悪を避けるために，パルス療法に先立って，少量ステロイド内服を開始，カルシニューリン阻害薬の内服，血液浄化療法などが行われる．それでもパルス療法開始 2～7 日後に初期増悪が出現することが多く，細心の注意が必要である．

眼筋型，特に最近は高齢者の眼筋型の症例が増えている．ChE 阻害薬のみでは寛解維持が難しいことが多く，やはりステロイドが治療の中心となる．ただし，全身型と同様にステロイドの長期経口投与よりも，初期にパルス療法を行い，維持療法にはカルシニューリン阻害薬を用いることが多い．眼筋型でのパルス療法による初期増悪は比較的少ないとされている[17]．

> **MEMO　初期増悪**
>
> ステロイド導入時に一過性の筋無力症状増悪（初期増悪）がみられることがある．ステロイド治療開始 2～7 日後に出現することが多いが，中にはクリーゼに陥ることがあり注意が必要である．
>
> 初期増悪を避けるためには，ステロイド内服治療の場合は，少量から導入し漸増，当初からカルシニューリン阻害薬の併用，ステロイド導入前に血液浄化療法や免疫グロブリン静注療法（IVIg）を施行することによってリスクを減らす．パルス療法の場合は，内服での漸増よりも初期増悪が起こりやすく，避けるためには，パルス療法の前に少量内服を開始し，内服治療の場合と同様に他の治療の併用によりリスクを減らす．また，パルス療法の量を，1 クール目は mPSL 250 mg/日，2 クール目 500 mg/日，3 クール目 1,000 mg/日と漸増することもある．

❾ 抗 NMDA 受容体脳炎への投与法

抗 NMDA 受容体脳炎は，精神症状，痙攣，意識障害，不随意運動などを主徴とし，半数近くに卵巣奇形種などの腫瘍を合併する．

腫瘍合併の場合は，まず腫瘍切除を行う必要があるが，腫瘍のあるなしにかかわらず，第一選択治療として，ステロイドパルス療法（mPSL 1,000 mg/日静注，5 日間）と IVIg の併用，または血漿交換療法が推奨されている．10 日以内に改善がみられない場合は，リツキシマブなどの第二選択治療を施行する必要がある[18]．

❿ 細菌性髄膜炎への投与法

細菌性髄膜炎は，抗菌薬の進歩にもかかわらず 10～20％ と高い死亡率を呈し，難聴などの後遺症が残ることも少なくない．抗菌薬とステロイドの併用は，後遺症

を有意に減少させ，死亡率も減少させる傾向がある[19]．抗菌薬による菌破壊に伴うサイトカインストームを抑制するとされ，必ず抗菌薬よりも10〜20分前に投与する必要がある．具体的には，デキサメタゾン 0.15 mg/kg を6時間ごとに4日間という比較的大量投与が推奨されているが，わが国の『細菌性髄膜炎の診療ガイドライン』でも「果たしてこの量が必要か否かさらなる検討が必要」としている[20]．

⓫ 群発頭痛への投与法

群発頭痛は鼻汁，流涙などの自律神経症状を伴う一側性の強い頭痛発作が一定期間に群発し，三叉神経・自律神経性頭痛のサブタイプとして位置づけられている．

治療は，発作期の急性期治療と予防治療があり，急性期治療では100％酸素吸入やトリプタン製剤の投与が行われる．予防治療としてはステロイド投与が行われる．予防治療の第一選択はベラパミル内服であるが，効果発現までに時間がかかるため，それまでステロイドが投与される．PSL 60 mg/日を5日間経口投与し，その後10 mg/日ずつ減量する[21]．『慢性頭痛の診療ガイドライン 2013』では，ベラパミルと並んでグレードBに位置づけられている[22]．

⓬ ステロイドの副作用

ステロイド治療の副作用は，使用期間や使用量によって異なってくる．神経疾患に対するステロイド治療では，長期間投与を継続したり，短期間であってもパルス療法を繰り返したりする場合がしばしばあり，ステロイドの副作用には常に留意しておく必要がある．

ステロイドの重篤な副作用としては，胃潰瘍などの胃腸障害，精神症状，易感染性，骨粗鬆症（病的骨折），耐糖能障害，易血栓形成性，ステロイドミオパチー，白内障，緑内障などきわめて多様である．予防も重要であり，胃潰瘍に対してはH_2受容体拮抗薬やプロトンポンプ阻害薬の投与，骨粗鬆症に対してはビスホスホネート製剤が投与される[23]．感染症に対しては，ニューモシスチス肺炎に対するST合剤の投与や結核に対するイソニアジドの投与が行われることがある．

近年注目されている誘発感染症として，HBウイルスの再活性化がある．大量投与やパルス療法を行う前には必ず検査しておく必要がある．その場合，HBs抗原，HBs抗体のみでなく，HBc抗体も測定しておく．HBs抗原・抗体とも陰性でHBc抗体陽性の場合があり，HBs抗体のみ陽性の場合とともに，まれながらHBV-DNAが検出されることがあり，肝臓専門医との連携が必要となる[24]．

また，神経疾患では，四肢筋力低下をきたし，かつステロイド治療の適応となる疾患（CIDP，MG，PM/DM，時にMS/NMOなど）も多くあり，ステロイドミオ

パチーを起こした場合の診断はしばしば困難となる．ステロイドミオパチーは，ステロイド治療開始後，数ヵ月以内に発症することが多く，近位筋優位の四肢筋力低下を呈し，CK は正常である．％クレアチン尿上昇が特徴とする報告があるが，あまり根拠にならないとされる．したがって，診断にはステロイド減量または中止による症状の改善が最も重要である．デキサメタゾン，ベタメタゾン，トリアムシノロンなどのフッ素化ステロイドで起こりやすいとされているが，PSL など非フッ素化ステロイドでも起こりうる[25]．

■文献

1) 日本神経学会・日本神経免疫学会・日本神経治療学会監修；「多発性硬化症治療ガイドライン」作成委員会編：多発性硬化症治療ガイドライン 2010．医学書院，2010．
2) Burton JM, et al.：Oral versus intravenous steroids for treatment of relapses in multiple sclerosis. Cochrane Database Syst Rev 2012 Dec12；12：CD006921.
3) Zivadinov R, et al.：Effects of IV methylprednisolone on brain atrophy in relapsing-remitting MS. Neurology 57(7)：1239-1247, 2001.
4) Pozzilli C, et al.：Monthly corticosteroids decrease neutralizing antibodies to IFNbeta1 b；a randomized trial in multiple sclerosis. J Neurol 249(1)：50-56, 2002.
5) Watanabe S, et al.：Low-dose corticosteroids reduce relapses in neuromyelitis optica；a retrospective analysis. Mult Scler 13(8)：968-974, 2007.
6) Wender M：Acute disseminated encephalomyelitis(ADEM). J Neuroimmunol 231(1-2)：92-99, 2011.
7) Hughes RA, van Doorn PA：Corticosteroids for Guillain-Barré syndrome. Cochrane Database Syst Rev 2012 Aug15；8；CD001446.
8) 日本神経学会監修；「ギラン・バレー症候群，フィッシャー症候群診療ガイドライン」作成委員会編：ギラン・バレー症候群，フィッシャー症候群診療ガイドライン 2013．南江堂，2013．
9) 日本神経学会監修；「慢性炎症性脱髄性多発根ニューロパチー，多巣性運動ニューロパチー診療ガイドライン」作成委員会編：慢性炎症性脱髄性多発根ニューロパチー，多巣性運動ニューロパチー診療ガイドライン 2013．南江堂，2013．
10) Hughes RA, Mehndiratta MM：Corticosteroids for chronic inflammatory demyelinating polyradiculoneuropathy. Cochrane Database Syst Rev 2012 Aug15；8：CD002062.
11) van Schaik IN, et al.：Pulsed high-dose dexamethasone versus standard prednisolone treatment for chronic inflammatory demyelinating polyradiculoneuropathy (PREDICT study)；a double-blind, randomised, controlled trial. Lancet Neurol 9(3)：245-253, 2010.
12) Eftimov F, et al.：Long-term remission of CIDP after pulsed dexamethasone or short-term prednisolone treatment. Neurology 78(14)：1079-1084, 2012.
13) 日本神経治療学会治療指針作成委員会；標準的神経治療；Bell 麻痺．神経治療学 25：169-185, 2008．
14) Dalakas MC：Immunotherapy of inflammatory myopathies；practical approach and future prospects. Curr Treat Options Neurol 13(3)：311-323, 2011.
15) Schneider-Gold C, et al.：Corticosteroids for myasthenia gravis. Cochrane Database Syst Rev 2005 Apr 18；(2)：CD002828.
16) 日本神経治療学会・日本神経免疫合同神経免疫疾患治療ガイドライン委員会：重症筋無力症(Myasthenia gravis：MG)の治療ガイドライン．2003．
17) 日本神経治療学会治療指針作成委員会：標準的神経治療；高齢発症重症筋無力症．神経治療学 27：239-254, 2010．
18) 飯塚高浩：抗 NMDA 受容体抗体脳炎の臨床と病態．臨床神経 49：774-778, 2009．
19) Brouwer MC, et al.：Corticosteroids for acute bacterial meningitis. Cochrane Database Syst Rev Jun4；6：CD004405. 2013.
20) 日本神経治療学会・日本神経学会・日本神経感染症学会監修；細菌性髄膜炎の診療ガイドライン作成委員会編：細菌性髄膜炎の診療ガイドライン．医学書院，2007．
21) May A, et al.：EFNS guidelines on the treatment of cluster headache and other trigeminal-autonomic cephalalgias. Eur J Neurol 13(10)：1066-1077, 2006.
22) 日本神経学会・日本頭痛学会監修；慢性頭痛の診療ガイドライン作成委員会編：慢性頭痛の診療ガイドライン 2013．医学書院，2013．
23) 日本骨代謝学会ステロイド性骨粗鬆症診断基準検討小委員会：ステロイド性骨粗鬆症の管理と治療のガイドライン(2004年度和文概略版)．2004．
24) 日本肝臓学会肝炎診療ガイドライン作成委員会編：HBV 再活性化．B 型肝炎治療ガイドライン 第 2 版．pp.59-68, 2013．
25) Pereira RM, Freire de Carvalho J：Glucocorticoid-induced myopathy. Joint Bone Spine 78(1)：41-44, 2011.

〈山脇健盛〉

Ⅱ 病気・病態に応じた使い方

5. 消化器疾患患者に投与するときの注意

> **Essence!**
>
> 1. 炎症性腸疾患である潰瘍性大腸炎，Crohn病ではステロイドは多くの症例で有効であるが，寛解維持効果はなく長期投与は避けるべきである．
> 2. 自己免疫性肝炎や自己免疫性膵炎をはじめ消化器疾患においてステロイドが有効であるが，離脱は困難なことが多く維持療法が必要である．
> 3. ステロイドでも他の免疫抑制や化学療法と同様にB型肝炎ウイルスの再活性化が起こりうるため，投与前のサーベイランスと対象例についてはガイドラインに沿ってウイルスのモニタリングや核酸アナログの投与が必要である．

1 炎症性腸疾患でステロイドをどう使うか

　潰瘍性大腸炎とCrohn病は腸管の慢性炎症をきたす原因不明の難病で，炎症性腸疾患とよばれる．平成25年度の統計では潰瘍性大腸炎の患者は16万人を超え，Crohn病は4万人に達しようとしており，両疾患を合わせて20万人を超えている．発症要因は近年GWAS(Genome-Wide Association Study)研究の進歩により多数の疾患感受性遺伝子が見つかっており，それらの遺伝的背景を基に，食事・生活習慣や腸内細菌といった環境因子が加わり発症するとされる．腸管内は膨大な数の腸内細菌という異物が存在するが，通常は免疫応答が起こらないように免疫寛容(トレランス)にシフトしている．しかし何らかのきっかけでそのトレランスが崩壊し，過剰な免疫応答が起こり腸管そのもので慢性炎症をきたす免疫異常症である．

　両疾患とも再燃と寛解を繰り返すため，治療は寛解導入療法とそれに引き続き寛解維持療法を行うことになる．通常5アミノサリチル酸(5-ASA)製剤が基準薬となるが，十分な投与量でも効果が不十分な場合に免疫統御療法が必要となる．その際，寛解導入療法でまず選択されるのがステロイドである．両疾患とも有効性は高く以前より使用されていたが，寛解維持療法では効果は期待できず，また長期投与による副作用が増大するため漸減中止し，異なる薬剤での寛解維持療法に引き継ぐ必要がある．

近年ステロイド抵抗例や依存例といった難治例に対する新規薬剤が次々と登場し，ステロイドを長期間使用する時代は終わっている．ステロイドの有効性を早期に見極め，有効であっても長期間投与にならないよう適切な薬剤へ変更することが重要である．

副作用対策としては，感染症については患者が若年で背景肺も正常であるため多くの例ではST（スルファメトキサゾール・トリメトプリム）合剤（バクタ®）などの予防投与を必要としないが，高齢者や全身状態が不良の場合は投与を考慮する．骨粗鬆症に対しては『ステロイド性骨粗鬆症の管理と治療ガイドライン：2014年改訂版』[1)] に沿って適応症例についてはビスホスホネート投与が推奨されるが，炎症性腸疾患におけるステロイドの投与期間は3ヵ月以内を目標としていること，ビスホスホネートは骨から数年にわたって放出されることから挙児希望のある女性では使用に制限があり，投与については一律に行うのではなく，個々の症例での検討が必要である．また，若年女性が多いため満月様顔貌や多毛，にきびなど外観に関することについても親身になったインフォームドコンセントと発症時の対応が必要である．

1 潰瘍性大腸炎での使い方

潰瘍性大腸炎におけるステロイドの位置づけは，十分量の5-ASA投与にもかかわらず効果が不十分であった際の寛解導入療法である．また寛解維持効果はなく，むしろリスクが上回るとされ長期使用は避けるべきである．

1) 投与量と投与期間

治療指針（図1）[2)] では中等症の場合はプレドニゾロン（PSL）30～40 mg/日を経口で開始する[3)]．短期的には70～80％で有効であるが離脱率は50％のみで，30％は手術，20％はステロイド依存と報告されている．導入後1～2週間で効果判定を行い，有効であれば漸減する．漸減方法に関するエビデンスはないが，通常5 mg/週または10 mg/2週程度で20 mgまで減量し，以降は5～10 mg/2週程度で漸減する．減量開始より3～6週間後の投与終了を予定する．

重症潰瘍性大腸炎ではステロイドは約50％で寛解導入が可能で，60～70％で短期的な結腸切除を回避できる．入院管理にて静注でのPSL 1～1.5 mg/kg/日の投与を行う．それを超える高用量を用いても効果の増強は認めず，副作用のリスクが増大するのみで意味がない．重症例では迅速な治療効果判定が重要で，全身状態が良好でない場合はPSL開始後2～3日で判断し，無効であれば機を逸することなく手術か速やかにステロイド抵抗例の治療へ移行する．緊急性が少ない場合は1週間ほど投与継続し，有効であれば1～2週間後より前述のように漸減し，3ヵ月以内に投与終了する．

寛解導入療法				
	軽症	中等症	重症	劇症
全大腸炎型・左側大腸炎型	経口剤：5-ASA 製剤 注腸剤：5-ASA 注腸，ステロイド注腸 ※中等症で炎症反応が強い場合や上記で改善ない場合はプレドニゾロン経口投与 ※さらに改善なければ重症またはステロイド抵抗例への治療を行う		・プレドニゾロン経口あるいは点滴静注 ※状態に応じ以下の薬剤を併用 　経口剤：5-ASA 製剤・注腸剤：5-ASA 注腸 ※改善なければ劇症またはステロイド抵抗例の治療を行う ※状態により手術適応の検討	・緊急手術の適応を検討 ※外科医と連携のもと，状況が許せば以下の治療を試みてもよい 　・ステロイド大量静注療法 　・血球成分除去療法 　・シクロスポリン持続静注療法* ※上記で改善なければ手術
直腸炎	経口剤：5-ASA 製剤 坐　剤：5-ASA 坐剤，ステロイド坐剤 注腸剤：5-ASA 注腸，ステロイド注腸		※安易なステロイド全身投与は避ける	
難治例	ステロイド依存例		ステロイド抵抗例	
	免疫調節薬：アザチオプリン・6-MP* ※（上記で改善しない場合）： 血球成分除去療法・タクロリムス経口・インフリキシマブ点滴静注・アダリムマブ皮下注射を考慮してもよい		中等症：血球成分除去療法・タクロリムス経口・インフリキシマブ点滴静注・アダリムマブ皮下注射 重　症：血球成分除去療法・タクロリムス経口，インフリキシマブ点滴静注・アダリムマブ皮下注射・シクロスポリン持続静注治療法* ※アザチオプリン・6-MP*の併用を考慮する ※改善がなければ手術を考慮	

寛解維持療法	
非難治例	難治例
5-ASA経口製剤 5-ASA局所製剤	5-ASA製剤（経口・局所製剤） 免疫調節薬（アザチオプリン，6-MP*），インフリキシマブ点滴静注**，アダリムマブ皮下注射**

*現在保険適応には含まれていない，**インフリキシマブ・アダリムマブで寛解導入した場合．
・5-ASA 経口製剤（ペンタサ®錠，アサコール®錠，サラゾピリン®錠）．
・5-ASA 局所製剤（ペンタサ®注腸，サラゾピリン®坐剤），ステロイド局所製剤（プレドネマ®注腸，ステロネマ®注腸，リンデロン®坐剤）．
治療原則：内科治療への反応性や薬物による副作用あるいは合併症などに注意し，必要に応じて専門家の意見を聞き，外科治療のタイミングなどを誤らないようにする．薬用量や治療の使い分け，小児や外科治療など詳細は本文を参照のこと．

図1 平成25年度潰瘍性大腸炎治療指針（内科）
（厚生労働省「難治性炎症性腸管障害に関する調査研究」班（渡辺班）：平成25年度分担研究報告書 別冊 潰瘍性大腸炎・クローン病 診断基準・治療指針，平成25年度改訂版．2014より引用）

　ステロイドは炎症性腸疾患で使用するさまざまな免疫調節薬の中でも最も感染症合併のリスクが高い薬剤であり，術後合併症とも関連があるとされている．

　ステロイド抵抗性の難治性潰瘍性大腸炎ではカルシニューリン阻害薬であるタクロリムス（改善率約70％），抗TNF-α抗体製剤であるインフリキシマブ（有効率約70％），アダリムマブ，あるいは血球成分除去療法が行われる．ステロイド漸減中の再燃または終了後2ヵ月以内の再燃はステロイド依存例と定義され，5-ASAでの寛解維持が困難であり，免疫調節薬で約60％の寛解維持効果を示すアザチオプリン，または6メルカプトプリンを併用しステロイドを離脱する．ステロイドの安易な長期投与は避けなければならない．

　ステロイドの全身投与以外では直腸や遠位大腸の炎症に対してステロイドの坐剤や注腸製剤があり，血中への移行は少なくステロイドの副作用は軽減されるため，

他の薬剤との併用あるいは単独で長期に使用する場合もあるが，こういった局所製剤も欧米のガイドラインでは 5-ASA の局所製剤が第一選択となっている．

2　Crohn 病での使い方

　生物学的製剤の登場以降 Crohn 病の治療は大きく変貌した．しかし，ステロイドの登場機会はなくなったわけではない．Crohn 病の治療目標は粘膜治癒など，より高度なものへと変化し，また，疾患概念も慢性進行性の炎症性疾患として捉えるようになった．持続的な炎症は腸管狭窄とそれに伴う瘻孔形成を誘導し，膿瘍を合併する原因となり，診断後 10 年で半数以上は腸管切除が必要となり，術後もコントロール不十分であれば再手術を繰り返し短腸症候群に陥る可能性もある．疾患の進行を抑制するためには，適切な治療目標を設定し適切な時期に最適な治療を行うことが必要である．

　基本的には寛解導入療法とそれに引き続く寛解維持療法を行うこととなる．中等症〜重症例において寛解導入療法としてステロイドが使用される（**図 2**）[2]．ステロイドは RCT でもメタアナリシスでも寛解導入効果が示されているが，寛解維持効果はないことがわかっており効果出現後に速やかに漸減中止し，5-ASA 製剤や免疫調節薬のアザチオプリンなどでの寛解維持療法に移行する．PSL 40〜60 mg/日を経口投与し，10 mg/2 週程度で漸減する．ステロイド抵抗例では抗 TNF-α 抗体製剤のインフリキシマブ，アダリムマブを導入する．ステロイド依存例ではアザチオプリンまたは 6 メルカプトプリンを併用しステロイドを離脱する．抗 TNF-α 抗体製剤を使用してもよい．近年では特に重症例やハイリスク症例では強力な有効性をもつ抗 TNF-α 抗体製剤を早期から top down で用いることがあるが，高額な薬剤のため診断後特定疾患申請まで導入を待機する場合にステロイドで治療をつなぐケースもある．

　なお，これらの免疫統御療法を行う場合は，腹腔内膿瘍や肛門周囲膿瘍など感染症の合併がないことを確認することが必要である[4]．

❷ 肝胆膵疾患ではステロイドをどう使うか

1　自己免疫性肝炎

　自己免疫性肝炎は中年女性に好発する原因不明の肝疾患で，自己免疫の関与により肝細胞障害が成立すると考えられ慢性の経過をたどる．遺伝的素因も示唆されているが，一部の薬剤が誘因となることも知られている．その他の肝炎を除外し国際診断スコアによって診断する．治療は RCT など大きなエビデンスのあるものは少ないが，以前から第一選択薬がステロイドであり有効である．PSL 30〜40 mg/日

活動期の治療（病状や受容性により，栄養療法・薬物療法・あるいは両者の組み合わせを行う）		
軽症〜中等症	中等症〜重症	重症（病勢が重篤，高度な合併症を有する場合）
薬物療法 ・5-ASA 製剤 　ペンタサ®錠 　サラゾピリン®錠（大腸病変） 栄養療法（経腸栄養療法） 受容性があれば栄養療法 ・成分栄養剤（エレンタール®） ・消化態栄養剤（ツインライン®など） ・半消化態栄養剤（エンシュアリキッド®・ラコール®など） ※効果不十分の場合は中等症〜重症に準じる	薬物療法 ・経口ステロイド（プレドニゾロン） ・抗菌薬（メトロニダゾール*，シプロフロキサシン*など） ※ステロイド減量・離脱が困難な場合：アザチオプリン，6-MP* ※ステロイド・栄養療法が無効/不耐な場合：インフリキシマブ・アダリムマブ 栄養療法（経腸栄養療法） ・成分栄養剤（エレンタール®） ・消化態栄養剤（ツインライン®など） ・半消化態栄養剤（エンシュアリキッド®・ラコール®など） 血球成分除去療法の併用 ・顆粒球吸着療法（アダカラム®） ※通常治療で効果不十分・不耐で大腸病変に起因する症状が残る症例に適応	外科治療の適応を検討した上で以下の内科治療を行う 薬物療法 ・ステロイド経口または静注 ・インフリキシマブ・アダリムマブ（通常治療抵抗例） 栄養療法 ・経腸栄養療法 ・絶食の上，完全静脈栄養療法（合併症や重症度が特に高い場合） ※合併症が改善すれば経腸栄養療法へ ※通過障害や膿瘍がない場合はインフリキシマブ・アダリムマブを併用してもよい

寛解維持療法	肛門病変の治療	狭窄/瘻孔の治療	術後の再発予防
薬物療法 ・5-ASA 製剤 　ペンタサ®錠 　サラゾピリン®錠（大腸病変） ・アザチオプリン ・6-MP ・インフリキシマブ・アダリムマブ（インフリキシマブ・アダリムマブにより寛解導入例では選択可） 在宅経腸栄養療法 ・エレンタール®，ツインライン®など ※短腸症候群など，栄養管理困難例では在宅中心静脈栄養療法を	まず外科治療の適応を検討する． ドレナージやシートン法など 内科治療を行う場合 ・瘻孔： 　メトロニダゾール*，抗菌剤・抗生物質，インフリキシマブ ・裂肛，肛門潰瘍： 　腸管病変に準じた内科的治療 ・肛門狭窄：経肛門的拡張術	【狭窄】 まず外科治療の適応を検討する． ・内科的治療により炎症を沈静化し，潰瘍が消失・縮小した時点で，内視鏡的バルーン拡張術 【瘻孔】 まず外科治療の適応を検討する． ・内科的治療としてはインフリキシマブ・アダリムマブ　アザチオプリン（外瘻）	寛解維持療法に順ずる 薬物治療 ・5-ASA 製剤 　ペンタサ®錠 　サラゾピリン®錠（大腸病変） ・アザチオプリン ・6-MP* 栄養療法 ・経腸栄養療法 ※薬物療法との併用も可

*現在保険適用には含まれていない．
治療原則：内科治療への反応性や薬物による副作用あるいは合併症などに注意し，必要に応じて専門家の意見を聞き，外科治療のタイミングなどを誤らないようにする．薬用量や治療の使い分け，小児や外科治療など詳細は本文を参照のこと．

図2 平成24年度クローン病治療指針（内科）
（厚生労働省「難治性炎症性腸管障害に関する調査研究」班（渡辺班）：平成25年度分担研究報告書 別冊 潰瘍性大腸炎・クローン病 診断基準・治療指針，平成25年度改訂版．2014 より引用）

（0.6 mg/kg/日以上）で開始し，1〜2週間ごとに5 mgずつ漸減し，15〜20 mg/日以降は2.5 mgずつ減量する．離脱するのは困難なことが多く，維持量は5〜10 mgである．再燃を繰り返す例や副作用などでステロイドの使用が困難な例ではアザチオプリン50〜100 mg/日を使用する[5]．

2 自己免疫性膵炎

　自己免疫性膵炎（autoimmune pancreatitis：AIP）は発症に自己免疫機序の関与が疑われる膵炎であるが，IgG4関連疾患の膵病変の一面もある．中高年の男性に

多く，膵の腫大や腫瘤としばしば閉塞性黄疸を認め，膵がんや胆管がんとの鑑別が必要となる．わが国では病理組織でリンパ球や IgG4 陽性形質細胞浸潤，閉塞性静脈炎，線維化を特徴とする lymphoplasmacytic sclerosing pancreatitis を呈する，国際コンセンサス診断基準における 1 型 AIP がほとんどだが，欧米では顆粒球上皮病変を呈する特発性膵管破壊性慢性膵炎像が認められる 2 型 AIP も多く報告されている[6]．

ステロイドが奏効するが再燃し，維持療法が必要となることが多い．経口 PSL を 0.6 mg/kg/日から投与を開始し，2～4 週間後 5 mg/1～2 週ずつ漸減する．治療不応の場合，悪性腫瘍を念頭に置いた再評価が必要である．少量 PSL による維持療法を行うことが多い．再燃時はステロイドの再投与や増量が有効だが，アザチオプリンなどの免疫抑制剤も用いられる．膵石発生や膵がん合併など長期予後は不明である[7]．

3 その他の消化器疾患でのステロイドの適応

1 好酸球性胃腸炎

原因不明の疾患で，消化管の粘膜を中心に好酸球の著明な浸潤をきたし，慢性的な炎症を引き起こすために消化管の蠕動運動や消化吸収能が障害を受ける．研究班の診断指針は，①症状（腹痛，下痢，嘔吐など）を有する，②胃，小腸，大腸の生検で粘膜内に好酸球主体の炎症細胞浸潤が存在（20/HPF 以上の好酸球浸潤があり，他の炎症性腸疾患の除外が必要），③腹水が存在し腹水中に多数の好酸球が存在，④喘息などのアレルギー疾患の病歴を有する，⑤末梢血中の好酸球増多，⑥CT で胃，腸管壁の肥厚，⑦内視鏡で胃，小腸，大腸に浮腫，発赤，びらん，⑧グルココルチコイドが有効である．①と②または③は必須で，これら以外の項目も満たせば可能性が高い．

治療指針では，PSL 20～40 mg/日の内服が行われることが多いが投与量，減量スピード，中止の時期，治療抵抗例に対する対応，再発，再燃時の対応については一定の見解はない[8]．

4 ステロイド開始前・使用中に注意すべきこと（すべての疾患に対して）～B 型肝炎ウイルス再活性化～

近年登場した強力な免疫抑制・化学療法により，HBV キャリアや既感染例において肝炎の発症が報告されている．特に既感染例における HBV 再活性化では通常の B 型肝炎より劇症化の頻度が高く，死亡率も高いことを背景に，厚生労働省研

究班により 2009 年に『免疫抑制・化学療法により発症する B 型肝炎対策ガイドライン』が作成され以降改訂されている．ステロイドも同ガイドラインの対象薬剤に含まれる．

　ガイドラインではまず HBs 抗原検査による HBV キャリアの有無を確認し，HBs 抗原陽性例は肝臓専門医にコンサルトのうえ核酸アナログの投与を行う．既往感染例では HBV-DNA 量を 1～3ヵ月ごとに測定し，検出感度以上になった時点で核酸アナログを開始する．ただし，核酸アナログの投与が劇症化の予防を完全に保障するものではない（→Ⅲ-ミニレクチャー「肝炎ウイルスとステロイド」p.195 参照）[9, 10]．

■文献

1) Suzuki Y, et al.：Guidelines on the management and treatment of glucocorticoid-induced osteoporosis of the Japaniese Society for Bone and Mineral Research；2014 update. J Bone Miner Metab 32(4)：337-350, 2014.
2) 厚生労働省「難治性炎症性腸管障害に関する調査研究」班（渡辺班）：平成 25 年度分担研究報告書 別冊 潰瘍性大腸炎・クローン病 診断基準・治療指針，平成 25 年度改訂版．2014.
3) 難治性腸管障害に関する研究班プロジェクト研究グループ：エビデンスとコンセンサスを統合した潰瘍性大腸炎の診療ガイドライン．2006.
4) 難治性炎症性腸管障害に関する調査研究班プロジェクト研究グループ，日本消化器病学会炎症性腸疾患ガイドライン作成委員会・評価委員会：厚生労働省「難治性炎症性腸管障害に関する調査研究」班（渡辺班）平成 23 年度分担研究報告書．別冊 クローン病診療ガイドライン．2011.
5) 厚生労働省「難治性の肝・胆道疾患に関する調査研究」班 自己免疫性肝炎分科会，厚生労働省「難治性の肝・胆道疾患に関する調査研究」班：自己免疫性肝炎の診断指針・治療指針（2013 年）．肝臓 54：723-725, 2013.
6) 日本膵臓学会・厚生労働省難治性膵疾患に関する調査研究班：自己免疫性膵炎臨床診断基準 2011．膵臓 27：17-25, 2012.
7) 厚生労働省「難治性膵疾患調査研究」班・日本膵臓学会：自己免疫性膵炎診療ガイドライン 2009．膵臓 24(Suppl)：45-54：2009.
8) 厚生労働省「好酸球性食道炎／好酸球性胃腸炎の疾患概念確立と治療指針作成のための臨床研究」班：好酸球性食道炎／好酸球性胃腸炎の診断指針と治療指針．2012.
9) 難治性の肝・胆道疾患に関する調査研究班，肝硬変を含めたウイルス性肝疾患の治療の標準化に関する研究班編：免疫抑制・化学療法により発症する B 型肝炎対策ガイドライン（改訂版）．2011.
10) 日本肝臓学会肝炎診療ガイドライン作成委員会編：B 型肝炎治療ガイドライン 第 2 版．2014.

〈藤井俊光・中村哲也〉

Ⅱ 病気・病態に応じた使い方

6. 腎疾患患者に投与するときの注意

Essence!

1. 腎炎・ネフローゼ症候群におけるステロイド療法では，患者の臨床所見と腎生検診断に基づいた投与方法・投与量の選択が必要である．
2. ネフローゼ症候群，高齢者など免疫能の低下した症例が対象のため，ステロイド投与に際しては日和見感染症に注意する．
3. ステロイドにより悪化しうる，高血圧や脂質異常に対する治療，血栓予防のための抗凝固薬・抗血小板薬投与など，補助療法も重要となる．

1 腎疾患におけるステロイド投与の考え方

　腎疾患においては，糖質コルチコイドの抗炎症作用および免疫抑制作用を期待して，さまざまな疾患（特に腎炎）に対してステロイド投与を行う．ステロイド投与が必要かどうかと投与量の決定には，臨床症候と腎生検での組織型が考慮される．よって，可能な限り腎生検による確定診断と組織学的重症度判定を行う．

　本項では，成人腎疾患に対するステロイド投与について，現在示されている診療指針を中心に概説する．小児ネフローゼ症候群，小児IgA腎症については各ガイドラインを参照いただきたい．

2 腎疾患におけるステロイド投与量と投与のタイミング

1 ネフローゼ症候群

　成人ネフローゼ症候群においては二次性ネフローゼの原因検索が重要であり，原疾患の治療が優先される．一次性ネフローゼ症候群と，二次性ネフローゼ症候群でステロイドの効果が期待される場合に，ステロイド投与が考慮される．平成22年度厚生労働省進行性腎障害に関する調査研究班による「成人ネフローゼ症候群の診

表1 成人ネフローゼ症候群の診断基準，治療効果判定基準，治療反応による分類

A．診断基準

1. 蛋白尿：3.5 g/日以上が持続する
   （随時尿において尿蛋白/尿クレアチニン比が 3.5 g/gCr 以上の場合もこれに準ずる）
2. 低アルブミン血症：血清アルブミン値 3.0 g/dL 以下．血清総蛋白量 6.0 g/dL 以下も参考になる
3. 浮腫
4. 脂質異常症（高 LDL コレステロール血症）

注：1) 上記の尿蛋白量，低アルブミン血症（低蛋白血症）の両所見を認めることが本症候群の診断の必須条件である．
　　2) 浮腫は本症候群の必須条件ではないが，重要な所見である．
　　3) 脂質異常症は本症候群の必須条件ではない．
　　4) 卵円形脂肪体は本症候群の診断の参考となる．

B．治療効果判定基準

治療効果の判定は治療開始後 1 ヵ月，6 ヵ月の尿蛋白量定量で行う
- 完全寛解：尿蛋白＜0.3 g/日
- 不完全寛解Ⅰ型：0.3 g/日≦尿蛋白＜1.0 g/日
- 不完全寛解Ⅱ型：1.0 g/日≦尿蛋白＜3.5 g/日
- 無効：尿蛋白≧3.5 g/日

注：1) ネフローゼ症候群の診断・治療効果判定は 24 時間蓄尿により判断すべきであるが，蓄尿ができない場合には，随時尿の尿蛋白/尿クレアチニン比（g/gCr）を使用してもよい．
　　2) 6 ヵ月の時点で完全寛解，不完全寛解Ⅰ型の判定には，原則として臨床症状および血清蛋白の改善を含める．
　　3) 再発は完全寛解から，尿蛋白 1 g/日（1 g/gCr）以上，または（2＋）以上の尿蛋白が 2〜3 回持続する場合とする．
　　4) 欧米においては，部分寛解（partial remission）として尿蛋白の 50％以上の減少と定義することもあるが，日本の判定基準には含めない．

C．治療反応による分類

- ステロイド抵抗性ネフローゼ症候群：十分量のステロイドのみで治療して 1 ヵ月後の判定で完全寛解または不完全寛解Ⅰ型に至らない場合とする
- 難治性ネフローゼ症候群：ステロイドと免疫抑制薬を含む種々の治療を 6 ヵ月行っても，完全寛解または不完全寛解Ⅰ型に至らない場合とする
- ステロイド依存性ネフローゼ症候群：ステロイドを減量または中止後再発を 2 回以上繰り返すため，ステロイドを中止できない場合とする
- 頻回再発型ネフローゼ症候群：6 ヵ月間に 2 回以上再発する場合とする
- 長期治療依存型ネフローゼ症候群：2 年間以上継続してステロイド，免疫抑制薬などで治療されている場合とする

（厚生労働省科研難治性疾患克服研究事業進行性腎障害に関する調査研究・ネフローゼ症候群診療ガイドライン作成分科会：エビデンスに基づくネフローゼ症候群診療ガイドライン 2014．日腎会誌 56：927-928, 2014 より引用）

断基準」「治療効果判定基準」「ステロイド治療に対する反応性による分類」を表1に示す．

　ネフローゼ症候群で浮腫が強い場合には腸管浮腫による吸収低下の可能性があり，プレドニゾロン（PSL）経口投与から水溶性 PSL 経静脈投与（経口投与量の 1.5〜2 倍量）へ変更を検討する．Na 貯留による浮腫増強が懸念される場合には，鉱質コルチコイド作用の少ないメチルプレドニゾロン（mPSL，メドロール®）への変更が必要となる場合もある．また補助療法として，高血圧に対するアンジオテンシン変換酵素（ACE）阻害薬やアンジオテンシンⅡ受容体拮抗薬（ARB）の投与，脂

質異常症に対する HMG-CoA 還元酵素阻害薬やエゼチミブの投与，血栓予防としての抗凝固薬や抗血小板薬の投与も重要である．

1）微小変化型ネフローゼ症候群（MCNS）

微小変化型ネフローゼ症候群（minimal change nephrotic syndrome：MCNS）は大量蛋白尿と高度の浮腫で急性発症し，腎生検の光学顕微鏡所見上は正常で，蛍光抗体法で免疫グロブリン・補体の沈着を認めないことにより診断される．わが国の成人一次性ネフローゼ症候群の約 40％ を占める．ステロイドに対する反応は良好で 90％ 以上が寛解に至るが，ステロイド減量に伴う再発が 30〜70％ 程度に認められる．

初期治療は，PSL 0.8〜1 mg/kg/日（最大 60 mg）で開始し，寛解後 1〜2 週間持続する．完全寛解後は 2〜4 週ごとに 5〜10 mg/日ずつ漸減する．5〜10 mg に達したら再発をきたさない最小量で 1〜2 年維持し，漸減中止する．4 週後に完全寛解に至らない場合は，初回腎生検組織の再評価を行い，必要ならば再生検も考慮する．再発時には，PSL 20〜30 mg/日もしくは初期量を投与する．頻回再発型，ステロイド依存性，ステロイド抵抗性に対しては，免疫抑制薬を追加する（図 1）．

2）巣状分節性糸球体硬化症（FSGS）

巣状分節性糸球体硬化症（focal segmental glomerulosclerosis：FSGS）は，MCNS と同じような発症様式・臨床像をとるが，MCNS と異なりステロイド抵抗性を示すことが多く，最終的に末期腎不全にも至りうる難治性ネフローゼ症候群の代表的疾患である．病理組織像としては，初期には大部分の糸球体に変化を認めないが一部の糸球体（巣状）の一部分（分節性）に硬化を認め，病期進行とともに硬化病変が広がっていく．一次性 FSGS のほかに，同様の組織像を呈する二次性 FSGS（肥満関連腎症，逆流性腎症など）も存在する．一次性 FSGS においてはステロイドを中心とした免疫抑制療法を行う．

初期治療としては，PSL 1 mg/kg/日（最大 60 mg/日）を投与する．蛋白尿の重症例，全身浮腫が著明な例ではステロイドパルス療法も考慮される．寛解導入後は MCNS に準じて減量する．ステロイド抵抗性または頻回再発を示す例に対しては，シクロスポリン 2.0〜3.0 mg/kg/日を併用する（図 2）．また，高 LDL コレステロール血症を伴う難治性ネフローゼ症候群に対しては，LDL アフェレーシス（3ヵ月間に 12 回以内）を考慮する．

FSGS の治療法はまだ十分に確立しておらず，ネフローゼ症候群から脱しきれない症例の腎予後はきわめて不良だが，一方で不完全寛解 I 型以上まで改善した症例の腎予後は比較的良好である．よって，不完全寛解 I 型（1 日尿蛋白 1 g 未満）を目指して積極的に治療を行う必要がある．

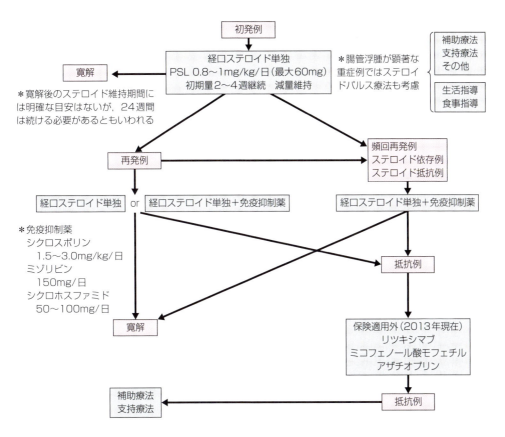

図1 微小変化型ネフローゼ症候群（MCNS）の治療のアルゴリズム
（厚生労働省科研難治性疾患克服研究事業進行性腎障害に関する調査研究・ネフローゼ症候群診療ガイドライン作成分科会：エビデンスに基づくネフローゼ症候群診療ガイドライン2014. 日腎会誌56：2012, 2014 より引用・改変）

3）膜性腎症

　膜性腎症（membranous nephropathy）は，腎糸球体係蹄基底膜上皮下への免疫複合体沈着を認め，病理学的には糸球体基底膜の肥厚，スパイク形成，点刻像を特徴とする．中高年に多く，ネフローゼ症候群の発症は比較的緩徐で，約20％に二次性（悪性腫瘍，薬物，膠原病，感染症など）が含まれるため，まず二次性の可能性を検索する必要がある．自然寛解することも報告されており，必ずしも免疫抑制療法を必要としない場合もある．しかしネフローゼ症候群が持続する場合は腎予後不良であるため，寛解を目指すためにステロイドや免疫抑制薬を主体とした治療を検討する必要がある．

　初期治療としてはPSL 0.6〜0.8 mg/kg/日相当を4週間投与する．ステロイド抵抗性を示す場合は免疫抑制薬の併用を考慮する．また，高齢者や糖尿病などステロイドの副作用が危惧される症例では，初期治療から少量経口ステロイドとシクロスポリンあるいはシクロホスファミド（CY）の併用が考慮される場合もある（図3）．

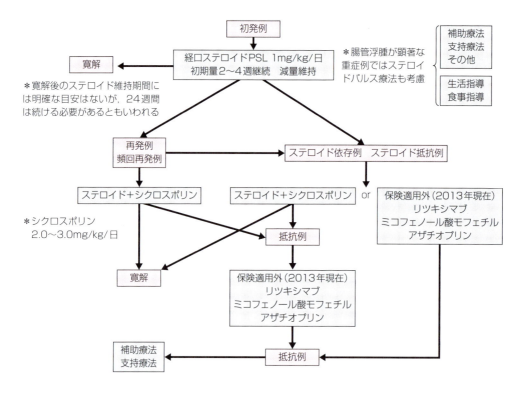

図2 巣状分節性糸球体硬化症（FSGS）の治療のアルゴリズム
（厚生労働省科研難治性疾患克服研究事業進行性腎障害に関する調査研究・ネフローゼ症候群診療ガイドライン作成分科会：エビデンスに基づくネフローゼ症候群診療ガイドライン2014．日腎会誌56：2014, 2014より引用・改変）

4）膜性増殖性糸球体腎炎（MPGN）

　膜性増殖性糸球体腎炎（membranoproliferative glomerulonephritis：MPGN）は，光学顕微鏡所見上，糸球体係蹄壁の肥厚と分葉状（lobular appearance）の細胞増殖病変を認め，持続性低補体血症を特徴とする．ネフローゼ症候群においてはまれな疾患であり，腎生検の約6％を占める．さまざまな疾患の続発性病変としてみられることが多く，MPGNと診断された場合には必ず原因疾患の検索が必要である．治療については，二次性MPGNでは基礎疾患の治療が優先される．一次性MPGNでネフローゼ症候群を呈する場合にはステロイド投与が考慮される（**図4**）．

2　IgA腎症

　IgA腎症は，約20年の経過観察の中で30〜40％が末期腎不全へと進行する比較的予後不良の疾患である．腎生検によって光学顕微鏡所見上メサンギウム増殖性変化を認め，蛍光抗体法にてメサンギウム領域にIgAおよび補体（C3）が顆粒状沈着を示すことにより診断される．IgA腎症の臨床像は多種多様であり，個々の症例に合わせた治療が必要となる．
　一般的に，急性病変を呈し疾患活動性が高い症例に対してはステロイド療法が選

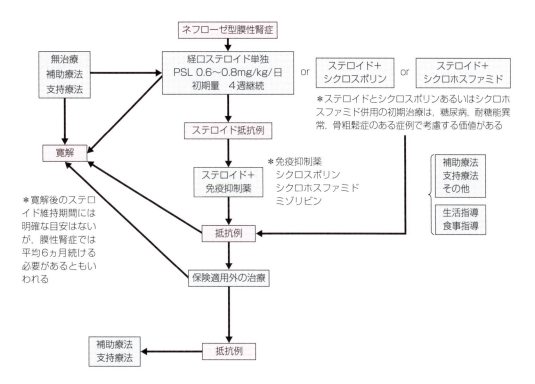

図3 ネフローゼ型膜性腎症の治療のアルゴリズム
(厚生労働省科研難治性疾患克服研究事業進行性腎障害に関する調査研究・ネフローゼ症候群診療ガイドライン作成分科会：エビデンスに基づくネフローゼ症候群診療ガイドライン2014. 日腎会誌56：2014, 2014より引用・改変)

択され，慢性病変が主体である症例に対してはACE阻害薬やARB，fish oilなどが選択される．厚生労働省の進行性腎障害に関する調査研究班IgA腎症分科会の『IgA腎症診療指針第3版』[1]では，腎予後と関連する組織病変を有する糸球体の割合により分類された「組織学的重症度」と，尿蛋白とeGFRによる「臨床的重症度」とにより透析導入リスクが示されている（表2）．治療としては『エビデンスに基づくIgA腎症診療ガイドライン2014』[2]において，成人IgA腎症の腎機能障害の進行抑制を目的とした治療介入の適応が検討されている（図4）．

　ステロイドの投与方法は，PozziらによるmPSL 1 gの3日間投与を1クールとして隔日で計3回施行するステロイドパルス療法[3]や，HottaらによるmPSL 0.5 gの3日間1クールを1ヵ月以内に3回投与する方法[4]を参考に実施されることが多い．実際の投与に際しては，腎臓専門医の管理の下に実施されることが望まれる．

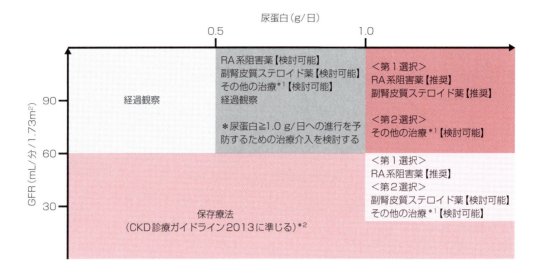

図4 成人IgA腎症の腎機能障害の進行抑制を目的とした治療介入の適応(主にランダム化並行群間比較試験の結果に基づいた検討)

実際の診療では，腎機能と蛋白尿に加えて，腎病理組織学的所見や年齢なども考慮して，上記治療介入の適応を慎重に判断すべきである．
＊1 その他の治療：口蓋扁桃摘出術(＋ステロイドパルス併用療法)，免疫抑制薬，抗血小板薬，n-3系脂肪酸(魚油)．
＊2 必要に応じて，『エビデンスに基づくCKD診療ガイドライン2013』の高血圧(第4章)，食塩摂取(第3，4章)，脂質異常症(第14章)，耐糖能異常(第9章)，肥満(第15章)，喫煙(第2章)，貧血(第7章)，CKD-MBD(第8章)，代謝性アシドーシス(第3章)などの管理を参照．
(厚生労働科学研究費補助金難治性疾患等克服研究事業進行性腎疾患障害に関する調査研究班：エビデンスに基づくIgA腎症診療ガイドライン2014. p.77, 日腎会誌 57(1)：76, 2015 より引用・改変)

> **MEMO　扁桃摘出術＋ステロイドパルス療法**
>
> Hottaらにより，IgA腎症において尿所見の寛解が予後を改善し，扁桃摘出術とステロイドパルス療法が寛解に寄与したことが示され[5]，わが国では急速に扁摘＋ステロイドパルス療法が普及している．厚生労働省研究班のRCT(2005～2011年)により，扁摘＋ステロイドパルスがステロイドパルス単独に比し尿蛋白減少率に優位性があることが示されたが，尿所見の正常化率には統計的有意差を認めなかった[5]．さらなる検討が必要である．

3　急速進行性糸球体腎炎(RPGN)

　急速進行性糸球体腎炎(rapidly progressive glomerulonephritis：RPGN)はWHOにより，「急性あるいは潜在性に発症する肉眼的血尿，蛋白尿，貧血，急速に進行する腎不全症候群」と定義されている．病理学的には多数の糸球体に細胞性から線維細胞性の半月体の形成を認める壊死性半月体性糸球体腎炎(necrotizing crescentic glomerulonephritis)が典型像である．病理組織での蛍光抗体法所見と血清学的所見により，pauci-immune型，抗GBM抗体型，免疫複合体型の3つに分類される．また血清クレアチニン，年齢，肺病変の有無，血清CRPによる臨床所見のス

表2 IgA腎症の組織学的重症度，臨床重症度，透析導入リスクの層別化

A．組織学的重症度分類

組織学的重症度	腎予後と関連する病変*を有する糸球体/総糸球体数	急性病変のみ	急性病変＋慢性病変	慢性病変のみ
H-Grade Ⅰ	0〜24.9%	A	A/C	C
H-Grade Ⅱ	25〜49.9%	A	A/C	C
H-Grade Ⅲ	50〜74.9%	A	A/C	C
H-Grade Ⅳ	75%以上	A	A/C	C

＊急性病変（A）：細胞性半月体（係蹄壊死を含む），線維細胞性半月体．
　慢性病変（C）：全節性硬化，分節性硬化，線維性半月体．

B．臨床重症度分類

臨床的重症度	尿蛋白（g/日）	eGFR（mL/分/1.73 m^2）
C-Grade Ⅰ	<0.5	―
C-Grade Ⅱ	0.5≦	60≦
C-Grade Ⅲ	0.5≦	<60

C．IgA腎症患者の透析導入リスクの層別化

臨床的重症度＼組織学的重症度	H-Grade Ⅰ	H-Grade Ⅱ	H-Grade Ⅲ＋Ⅳ
C-Grade Ⅰ	低リスク	中等リスク	高リスク
C-Grade Ⅱ	中等リスク	中等リスク	高リスク
C-Grade Ⅲ	高リスク	高リスク	超高リスク

低リスク群：透析療法に至るリスクが少ないもの[注1]．
中等リスク群：透析療法に至るリスクが中程度あるもの[注2]．
高リスク群：透析療法に至るリスクが高いもの[注3]．
超高リスク群：5年以内に透析療法に至るリスクが高いもの[注4]．
（ただし，経過中に他のリスク群に移行することがある）．
後ろ向き多施設共同研究からみた参考データ
注1) 72例中1例（1.4%）のみが生検後18.6年で透析に移行．
注2) 115例中13例（11.3%）が生検後3.7〜19.3（平均11.5）年で透析に移行．
注3) 49例中12例（24.5%）が生検後2.8〜19.6（平均8.9）年で透析に移行．
注4) 34例中22例（64.7%）が生検後0.7〜13.1（平均5.1）年で，また14例（41.2%）が5年以内に透析に移行．
（厚生労働省難治性疾患克服研究事業進行性腎障害に関する調査研究班・IgA腎症分科会：IgA腎症診療指針 第3版．日腎会誌53：129-131，2011 より引用）

コア化によりGradeⅠ〜Ⅳに重症度分類が行われ（**表3**），治療指針が示されている[6]．

1) pauci-immune型（ANCA陽性）RPGN

臨床重症度と，70歳以上あるいは透析施行中かどうかによって治療選択が異なる（**図5**）．臨床重症度ⅠまたはⅡの患者では，70歳以上または透析施行中の場合は経口ステロイド単独で開始する．70歳未満ではステロイドパルス療法＋経口ステロイド，さらに若年者ではステロイドパルス療法＋経口ステロイド＋CYで治療開始する．臨床重症度ⅢまたはⅣの患者では，70歳以上または透析施行中の場合

表3 RPGNの臨床所見スコア化による臨床重症度分類

スコア	血清クレアチニン(mg/dL)*	年齢(歳)	肺病変の有無	血清CRP(mg/dL)*
0	[]<3	<60	無	<2.6
1	3≦[]<6	60～69		2.6～10
2	6≦[]	≧70	有	>10
3	透析療法			

＊初期治療時の測定値.

臨床重症度	総スコア
GradeI	0～2
GradeII	3～5
GradeIII	6～7
GradeIV	8～9

(厚生労働省難治性疾患克服研究事業進行性腎障害に関する調査研究班：急速進行性糸球体腎炎症候群の診療指針 第2版. 日腎会誌 53：527, 2011 より引用)

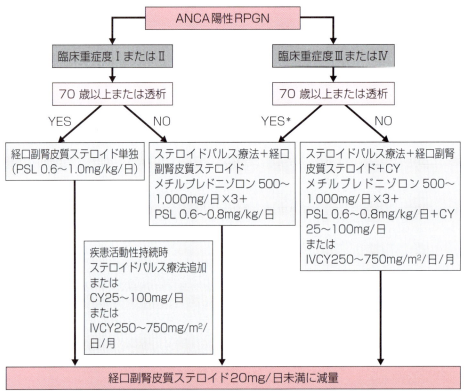

図5 ANCA陽性RPGNの治療指針[7]
＊：70歳以上では，ステロイドパルス療法を行わないなど，さらにもう1ランク治療を弱めた治療法も考慮される

(厚生労働省難治性疾患克服研究事業進行性腎障害に関する調査研究班：急速進行性糸球体腎炎症候群の診療指針第2版. 日腎会誌 53：530, 2011 より引用)

は，ステロイドパルス療法＋経口ステロイドを考慮するが，70歳以上の高齢者では経口ステロイド単独のさらに1ランク弱めた治療も考慮される．70歳未満では，ステロイドパルス療法＋経口ステロイド＋CYを基本とするが，腎機能，合併症を勘案し，治療法の選択をする．また，初期治療後は可能な限り8週間以内にPSL 20 mg/日未満まで減量し，それ以降は0.8 mg/月以下ペースで漸減してステロイドの維持療法を行うことが推奨される．

2）抗GBM型RPGN

抗GBM型RPGNはまれな疾患だが，最も重篤なRPGN病型とされており，早期発見・早期治療がより重要となる．肺胞出血を伴う場合はGoodpasture症候群と診断される．治療としては，血漿交換療法とステロイドの併用療法を原則とする．重症例ではステロイドパルス療法またはCY投与を考慮するが，高度腎機能障害や緩徐な進行を示す例など症例によっては保存的治療を選択する．

3）免疫複合体型RPGN

免疫複合体の沈着を認めるRPGNにおいて，IgA腎症あるいはループス腎炎などに半月体形成を伴う場合には，それぞれ腎炎の病態に応じた治療を行う．原疾患が明らかでない場合はANCA陽性RPGNに準じた治療を行う．

4　尿細管間質性腎炎

糸球体に変化がなく尿細管間質の炎症を主体とする腎病変で，浮腫や細胞浸潤などの急性病変を主体とする急性尿細管間質性腎炎と，間質線維化，尿細管の萎縮などの慢性変化を主体とする慢性尿細管間質性腎炎に分類される．原因としては薬剤性が多く70〜75％以上であり，その他の原因としては，感染症，間質性腎炎ぶどう膜炎（tubulointerstitial nephritis and uveitis：TINU）症候群，サルコイドーシス，Sjögren症候群，IgG4関連腎症などがある[7,8]．

治療は原因除去が原則であるが，原因を取り除いても腎機能障害が進行する場合や，TINU症候群，サルコイドーシス，Sjögren症候群，IgG4関連腎症など全身性疾患に伴う急性間質性腎炎の場合はステロイド投与を必要とすることが多い．組織所見，血清クレアチニン値の上昇スピード，発熱やCRPなどの全身性炎症所見などによりPSL0.4〜1 mg/kg/日投与が考慮されるが，投与量について一定の見解はない．ステロイドに対する反応性は一般的に良好であり，早期に減量中止が可能となる症例もみられる．一方で，TINU症候群や全身性疾患に伴う間質性腎炎では長期のステロイド投与を必要とする症例も少なくない．

③ 腎疾患におけるステロイド副作用の管理のポイント

腎疾患においては長期のステロイド投与が必要であるため，副作用の管理は重要である．

≫≫ 1 ネフローゼ症候群や高齢者は，ステロイド投与前より副作用のリスク状態にある

ネフローゼ症候群や高齢者は，ステロイド投与以前に免疫能低下状態にある．さらに高齢者では耐糖能障害，不眠，骨粗鬆症，動脈硬化，白内障などのリスク状態にあるため，ステロイド副作用が必発と考えるべきである．副作用の出現時期を考慮して，適切に対処することが重要である．

≫≫ 2 血栓性合併症への注意と，高血圧，脂質異常の管理

ネフローゼ症候群では過凝固状態にあるため，ステロイド投与はさらに血栓形成リスクを増強させることになる．血栓性静脈炎や肺動脈塞栓症への注意が必要である．また，血栓症，高血圧，脂質異常がネフローゼや腎障害を進展させる要因にもなるため，ステロイド投与下での抗血小板薬・抗凝固薬の投与，血圧コントロール，脂質コントロールは，補助療法としても重要である．

≫≫ 3 予防投与薬による腎機能障害，電解質異常に対する注意

腎障害の進展した症例では腎機能障害に伴う問題が生じやすく，予防投与薬や補助療法での投与量調整が必要となる場合がある．H_2受容体拮抗薬の減量，ACE阻害薬やARBによる高カリウム血症，ST合剤による高カリウム血症などに注意を要する．

④ 腎疾患におけるステロイド投与の患者への説明のポイント

腎疾患においてはステロイド投与が長期であるため，治療と自己管理のモチベーションを維持させることが重要である．また，家族と一緒に説明を行い周囲の協力を求めることも必要である．

①**病気の説明とステロイド投与の必要性**：疾患の病態とステロイド投与の必要性を十分に説明して理解を得る．治療による効果の予測と病状の見通しを示す．

②**ステロイド副作用の管理について**：ステロイド副作用は予防と早期の十分な対応が重要であること，ステロイド減量により遅れて副作用が軽減することをあらかじめ説明する．10～20歳代の若年者ではニキビや満月様顔貌が自己中断の原因となる場合もあるため，十分にケアする必要がある．

③**内服薬数の増加について**：副作用対策も含めて，投与薬剤が増加することをあらかじめ説明する（ステロイド，日和見感染予防薬，胃潰瘍予防薬，骨粗鬆症予防薬，降圧薬，脂質異常治療薬，抗血小板薬など）．

■**文献**

1) 厚生労働省難治性疾患克服研究事業進行性腎障害に関する調査研究班・IgA腎症分科会：IgA腎症診療指針 第3版. 日腎会誌 53：123-135, 2011.
2) 厚生労働省科研難治性疾患克服研究事業進行性腎障害に関する調査研究・IgA腎症診療ガイドライン作成分科会：エビデンスに基づくIgA腎症診療ガイドライン2014. 日本腎臓学会ホームページ
3) Pozzi C, et al.：Corticosteroid effectiveness in IgA nephropathy；long-term results of a randomized, controlled trial. J Am Soc Nephrol 15：157-163, 2004.
4) Hotta O, et al.：Tonsillectomy and steroid pulse therapy significantly impact on clinical remission in patients with IgA nephropathy. Am J Kidney Dis 38：736-743, 2001.
5) Kawamura T, et al.：A multicenter randomized controlled trial of tonsillectomy combined with steroid pulse therapy in patients with immunoglobulin A nephropathy. Nephrol Dial Transplant 29：1546-1553, 2014.
6) 厚生労働省難治性疾患克服研究事業進行性腎障害に関する調査研究班：急速進行性糸球体腎炎症候群の診療指針 第2版. 日腎会誌 53：509-555, 2011.
7) 永路正明, 渡辺 毅：尿細管間質性腎炎（急性・慢性）. 専門医のための腎臓病学 第2版（下条文武監修）. pp.531-537, 医学書院, 2009.
8) 武曾惠理：急性間質性腎炎. 臨床腎臓内科学（安田 隆ほか編）. pp.477-481, 南山堂, 2013.
9) 松尾清一監修；厚生労働省科研難治性疾患克服研究事業進行性腎障害に関する調査研究・ネフローゼ症候群診療ガイドライン作成分科会：エビデンスに基づくネフローゼ症候群診療ガイドライン2014. 日腎会誌 56：909-1028, 2014.

〈縄田智子・柴田洋孝〉

Ⅱ 病気・病態に応じた使い方

7. 泌尿器科疾患患者に投与するときの注意

ssence!

1. 一次の内分泌療法が無効であった前立腺がん患者に対して低用量のステロイド投与は有用である．
2. LH-RH製剤に低用量ステロイドを併用する際には，骨粗鬆症に注意を払う．
3. 低用量であっても，ステロイドを休薬，中止する際には離脱症候群に注意を払う．

1 前立腺がんの治療法の現状

わが国のデータでは，2006年の前立腺がんの罹患数は年間約42,000人，基準人口を1985（昭和60）年モデル人口とした場合の年齢調整罹患率は40.2で，胃がん（80.0），大腸がん（64.2），肺がん（58.2）に次いで第4位であった．罹患数は2020年には肺がんに次いで2番目になることが予想されており，死亡数も同年には2000年の2.8倍（約21,000人）に増加することが予想されている[1]．

前立腺がんに対する治療法としては，進行度，悪性度（Gleason score），前立腺特異抗原（prostate specific antigen：PSA）値によりリスク分類を行い，患者の期待余命，各種治療法の有害事象などを考慮に入れ，①PSA監視療法，②手術療法，③放射線療法，④薬物療法（内分泌療法，化学療法）が選択される．

2 転移を有する前立腺がんはどのように治療されているか

転移を有する進行性前立腺がんに対しては，アンドロゲン遮断療法（androgen deprivation therapy：ADT）が行われている．ほとんどの前立腺がん細胞はアンドロゲン受容体（androgen receptor：AR）を発現しており，アンドロゲンの存在下では増殖を続けることができるが，アンドロゲンが除去されるとアポトーシスに陥る．テストステロンはその95％が精巣で産生され，残りの5％は副腎で産生される．テストステロンは，5α-リダクターゼにより生体内でジヒドロテストステロン（DHT）となる．DHTはテストステロンに比較しARに対する親和性が約50倍高

い．DHTは細胞質内に局在しているARと結合し核内に移行し，前立腺がん細胞の増殖や分裂を促進させる．

1941年にHugginsらは，両側精巣摘除術などのホルモン療法が前立腺がんの治療に有効であることを初めて示した[2]．以来，ADTは進行性前立腺がんに対する治療法のgold standardとして広く施行されてきている．現在，わが国で最も一般的に行われているADTは，luteinizing hormone-releasing hormone（LH-RH）アゴニストまたはアンタゴニストの単独療法，および抗アンドロゲン薬との併用（combined androgen blockade：CAB）療法である．

LH-RHアゴニストとしては，ゴセレリン（ゾラデックス®）あるいはリュープロレリン（リュープリン®），LH-RHアンタゴニストとしては，テガレリクス（ゴナックス®）が使用されている．LH-RH製剤の作用により，精巣からのテストステロンの産生が抑制され，去勢レベルにまで低下する．LH-RH製剤単独では，副腎皮質からのアンドロゲンの産生を抑制することができないので，低レベルで残存するテストステロンが前立腺がん細胞内で作用しないようにブロックする抗アンドロゲン薬を併用する治療法がCAB療法である．

抗アンドロゲン薬には，ステロイド性抗アンドロゲン薬としてクロルマジノン酢酸エステル（プロスタール®），非ステロイド性抗アンドロゲン薬としてビカルタミド（カソデックス®）とフルタミド（オダイン®）が使用されている．大多数の進行性前立腺がん患者に対してADTは著効を示し，転移巣の縮小，臨床症状の改善，PSA値の低下がみられる．しかしながらADTを長期間継続しているうちに，血清のテストステロン値は去勢レベルに保たれているにもかかわらず，臨床的に再燃をきたすという欠陥を有している〔去勢抵抗性前立腺がん（castreation resistant prostate cancer：CRPC）〕．去勢抵抗性を獲得する機序に関しては，ARの変異，腫瘍内アンドロゲン合成の促進などがあげられているが，まだ十分に解明されてはいない．ADT開始後CRPCとなるまでの期間は約2～3年で，CRPCとなってからの生存期間の中央値は2～3年であると報告されている．

MEMO 去勢抵抗性前立腺がん（CRPC）の定義

以下の4つの条件を満たすものとされている．
①血清テストステロン値＜50 ng/dL．
②PSA 2 ng/mL以上でnadirから50％を越える3回連続の上昇．
③4週以上のアンチアンドロゲン除去が無効．
④二次内分泌療法にもかかわらずPSAが上昇する．

③ 内分泌療法が効かなくなってきたらどうする？

再燃がんと判断された場合には，抗アンドロゲン薬を中止することで一過性にPSAが低下することがある（anti-androgen withdrawal syndrome：AWS）．また，抗アンドロゲン薬の変更によってもある程度の臨床効果が得られる症例もある．現在，去勢抵抗性となった前立腺がんに対する標準的治療法としては，ドセタキセルによる化学療法が推奨されている（前立腺癌診療ガイドライン：推奨グレードB）．ドセタキセル 70 mg/m^2 を3週ごとに点滴静注を行うプロトコールが多いが，全身倦怠感，食欲不振，脱毛などの副作用があり，また白血球減少などの骨髄抑制，間質性肺炎，末梢神経障害などの有害事象がみられることがあるので，高度の合併症を有する患者や，ADLの低い患者には適していない．

これに対して，低用量のグルココルチコイドの単独投与は少なからず有効であり，重篤な副作用も少ないことから，その投与も推奨されている（前立腺癌診療ガイドライン：推奨グレードC1）．作用機序としては，グルココルチコイドがネガティブフィードバック作用により副腎皮質でのアンドロゲン産生を抑制するためであると考えられていたが，それ以外にもグルココルチコイドが直接前立腺がん細胞や周囲の組織に作用し，がん細胞の増殖，血管新生，リンパ管新生を抑制するなど，多彩なメカニズムが明らかになってきている．グルココルチコイドとして，デキサメタゾン（0.5〜2.25 mg），プレドニゾロン（10〜20 mg），ヒドロコルチゾン（40 mg）などが投与されている．最も適したステロイドの種類，投与量，投与開始時期についてのコンセンサスは得られていないが，デキサメタゾンが最も有効性が高いとする報告が多い．

エビデンスはないが，ステロイドで最も効果があるのはデキサメタゾンのようである．ただし，1日に2 mg以上投与すると，副作用が増えるだけではなく，効果も低用量よりかえって弱くなる．

④ 低用量デキサメタゾンの使い方

二次ホルモン療法としてデキサメタゾンを投与した症例の49〜62％でPSAが投与前の50％以下にまで低下し，骨転移巣の疼痛緩和が得られたとされ，その奏効期間は5〜12ヵ月と報告されている[3]．

また，ステロイドの作用として，骨転移巣の疼痛緩和[4]，貧血の改善，食欲増加などのQOLの改善がみられるという利点もある[5]．低用量の投与ではあるが，長期投与症例では糖尿病の誘発・悪化，消化性潰瘍，骨粗鬆症，肥満，満月様顔貌な

どさまざまな副作用が出現する可能性がある．もともとADTを受けている患者では，テストステロンの低下により骨塩量が低下しやすく，初期の1年間で骨塩量が2〜5％程度低下するとされている[6]．6ヵ月以上ADTを受けている患者は，ADTを受けていない患者と比べて骨折のリスクが1.5〜3.7倍高くなるとされている[7]．このような患者にデキサメタゾンの投与を行うことによりさらに骨折のリスクが高くなることが予想されるので，第2・第3世代のビスホスホネート製剤の併用が推奨される．骨転移のある症例では，ゾレドロン酸（ゾメタ®），デノスマブ（ランマーク®）の投与も適応となる．

当然のことであるが，デキサメタゾンを長期投与した後にこれを中止，休薬する際には，離脱症候群に留意し，漸減していくことが原則である．

デキサメタゾンの投与をどの患者に，どの時点で行うかについては，まだ議論のあるところである．さらに2014年にわが国でも新規に3剤の前立腺がん治療薬が承認され，臨床に使用できるようになり，今後CRPCに対する治療戦略のパラダイムシフトが起こるものと予想される．

MEMO　新規に承認される予定の前立腺治療薬

①abiraterone acetate：シトクロム（CYP）17の選択的阻害薬であり，副腎および前立腺がん細胞内でのアンドロゲン合成を強力に阻害する．副作用を軽減するために，グルココルチコイドの併用を必要とする．
②MDV3100：第2世代の抗アンドロゲン薬であり，ARとの親和性が強く，アンドロゲンに対するアンタゴニストとしての作用と，ARの核内への移行も阻害する作用をもつ．
③cabazitaxel：ドセタキセルと同じタキサン系の抗がん剤であり，ドセタキセル抵抗性となったCRPCに対しても有効であることが示されている．

■文献

1）日本泌尿器科学会編：前立腺癌診療ガイドライン2012年版．金原出版，2012.
2）Huggins C, Hodgers CV：Studies on prostate cancer. Effect of castration, estrogen and androgen injection on serum phosphatases in metastatic carcinoma of the prostate. Cancer Res 1：293-297, 1941.
3）Morioka M, et al.：Prostate-spechific antigen levels and prognosis in patients with hormone-refractory prostate cancer treated with low-dose dexamethasone. Urol Int 68：10-15, 2002.
4）Nishimura K, et al.：Low dose of oral dexamethasone for hormone-refractory prostate carcinoma. Cancer 89：2570-2576, 2000.
5）Fossa SD, et al.：Flutamide versus prednisone in patient with prostate cancer symptomatically progressive after androgen ablative therapy；a phase III study of the European organaization for research and treatment of cancer genitourinary group. J Clin Oncol 19：62-71, 2001.
6）Michaelson MD, et al.：Randomized controlled trial of annual zoledronic acid to prevent gonadotropin-releasing hormoone agonist-induced bone loss in men with prostate cancer. J Clin Oncol 25：1038-1042, 2007.
7）Shahinian VB, et al.：Risk of fracture after androgen deprivation for prostate cancer. N Engl J Med 352：154-164, 2005.

（淺野友彦）

8. 眼科疾患患者に投与するときの注意

Essence!

1. 眼疾患による視機能への影響を考慮し局所投与・全身投与・併用の有無を見極める．再発予防のため漸減時期，中止時の併用薬剤や併用療法に熟考を要する．
2. ステロイド治療の適応となる眼疾患は外眼部，前眼部，後眼部と広範囲にわたり，病気・病態に応じた使い方が必要である．
3. 白内障・緑内障・眼感染症・角膜潰瘍などの眼科的副作用に注意し，結膜下，Tenon囊下，硝子体内局所投与での合併症に注意する．

はじめに

　眼科領域では前眼部疾患から後眼部疾患にわたり病態が異なる数多くの眼疾患にステロイド治療が適応となるが，それぞれの疾患に対する投与方法や投与薬剤が異なり，病気・病態に応じて剤形，用量，投与期間を選択する必要がある．

　眼科ではステロイドの代表的な副作用である白内障，緑内障，感染症，角膜潰瘍などにより視力障害をきたす可能性がある点には常に留意する必要がある．ステロイド点眼，内服について，急に中止をするのではなく漸減すること，漫然と長期に使用しないこと，ステロイド点眼は所見が軽快したら可能な限り速やかに中止することなどの重要性を患者に説明する．ステロイド点眼，眼軟膏，局所注射などの利点を駆使して，全身投与を回避することが好ましいが，眼所見がステロイド治療抵抗性の症例，ステロイド緑内障が惹起される症例では全身投与の適応となる．また，ぶどう膜，網膜硝子体疾患による黄斑浮腫では視機能障害のおそれがある場合には，ステロイド全身投与の適応となる．

1 外眼部・前眼部疾患

》》》 1　アレルギー性結膜炎とステロイド点眼治療

　アレルギー性結膜疾患は，I型アレルギーの関与する結膜炎症性疾患でアレルギー性結膜炎，アトピー性角結膜炎，春季カタル，巨大乳頭結膜炎と分類する[1]．

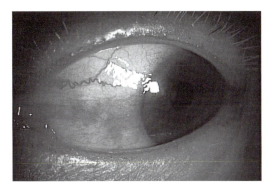

図1 慢性移植片対宿主病による免疫原性ドライアイ
(p.vi 巻頭カラー参照)

結膜充血が強く免疫応答が惹起されている．ステロイド点眼は短期間，低力価のものを使用する．全身投与がすでに行われている症例が多いため白内障・緑内障・角膜潰瘍が生じやすいので要注意である．

　この中で春季カタルのような重症型では，免疫抑制薬点眼剤やステロイド点眼剤の併用が必要となる．基本には抗アレルギー点眼剤を使用し角膜病変，巨大乳頭所見，結膜囊短縮の所見がある場合には免疫抑制薬の点眼を追加し，さらに強い自覚症状が持続する場合や所見に改善がない例にはステロイド点眼剤を追加して治療する．結膜の増殖性病変のため角膜潰瘍を生じている場合にはトリアムシノロン瞼板下注射，ステロイド内服をする場合もある[2]．

2　ドライアイ

　近年，ドライアイのリスクファクターとして炎症の役割が注目されている．ドライアイへの抗炎症効果を期待して，通常の各種ドライアイ治療薬に加えて低力価ステロイド点眼剤が用いられる場合がある[3]．

　Sjögren 症候群，慢性移植片対宿主病（GVHD）などの免疫に関与するドライアイに低力価ステロイド点眼剤を短期間用いることもある（図1）[4]．GVHD では全身 GVHD 予防としてステロイドをすでに全身投与されているため，白内障，緑内障の副作用予防のために点眼投与量，投与期間は最小限に抑える．全身ステロイド漸減時期にドライアイが存在すれば眼科低力価ステロイド点眼剤を使用し，可能な限り短期間で免疫抑制薬の点眼にスイッチする．内科，眼科での連携が大切である[5]．

3　Stevens-Johnson 症候群

　ステロイド全身投与により治療するが，発症早期からベタメタゾン眼軟膏を抗菌薬眼軟膏とともに1日4回眼表面に点入することが推奨されている．

4　角膜移植後の拒絶反応予防，治療

　全層角膜移植術後，角膜拒絶反応を予防する目的で，翌日から0.1％ベタメタゾン点眼を1日4回から開始する．経過が良好なら1か月〜1年間継続後，経過が良好なら0.1％フルオロメトロンに変更する．長期投与により術後の縫合糸の緩んだ部位や通糸部の上皮欠損部が細菌や真菌感染の原因になる．ヘルペスの再発や感染

のリスクも上昇するため注意が必要である[6]．ステロイドによるコラーゲン合成阻害により創傷治癒遅延，強度の低下が生じるため創傷離解には十分に注意する．転倒予防などに努める．角膜移植の縫合糸抜去直後に拒絶反応が惹起されることがあるため，その場合は一時的にステロイド点眼剤の増量をする[7]．

拒絶反応予防のため他の眼科手術よりも免疫抑制薬を長期に使用するので感染症が生じやすい．角膜移植術後にヘルペス性角膜炎が生じた場合は，拒絶反応惹起予防のためステロイド点眼剤は中止せず減量にとどめる．治療にはアシクロビル眼軟膏を使用する．内皮炎にはバラシクロビルを内服する．

5　IgG4関連疾患ミクリッツ病

IgG4関連疾患は血清IgG4高値と病変部への著明なIgG4陽性形質細胞浸潤を特徴とする日本発の新たな疾患概念である．眼科的に，従来報告されてきたミクリッツ病は本疾患に含まれる．涙腺腫脹を含む病変部に対する全身的ステロイド投与により症状が著明に軽減する．一部の悪性腫瘍においてもステロイド治療で一時的に縮小することがあるため，鑑別に細心の注意が必要である[8]．0.6 mg/kg/日または30〜40 mg/日を初期の2週継続し，その後経過により漸減するとされる[9]．

2　後眼部疾患

1　Vogt-小柳-原田病をはじめとしたぶどう膜炎

ステロイド薬の内服あるいは静脈投与などの全身投与が必要な内眼炎症疾患は，難治性Beçhet病，眼サルコイドーシス，Vogt-小柳-原田病，強膜炎，色素上皮炎，原因不明の重症ぶどう膜炎がある．眼病変に対してステロイド内服治療を使用する基準は，放置した場合に視力低下の危惧があることが基準となる．ステロイド点眼に加えて，プレドニゾロン（PSL）0.5〜1 mg/kg/日，メチルプレドニゾロン（mPSL）によるステロイドパルス療法がある．投与量漸減時，中止時の再発に注意する．初期治療は炎症の遷延化や視力の予後を左右するため非常に大切である[10]．

副作用防止のため，虹彩炎の活動性が低いときはステロイド点眼は極力中止する．眼圧上昇予防のため点眼回数を減らし，低力価ステロイドに移行する．角膜病変を伴う場合は角膜感染症を生じる場合があることを念頭に置く．

2　視神経炎，強膜炎，眼窩筋炎

視神経炎典型例にはステロイドパルス療法が適応となり，初期治療としてmPSL 1,000 mg 3日間，その後PSL 1 mg/kg/日の内服に切り替える．再発例，抗アクアポリン4抗体陽性例，自己免疫疾患合併例，肥厚性硬膜炎などによる難治性視神経

炎や強膜炎や眼窩筋炎のような眼窩炎症性疾患に対してステロイド全身投与が用いられる[11]．漸減中や中止時に再燃する場合が多く要注意である．ステロイド大量投与時は他の感染症がひそんでいないか細心の注意を払う．

3 硝子体疾患による黄斑浮腫

　黄斑浮腫は網膜血管閉塞症，糖尿病網膜症，加齢黄斑変性，脈絡膜新生血管，ぶどう膜炎などの網膜脈絡膜疾患に合併する．

　この疾患は視力低下をきたすため適切な時期のステロイド治療が大切である．一般的に発症後早期で若年者ほど効果的とされる[12]．高齢者や発症後時間が経過した症例では効果が少ないため患者や家族に十分に説明し治療を開始する．硝子体内注射とTenon嚢下注射がある．徐放性ステロイドであるトリアムシノロンを用いる．硝子体内には3ヵ月滞留するが，頻回投与の必要があり合併症の頻度が増えることを考慮する．副作用として緑内障，白内障，感染症，網脈絡膜血管閉塞，眼瞼下垂が生じる可能性を治療前に十分に患者に説明する．効果増強のためトリアムシノロン単独ではなく，光凝固後や光線力学的療法を併用する場合もある．

3 おわりに

　眼疾患のステロイド治療法は局所投与か全身投与かの選択，初期治療をいかにコントロールするかなどが視力予後を決定するので，正確な診断と治療に努めたい．

■文献

1) アレルギー性結膜疾患診療ガイドライン編集委員会：アレルギー性結膜疾患診療ガイドライン 第2版．日眼会誌 114：829-870, 2010.
2) 内尾英一：最新のアレルギー診療．アレルギー疾患診断・治療ガイドライン活用のポイント アレルギー性結膜疾患．臨牀と研究 89：322-326, 2012.
3) 山本雄士ほか：Tear film breakup time（BUT）短縮型ドライアイの臨床的特徴．日眼会誌 116：1137-1143, 2012.
4) Hyon JY, et al.：Management of ocular surface inflammation in Sjögren syndrome. Cornea 26：S13-15, 2007.
5) Ogawa Y, et al.：Successful treatment of dry eye in two patients with chronic graft-versus-host disease with systemic administration of FK506 and corticosteroids. Cornea 20：430-434, 2001.
6) 村上 晶：Controversy 全層角膜移植術後のステロイドは継続すべきか？眼科プラクティス 13 角膜外科のエッセンス（坪田一男ほか編）．pp.106-107, 文光堂，2007.
7) 田 聖花：スリットランプで行う角膜外科 角膜抜糸．眼科プラクティス 13 角膜外科のエッセンス（坪田一男ほか編）．pp.36-39, 文光堂，2007.
8) Umehara H, et al.：Comprehensive diagnostic criteria for IgG4-related disease（IgG4-RD），2011. Mod Rheumatol 22：21-30 2012.
9) Takahira M, et al.：Clinical Aspects of IgG4-Related Orbital Inflammation in a Case Series of Ocular Adnexal Lymphoproliferative Disorders. Int J Rheumatol 2012, 2012：635473.
10) 松尾俊彦：Vogt-小柳-原田病のプレドニゾロン大量点滴漸減療法．眼科診療のコツと落とし穴（樋田哲夫，江口秀一郎編）．pp. 86-87, 中山書店，2008.
11) 抗アクアポリン4抗体陽性視神経炎診療ガイドライン作成委員会：抗アクアポリン4抗体陽性視神経炎診療ガイドライン．日眼会誌 118：446-460, 2014.
12) 坂本泰二：ステロイドによる新しい治療法—トリアムシノロンの場合．眼科診療のコツと落とし穴（樋田哲夫，江口秀一郎編）．pp. 100-101, 中山書店，2008.

（小川葉子・坪田一男）

Ⅱ 病気・病態に応じた使い方

9. 耳鼻咽喉科疾患患者に投与するときの注意

> **Essence!**
> 1. 耳鼻咽喉科疾患でのステロイドの適応疾患の病態と臨床像を理解する．
> 2. 各疾患における投与量，投与のタイミング，副作用を理解する．突発性難聴では特に投与のタイミングに留意する．
> 3. 各疾患における患者への説明のポイントを整理しておく．

1 ステロイドが必要な耳鼻咽喉科疾患

　耳鼻咽喉科・頭頸部外科領域におけるステロイドの適応範囲は，アレルギー性鼻炎から悪性リンパ腫まできわめて広い[1]．突発性難聴をはじめとする急性感音難聴やBell麻痺やRamsay-Hunt症候群に代表される末梢性顔面神経麻痺もステロイドが第一選択薬であるが，ステロイドの有効性に関するエビデンスは十分ではない．しかし，臨床経験的にはこれらの疾患でステロイドが有効である症例があることは明らかであり，各疾患の病態とステロイドの薬理作用，投与量や投与のタイミングなどが複雑に関与しているといえる．

　ステロイドが必要な耳鼻咽喉科疾患は多岐にわたり，以下のようなものがある．

① **耳科疾患**：急性感音難聴（突発性難聴，急性音響性難聴，急性低音障害型感音難聴，外リンパ瘻など），自己免疫難聴（ステロイド依存性感音難聴や遅発性内リンパ水腫），Ménière病，末梢性顔面神経麻痺（Bell麻痺，Ramsay-Hunt症候群など），好酸球性中耳炎と抗好中球細胞質抗体（ANCA）関連血管炎性中耳炎など．

② **鼻科疾患**：アレルギー性鼻炎，好酸球性副鼻腔炎，鼻性視神経炎，嗅覚障害など．

③ **口腔・咽喉頭疾患**：難治性口内炎，急性扁桃炎と扁桃周囲炎，急性喉頭蓋炎，喉頭浮腫，喉頭麻痺（反回神経麻痺など），頭頸部疾患では亜急性甲状腺炎や木村病，悪性リンパ腫など．

2 突発性難聴に対するステロイドの投与法

　突発性難聴はステロイドが必要な代表的な耳鼻咽喉科疾患である[2]．突発性難聴に対してはステロイドが有する強力な抗炎症・抗免疫作用による効果が期待され，さらに細胞レベルでは抗酸化作用や細胞保護作用が治療効果を発揮すると考えられているが，その詳細は不明である[3]．Wilson らはステロイドの有効性をコントロールスタディとして初めて証明したが，その有効性は中等度難聴症例に限定されていた[4]．しかし，その後，ステロイドは突発性難聴に対する薬剤の有効性を判定するための対照薬として用いられるようになっている．

1　投与量

　突発性難聴の重症度などに応じて，ステロイドの点滴治療と内服治療を行う．点滴治療で汎用されているのはプレドニゾロン（PSL）60 mg で開始し1～2週間程度の漸減療法である．長時間作動型のベタメタゾンやデキサメタゾンが用いられることも多い．内服治療としては PSL 30～60 mg で開始し2週間での漸減療法が標準である．その他，ステロイドパルス療法が行われることもある．ステロイドパルス療法ではメチルプレドニゾロン（mPSL）1,000 mg を3日間投与し，その後ベタメタゾンで漸減する．

2　投与のタイミング

　突発性難聴では早期治療が原則である．治療開始が発症後1週間以内と1週間以降とでは治癒率に差があり，発症後2週間以降の治療開始では完治は望めないなど，発症後1週間以内の早期治療が望まれる．しかし，発症後2週間以降でもステロイド投与を検討すべきである．

3　ステロイド局所投与療法

　突発性難聴をはじめとする内耳に障害が限局する疾患に対する薬物療法に際して，薬剤を全身投与する現在の治療法が非効率的であることは以前から指摘されていた．また，内耳には中枢神経系と類似の血液内耳関門（blood-labyrinth barrier）が存在することが知られており，全身投与によって実際に内耳にどれだけの濃度の薬剤が到達しているのかに関しては不明な点も少なくない．このような内耳疾患の特異性により，薬剤を鼓室内から局所的に投与するさまざまな方法が試みられてきた．鼓室から内耳への薬剤の到達経路としては主に厚さ 40 μm の薄い膜構造で透過性に優れた正円窓が想定されている．投与薬としてはデキサメタゾンや mPSL が用いられているが，今後，投与器機や生体吸収性徐放製剤の応用などの開発が期待されている．

4 副作用管理

　糖尿病を合併している場合はスライディングスケールを用いて血糖のコントロールを行いながら投与する．一般に2週間程度のステロイド投与では骨粗鬆症や大腿骨頭壊死などに対しては特別な対応は必要ないが，消化性潰瘍や緑内障を合併している場合は各診療科にコンサルテーションしたうえで投与する．

5 患者への説明のポイント

　突発性難聴の治療を行うに際しては以下の点について十分に説明し，理解を得ておく必要がある．

① 突発性難聴は原因不明の疾患であり，突発性難聴である可能性が高くても，同様の症状を起こす他の疾患を否定する必要がある．一方で，突発性難聴では治療を早期に行ったほうが予後良好とされており，まずは突発性難聴として治療をしながら検査を進めていくこと．

② 安静を含めた早期治療の必要性，特に発症後2週間以内のステロイドを中心とする治療が重要であり，2～3ヵ月で聴力はほぼ固定するので治療時期が限られていること．

③ 現時点では特効的な治療法はなく，いくつかの薬剤，治療法を組み合わせて治療を行うこと．

④ 治療により必ず難聴が改善するわけではなく，約40％が治癒，約40％は治癒に至らないが何らかの改善を示し，約20％は難聴の改善が認められないこと．

■文献

1）竹中　洋編：ステロイド薬の正しい使い方．MB ENT 48：1-110, 2005.
2）小川　郁：突発性難聴に対する治療薬のエビデンスとステロイド．MB ENT 48：1-110, 2005.
3）Wei BP, et al.：Steroids for idiopathic sudden sensorineural hearing loss. Cochrane Database Syst Rev. 2013.
4）Wilson WR, et al.：The efficacy of steroids in the treatment of idiopathic sudden hearing loss. Arch otolaryngol 106：772-776, 1980.

（小川　郁）

10. 皮膚疾患患者に投与するときの注意

II 病気・病態に応じた使い方

Essence!

1. 皮膚疾患にステロイドを全身投与するときは十分な根拠をもち，軽症皮膚疾患に安易な処方をしない．
2. 長期連用になるときは骨粗鬆症，肝炎，糖尿病などの背景疾患のリスクに留意する．
3. ステロイド外用という drug delivery 手法を常に念頭に置く．
4. ステロイドで悪化する皮膚疾患もあることを忘れない．

1 軽症皮膚疾患に安易にステロイドを処方しない

皮膚科は外用のみでなくステロイド全身投与を多用する診療科といってよい．膠原病や血管炎など内科的な皮膚疾患のみでなく，自己免疫性水疱症，重症薬疹などステロイドの大量長期全身投与の絶対的適応となる疾患が少なくない．最近では免疫グロブリン大量療法（IVIG），免疫抑制剤などの補助療法も進歩したが，たとえば尋常性天疱瘡に対してステロイド投与は不可避であるが，逆に尋常性天疱瘡の生命予後にステロイドの副作用が大きな影を落としていることも銘記する必要がある．しかしこれらの皮膚疾患には皮膚科専門医が対応することが多いので，皮膚科医が留意すべきことであろう．

問題は，他科医によって軽症の皮膚疾患にステロイドが安易に使用されていることである．表1に示すように本来はステロイド外用剤の適応であるが，重症度によっては全身投与の適応となる皮膚疾患がある[1]．自家感作性皮膚炎や重症接触皮膚炎などは短期投与になるのでさほどの問題はないが，重症円形脱毛症（パルス療法を含む）や尋常性白斑ではそれぞれの診療ガイドラインに準拠したステロイド使用法の遵守が求められる．ちなみに円形脱毛症では，「発症後6ヵ月以内の急速に進行する脱毛巣25％以上の成人症例に用いてもよい」（推奨度C1）[2]，尋常性白斑では「進行性の尋常性白斑に対して行ってもよい」（推奨度C1）[3]とされている．

さらに，一般実地医家レベルでは通常の蕁麻疹に対しても安易にステロイドが全

表1 皮膚科領域におけるステロイド薬の適応

1. ステロイド全身投与の適応となるもの	皮膚病変が主体であるもの	重症薬疹，自己免疫性水疱症，重症多形滲出性紅斑，中毒疹，皮膚血管炎，壊疽性膿皮症，Sweet病など
	全身疾患の皮膚病変	膠原病，全身血管炎，Still病など
2. 本来ステロイド外用剤の適応であるが	ステロイド全身投与の適応となりうるもの	重症湿疹・皮膚炎群（自家感作性皮膚炎，重症接触皮膚炎など），紅皮症，重症円形脱毛症，尋常性白斑など
	ステロイド全身投与を回避すべきもの	尋常性乾癬など
3. ステロイド外用剤の適応ではないが全身投与の適応となりうるもの		一部の蕁麻疹（遅発性蕁麻疹，蕁麻疹様血管炎）など

（宮地良樹：臨床医のためのステロイド薬（橋本博史，西崎 統編）第2版．総合医学社，2002より引用・改変）

身投与されていることがゆゆしき問題である．大阪地区の実態調査でも，内科医の18〜37％が蕁麻疹に対してステロイドあるいはステロイド含有抗ヒスタミン薬を処方している．ステロイドはヒトマスト細胞からのヒスタミン遊離を抑制しないこと，臨床上のエビデンスに乏しいこと，蕁麻疹治療の予後にも影響することなどから，アナフィラキシー症状のない通常の蕁麻疹に対しては投与を避けるべきとされている[4]．

❷ 骨粗鬆症，糖尿病，肝炎などの背景疾患に留意

皮膚疾患では高齢者も多く，眼前の皮膚疾患に眼を奪われて背景にある多彩な疾患を失念しがちである．特にステロイド性骨粗鬆症，糖尿病，肝炎劇症化には細心の注意が必要である．ステロイドは骨形成低下・骨吸収増加作用があり，容易にステロイド性骨粗鬆症を誘発する．したがって少量であろうとも3ヵ月以上の投与が予想される場合には，ガイドラインに準拠した予防的治療が必須となる[5]．ステロイド投与に際しては感染症がないことの確認が必要であるが，B型肝炎ウイルスの持続感染（健康キャリア）では症状がないため，その存在を忘れがちである．ステロイドによる肝炎劇症化を防ぐために，B型肝炎対策ガイドラインを遵守する必要がある[6]．

❸ ステロイド外用剤というオプションを常に念頭に

皮膚疾患の場合，標的臓器が手で触れることができるので，点眼，点鼻，吸入などと同様に外用というdrug deliveryが可能となる．外用であれば高濃度のステロ

イドを効率よく必要な部位に投与でき，他臓器や全身への影響を最小限にすることができる．したがって，皮膚疾患に対しては，絶えず「外用が可能ではないか」と自問することが求められる．

ほとんどのステロイド適応皮膚疾患は外用で治療可能であるが，全身塗布のために外用量が膨大になる場合（一般に強力なステロイド外用剤を10g連用すると，ほぼプレドニゾロン5mg内服に匹敵する全身的効果と副作用があるとされる），皮膚萎縮・多毛・紫斑・痤瘡などの皮膚局所副作用が出現する場合，顔面・頸部などステロイド皮膚症が懸念される場合などは，必要に応じて全身投与を考慮する．ステロイド外用剤は作用を増強するためにハロゲン化などの手法により，血管収縮能でみると1,000倍以上の差異があるため，ステロイド作用の強弱，外用部位の皮膚吸収（陰嚢と足蹠では数十倍の差異がある），基剤などに留意する．全身副作用回避のために，非ハロゲンステロイド，アンテドラッグ（吸収過程で効力の弱いステロイドに代謝される）などの工夫も凝らされている[7]．

ステロイドで悪化する皮膚疾患もある

感染症やステロイド皮膚症（紫斑，皮膚線条など）以外にも，尋常性乾癬にステロイドを全身投与すると膿疱性乾癬という重症乾癬を誘発することがあるので，十分に留意する必要がある．その意味でも皮膚疾患に安易なステロイド全身投与は慎みたい．

■文献

1) 宮地良樹：皮膚疾患．臨床医のためのステロイド薬（橋本博史，西崎　統編）第2版．pp.108-110，総合医学社，2002．
2) 荒瀬誠治ほか：日本皮膚科学会円形脱毛症診療ガイドライン2010．日皮会誌 120：1841-1859, 2010．
3) 鈴木民夫ほか：尋常性白斑診療ガイドライン．日皮会誌 122：1725-1740, 2012．
4) 片山一朗：蕁麻疹にステロイドの適応はあるか？ 皮膚アレルギーフロンティア 11：23-28, 2013．
5) 田中清ほか：皮膚科ステロイド療法の骨密度への影響．What's New in 皮膚科 2010-2011（宮地良樹編）．pp. 208-209, メディカルレビュー社，2010．
6) 坪内博仁ほか：肝臓 50：38-42, 2009　http://www.jsh.or.jp/doc/guidelines/20130510_HVB_Ver1.1.pdf
7) 宮地良樹：ステロイドの使い方のコツ 皮膚外用剤の使い方．臨床研修プラクティス 5(2)：36-39, 2008．

（宮地良樹）

11. 婦人科疾患患者に投与するときの注意

> **Essence!**
> 1. 性ステロイドホルモン剤はその作用機序をよく患者に理解させたうえで投与する．
> 2. 性ステロイドホルモン剤使用においては，エストロゲン依存性の子宮体がんの存在や，血栓症のリスクを忘れてはならない．

1 婦人科領域で用いられる性ステロイドホルモン剤の分類

① **エストロゲン剤**：エストロゲンは卵胞ホルモン様作用を有する物質の総称であり，エストロン，エストラジオール，エストリオールがあり，エストラジオール（E2）が最も活性が高い．

② **プロゲストーゲン剤**：プロゲストーゲンはプロゲスチンやゲスターゲンと同義で，黄体ホルモン様作用を有する物質の総称である．

③ **混合ホルモン剤（エストロゲン剤・プロゲストーゲン合剤：EP剤）**：エストロゲン・プロゲストーゲンの種類および含有量によってさまざまな製剤がある．

2 疾患別の使い方と注意点

1 無月経

　無月経は原因部位により「視床下部性」「卵巣性」「子宮性」に分類され，他に「多嚢胞性卵巣症候群」「高プロラクチン血症」でも指摘される．臨床的にはプロゲストーゲン剤投与により出血が認められる第1度無月経と認められない第2度無月経に分けられる．

- **第1度無月経**：挙児希望がある場合は排卵誘発剤が第一選択となり，挙児希望がない場合は月経周期の後半（24日頃）にプロゲストーゲン剤を開始し消退出血を起こす[1]．Holmstrom療法を示す．

消退出血の 15 日目からデュファストン®（ジドロゲステロン）15 mg/日を 10～14 日間内服

- 第 2 度無月経：挙児希望がある場合は排卵誘発剤が第一選択となり，挙児希望がない場合は月経周期の前半にエストロゲン剤を開始し，後半に EP 剤もしくはエストロゲン剤とプロゲストーゲン剤を投与する．Kaufmann 療法の処方例を示す．

  - プレマリン®（エストロゲン製剤）0.625 mg　1 回 2 錠，1 日 1 回　食後　22 日間（月経周期 5 日目から）
  - デュファストン®（プロゲステロン製剤）5 mg　1 回 1 錠，1 日 2 回　食後　12 日間（月経周期 15 日目から）

2　黄体機能不全

無排卵・黄体ホルモン分泌低下のために黄体期の短縮・月経周期の短縮・黄体期の不正性器出血を呈する疾患で，排卵誘発，黄体ホルモン補充を行う．

デュファストン®（5 mg）2 錠　分 2　食後　10 日間（高温期 2～3 日目から）

3　機能性子宮出血

器質的疾患を認めない子宮内膜からの異常出血で，ホルモン異常が主な原因である．

プラノバール®（EP 剤）1 錠　分 1　食後　7 日間

 妊娠と悪性腫瘍は必ず否定しなければならない．

4　子宮内膜増殖症・子宮体がん

複雑型異型増殖症は子宮体がんの前がん病変で，無排卵状態での長期エストロゲン刺激が原因とされている．治療はプロゲストーゲン剤の投与により子宮内膜の正常化を図る．

・単純増殖症，複雑増殖症，単純異型増殖症に対して
　ヒスロン®(5 mg)2 錠　分 2　食後　高温期に 14 日間
・複雑型異型増殖症，子宮体がんに対して
　ヒスロン H(200 mg)3 錠　分 3　食後　12 週以上

子宮内膜増殖症は体がんを合併していることがあるために頻回の生検，MRI や子宮鏡での精査を行うことおよび，高用量プロゲストーゲン剤療法の最も重要な副作用である血栓には十分に注意する．

5　子宮内膜症

異所性に子宮内膜の腺と間質に似た組織が発育した状態で，強度の月経困難症状や下腹部痛・不妊を主訴にする．薬物療法と手術療法の 2 つがあり，まずは非ステロイド性抗炎症薬(NSAIDs)を用い，コントロール不良な場合は EP 剤やジエノゲスト(プロゲストーゲン剤，EP 剤コントロール不良例や血栓リスクの増加する 40 歳代には有効)，また手術可能な例であれば手術，薬物療法も組み合わせる．子宮内膜増殖抑制には以下のいずれか．

プラノバール®　1 錠　分 1　食後　21 日間(月経周期 5 日目から)
ルナベル®(EP 剤)1 錠　分 1　食後　21 日間(月経周期 5 日目から)

6　更年期障害

卵巣機能低下によるエストロゲン消退によって生じ，症状は，①自律神経失調症状(顔のほてり，のぼせ，発汗異常，動悸，めまい)，②精神症状(情緒不安定，いらいら，抑うつ，不眠，不安)，③その他(腰痛，関節痛，吐き気，食欲不振)などがあげられる．

うつ病，悪性腫瘍，甲状腺機能亢進・低下症においても更年期様症状を呈するために注意が必要である．

多彩な症状の場合は漢方薬が，自律神経症状が主な場合にはホルモン補充療法(HRT)が第一選択となる．HRT 開始前には血圧・体重・身長測定，血算・生化学検査，婦人科がん検診，乳房検査の必要がある．子宮のある場合には子宮内膜増殖症発症予防にプロゲストーゲン剤を併用する．EP 剤において約 30％に不正性器出

血を認めるため持続するようであれば必ず悪性腫瘍の検索を行う．HRT 5 年以上継続する場合には乳がんのリスクが高まるため，血栓のリスクとともに十分なインフォームドコンセントが重要である[2]．

- 閉経前で子宮を有する場合
    プレマリン®（0.625 mg）1 錠　分 1　食後　25 日間
    プロベラ®（2.5 mg）4 錠　分 1　食後　14 日間（上記プレマリン服用開始 12 日目より）
        5〜7 日休薬してこれを繰り返す
- 閉経後の場合
    プレマリン®（0.625 mg）1 錠　分 1　連続
    プロベラ®（2.5 mg）1 錠　分 1　連続
- 子宮がない場合
    プレマリン®（0.625 mg）1 錠　分 1　連続

7　経口避妊薬

経口避妊薬（oral contraceptive：OC）は可逆的避妊法の中で最も優れており，副効果として月経困難症・過多月経抑制効果もある．OC 服用にて血栓症のリスクは 3〜5 倍増加し，非服用者と比べ乳がんのリスク上昇はないと報告されたが，長期服用にて子宮頸がんのリスクが増加する可能性がある．卵巣がん，子宮体がんのリスクは減少する．

OC は何製剤もあり，詳細は婦人科外来編ガイドライン[3]を参照されたい．一般的に月経開始 1 日目から 1 日 1 錠，毎日なるべく同時刻で 21 日間服用し，7 日間休薬，また 21 日間服用する[4]．

■文献

1) 日本産科婦人科学会編：月経異常．産婦人科研修の必修知識 2007．pp. 393-400, 2007.
2) The Writing Group for the PEPI Trial Effects of hormone replacement therapy on endometrial histology in postmenopausal women. The Postmenopausal Estrogen/Progestin Interventions (PEPI) Trial. JAMA 275：370-375, 1996.
3) 日本産科婦人科学会，日本産婦人科医会：産婦人科診療ガイドライン—婦人科外来編 2014．pp.169-174, 2014.
4) Smith JS, Green J：Cervical cancer and use of hormonal contraceptives；a systematic review. Lancet 361：1159-1167, 2003.

（楢山知明・三上幹男）

12. 整形外科疾患患者に投与するときの注意

> **Essence!**
> 1. 合併症や副作用に留意しつつ，必要最小限の使用にとどめる．
> 2. 関節内や腱鞘内は特に感染に弱いため，注射時には十分に消毒するなど感染予防に努める．
> 3. 関節内注射や腱鞘内注射では頻度および回数が過剰とならないように注意する．

1 整形外科疾患でステロイドを使う場面は？

　整形外科においてステロイドの全身投与を行う場面はそれほど多くはなく，むしろ関節内や腱鞘内といった局所への投与が中心であろう．ステロイドの全身投与を行う代表的な整形外科疾患としてはまず，関節リウマチやリウマチ性多発筋痛症などのリウマチ関連疾患があげられる．また，痛風関節炎において非ステロイド性抗炎症薬（NSAIDs）無効・禁忌例などにもステロイド投与が行われる．急性期の脊髄損傷に対してはステロイド大量療法が適応となる．関節リウマチや変形性関節症などによる関節炎，各種の腱鞘炎や筋・腱付着部炎などに対しては関節内注射，腱鞘内注射，局所注射などが行われる．

2 ステロイドの全身投与

　関節リウマチ，リウマチ性多発筋痛症に対しては通常，比較的低用量〔プレドニゾロン（PSL）換算 20 mg 未満〕の内服剤を用いる．関節リウマチに対してはメトトレキサート（MTX）を代表とする抗リウマチ薬（DMARDs）や抗 TNF-α 製剤を代表とする生物学的製剤などを併用することにより，できる限りステロイドの使用量を減少させるように努める．また，長期に内服を行う場合にはステロイド性骨粗鬆症などの合併症予防が必要となる．具体的な使用量などについては「II-1 膠原病・リウマチ性疾患に投与するときの注意」（➡ p.54 参照）に詳細な記載があるためここでは詳述を避ける．痛風関節炎に対しては通常 NSAIDs が第一選択であるが，

NSAIDsの無効・禁忌例や多発関節炎例にはステロイドを用いる場合もある．具体的にはPSL15〜30 mg/日から開始して，1週ごとに1/3量を減量し，3週間で中止する．

受傷後8時間以内の脊髄損傷患者に対して大量メチルプレドニゾロン投与の有効性が報告され，現在のところ脊髄損傷に対して確立された唯一の治療法ともいえる．具体的な投与法としては，最初の15分間に30 mg/kgのボーラス投与を行い，45分間の休薬の後に5.4 mg/kg/時を23時間投与するというNational Acute Spinal Cord Injury Study（NASCIS）Ⅱの方式[1]が用いられる．かなり大量の投与を行うために副作用（消化管障害，易感染性，血糖上昇など）が問題となり，近年では多くの場合ではリスクがベネフィットを上回るともされている．2013年のNeurosurgeryのガイドライン[2]においてもメチルプレドニゾロン投与は推奨しないとされており，今後は慎重な対応が必要と考えられる．

3 ステロイドの局所投与

▶▶▶ 1　関節内

関節内に炎症がある場合に，ステロイドの抗炎症作用を期待して関節内注射が行われることがある．よい適応は関節リウマチ，痛風，偽痛風などによる関節炎であるが，変形性関節症においても著明な水症があるなど炎症が強い場合には高い効果が期待できる．特に日本においてはステロイドの関節内注射を嫌う医師も多いが，適切に行えば即効性があり非常に効果的である．薬剤の用量は関節の大きさにより，デキサメタゾン0.66〜4.1 mg，トリアムシノロンアセトニド2〜40 mgなどを単独で，あるいは局所麻酔薬と混合して注射する．関節腔内は生体の防御機構が十分に働きにくく，感染に弱い．また，ひとたび感染を生じると治療に難渋する．そのため，感染予防には消毒を十分に行ってから注射をする．具体的には穿刺予定部および周囲をクロルヘキシジンエタノールやポビドンヨードなどで最低2回は消毒を行うようにする．

ステロイド関節内注射の禁忌としては，穿刺部周囲に感染性の病変がある場合や関節内の感染が否定できない場合があげられる．頻回の注射はステロイド関節症の原因になるとされ，頻度・回数を制限（年に3〜4回程度）する必要がある[3]．また，たとえば変形性膝関節症や肩関節周囲炎に対しては炎症の強いときのみステロイド投与を行い，その後はヒアルロン酸に移行するのも1つの方法である．

▶▶▶ 2　腱鞘内

腱鞘炎に対してはステロイドの腱鞘内注射が適応となる．特に指屈筋の腱鞘炎

(ばね指)に対してはトリアムシノロンアセトニド5〜10 mgの注入が著効する．やはり関節内注射と同様に感染が否定できない場合は禁忌であり，感染の予防には十分に注意する．また，頻回の投与により腱の断裂を生じる危険があるので，回数や頻度に注意する．

3　その他

その他，上腕骨内・外側上顆炎や鵞足炎などの筋・腱付着部の炎症に対して局所への注射も行われる．これらに対してステロイド注射が短期的に症状を改善させるのは確かであるが，たとえば上腕骨外側顆炎(いわゆるテニス肘)に対しては長期的な予後をむしろ悪化させ，再発率も上がるとの報告もある[4]ので，適応については慎重に選択する必要があるだろう．

> **MEMO　水溶液と懸濁液**
>
> ステロイドの注射剤には無色透明な水溶液と白色に濁った懸濁液がある．前者は吸収が速い代わりに局所への残留時間は短く，後者はその逆の特徴をもつ．関節注射や腱鞘内注射には通常，作用時間の長い懸濁液の有用性が高いと考えられるが，結晶誘発性滑膜炎により一時的に疼痛や腫脹が増悪することがあるので注意を要する．

■文献

1) Bracken MB, et al.：A randomized, controlled trial of methylprednisolone or naloxone in the treatment of acute spinal-cord injury. Results of the Second National Acute Spinal Cord Injury Study. N Engl J Med 322(20)：1405-1411, 1990.
2) Walters BC, et al.：Guidelines for the management of acute cervical spine and spinal cord injuries；2013 update. Neurosurgery 60(Suppl 1)：82-91, 2013.
3) Raynauld JP, et al.：Safety and efficacy of long-term intraarticular steroid injections in osteoarthritis of the knee；a randomized, double-blind, placebo-controlled trial. Arthritis Rheum 48(2)：370-377, 2003.
4) Coombes BK, et al.：Effect of corticosteroid injection, physiotherapy, or both on clinical outcomes in patients with unilateral lateral epicondylalgia；a randomized controlled trial. JAMA 309(5)：461-469, 2013.

（廣瀬　旬）

> Ⅱ 病気・病態に応じた使い方

13. 脳神経外科疾患とステロイド

Essence!
1. 脳腫瘍に伴う脳浮腫にはステロイド投与が有効であるが，頭部外傷や脳梗塞に伴う脳浮腫にはステロイド投与は効果がない！

1 脳神経外科疾患におけるステロイドの役割と作用機序

　脳神経外科疾患におけるステロイドの役割は，さまざまな原因によって発生した脳浮腫を抑制し，頭蓋内圧亢進を抑えることと，脳神経疾患に伴い生じた機能障害を，生理的状態に保つことがある．

　さまざまな原因で引き起こされる脳浮腫は，大まかに細胞膜のエネルギー障害で細胞が腫脹する細胞原性浮腫と，血管透過性が亢進して細胞外腔が腫脹する血管原性浮腫に分けられる．ステロイドは血管原性浮腫に効果があるとされる．これはステロイドが血液脳関門を修復し，血管透過性を抑制し，細胞外腔への浮腫液の漏出を防ぐためと考えられている．

 ステロイドは血管原性浮腫に効果がある！

2 脳浮腫に対するステロイドの効果

≫≫ 1 脳腫瘍

　脳腫瘍に対するステロイド投与の有効性は確立している．悪性神経膠腫，転移性脳腫瘍などが主な適応となる．髄膜腫などの良性腫瘍でも脳浮腫が強い場合は，手術時の脳腫脹を抑えるべく，術前から投与することがある．

意識障害を伴う重症例では，デキサメタゾンやベタメタゾンの急速投与が行われ，局所神経症状などの軽微な症状が主体の場合はプレドニゾロンの内服投与が行われる．ただし，いずれも外科治療などによる脳腫瘍の治療が行われなければステロイドの効果も一時的である．

　急速投与の場合には，術前の短期間，また術後も1～2週間の短期投与が一般的で，副作用が起こることは少ない．一方でプレドニゾロン内服が長期にわたった場合は，高血糖，感染，上部消化管出血などに注意が必要であり，患者・家族に十分に説明しておく必要がある．

脳腫瘍に対するステロイド投与法
① 急速ステロイド投与法：デキサメタゾンまたはベタメタゾン4mg静注または筋注，1日4回を数日間投与，その後1～2日ごとに半減し，1週間～10日前後で中止．中止翌日に必要に応じてテトラコサクチド酢酸塩1A筋注．
② ステロイド内服法：プレドニゾロン30mgを分3．症状の改善に応じて漸減．

MEMO　脳腫瘍が疑われてもステロイド投与を避けたほうがよいことがある！

　脳原発性悪性リンパ腫が画像上疑われる場合は，ステロイドの投与はやめるべきである．診断確定のために生検が必要であるがステロイドを投与すると病理診断が困難になる．悪性リンパ腫は症状の進行も速いので，生検を緊急で行い，確定診断を優先する．

脳膿瘍でステロイドを投与することがある！

　脳膿瘍でも脳浮腫が強い場合は抗菌薬投与に加えて，ステロイドが投与されることがある．感染に伴う血管透過性の亢進を抑えることで効果を発揮する．意識障害例などが適応になり，必要に応じて外科治療を行い，長期間投与は避ける．

遅発性放射線壊死に対するステロイド療法

　脳腫瘍に対する放射線治療の数ヵ月～数年後に神経壊死が起こる場合がある．脳腫瘍再発との鑑別が難しいこともあるが，脳浮腫が高度の場合はステロイド投与が行われる．ただし，投与が数ヵ月にわたることもあり，副作用の出現には十分な注意が必要である．

2　頭部外傷

　わが国の頭部外傷のガイドライン[1]では以下のとおりステロイドの使用は推奨されていない．重症頭部外傷では脳腫脹の原因は細胞原性浮腫であり，理論的にもス

テロイドの効果は期待できない．
① 脳損傷患者の転帰改善や頭蓋内圧下降の目的でステロイドを使用することは勧められない．
② 中等症，重症の脳損傷患者に対する大量のメチルプレドニゾロンの使用は死亡率の増加に関連するため勧められない．
③ 脳損傷に，脊髄損傷，急性呼吸促迫症候群を合併する場合は慎重にステロイドの投与を考慮してもよい．ステロイドには多くの副作用があり，使用の際には特に消化管出血や高血糖に注意することが勧められる．

3 脳梗塞

わが国の脳卒中ガイドライン[2]では脳梗塞へのステロイド使用は推奨されていない．脳梗塞の初期は細胞原性浮腫が主体であり，頭部外傷同様，ステロイドの効果は理論的にも期待できない．

3 機能維持のためのステロイド投与

1 下垂体部腫瘍術後のステロイド投与

下垂体部腫瘍摘出後に下垂体機能低下を伴う場合は，ヒドロコルチゾンを20〜30 mg/日で内服投与する．身体にストレスが加わる場合（抜歯，手術など）には，ショックを避けるため，あらかじめ通常量の5〜10倍量を投与する．

2 クモ膜下出血後，血管攣縮期におけるフルドロコルチゾン酢酸塩エステル投与

クモ膜下出血後には視床下部へのストレスに伴い，中枢性塩類喪失症候群が起こる．この結果，低ナトリウム血症をきたし，脳浮腫悪化の原因となる．これに対してフルドロコルチゾン酢酸塩エステルを用いて血清ナトリウムを維持することで，脳浮腫の悪化を防ぐ．米国のガイドラインで投与が勧められている[3]．

■文献
1) 重症頭部外傷治療・管理のガイドライン作成委員会編：重症頭部外傷治療・管理のガイドライン 第3版．医学書院，2013.
2) 脳卒中合同ガイドライン委員会：脳卒中治療ガイドライン2009．共和企画，2009.
3) Connoly ES Jr, et al.：Guidelines for the management of aneurysmal subarachnoid hemorrhage；a guideline for healthcare professionals from the American Heart Association/American Stroke Association. Stroke 43：1711-1737, 2012.

（菅　貞郎）

II 病気・病態に応じた使い方

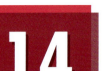

臓器移植患者に投与するときの注意

Essence!

1. 免疫抑制剤として単剤ではなく，カルシニューリン阻害薬などの併用薬剤とともに使用される．
2. 広範な抗炎症作用の寄与もあいまって，強い急性拒絶反応に対する効果から，移植後免疫抑制剤として重要な位置を占めている．
3. ステロイドの副作用を熟知し，ステロイドを制する者は免疫抑制のコントロールを制することができる．

はじめに

ステロイドは臓器移植治療においても，きわめて重要な役割を果たしている．

臓器移植の対象臓器には，腎臓，肝臓，心臓，肺，そして小腸などがあげられる．それぞれの臓器移植に独特の治療戦略があるが，本項では，各種臓器移植に共通するステロイドの基本的な使い方について説明をする．

1 免疫抑制剤としての歴史的背景

ステロイドは元来，「抗炎症剤」として使用されてきた．臓器移植の領域ではステロイドは抗炎症作用のみならず，「免疫抑制作用」に期待されて使用されてきている．とはいっても，ステロイド単剤で免疫抑制を必要かつ十分にかけることはその効果および副作用の点から難しく，1963年にアザチオプリンとの併用による移植免疫抑制効果[1,2]が報告されて以来，この2剤併用療法が基本的な移植免疫抑制療法としてスタートした．

1970年代に入り，シクロスポリン（CsA），続いてタクロリムス（FK506）というカルシニューリン阻害薬（CN）の発見により，CNとステロイドの併用療法によって，臓器移植の成績は格段に向上した．臓器移植においては，技術面での進歩はもちろんであるが，やはり最近の免疫抑制療法の進歩が，現実の医療として定着できるまでの飛躍的な進歩をとげるきっかけとなったといっても過言ではないであろ

う．その中にあって，ステロイドは古典的な薬剤でありながらも，現在でも併用薬として移植領域において広く使用されている．

2 ステロイドはいつ，どのように使うのか？

免疫抑制剤は漫然と投与するものではない．それぞれの局面に合わせた投与法が要求される．一般に臓器移植後の免疫抑制療法は治療のタイミングという意味では大きく3つに分けられる．第1に移植直後の「免疫抑制の導入（induction）」，第2にその後の「免疫抑制の維持（maintenance）」，第3に治療中に急性拒絶反応に陥った際の「拒絶反応に対する治療（anti rejection therapy）」としての免疫抑制療法である．その他，抗体関連拒絶反応，慢性拒絶反応といった特殊な病態があるが，本項では省略する．なお，免疫抑制剤として用いられる主なステロイドはプレドニゾロン（PSL），メチルプレドニゾロン（mPSL）などである．

1 導入（induction）

術中にmPSLを250〜500 mg（小児では10〜20 mg/kg），術直後からバシリキシマブ（シムレクト®）またはanti-thymoglobulin（ATG：小腸移植など）を加えるプロトコールが一般的である．

2 維持（maintenance）

ステロイドとFK506またはCsAの併用が基本．これにミコフェノール酸モフェチル（MMF），ミゾリビンなどの代謝拮抗薬を加えて3剤併用療法も行われている．術後1週は0.5〜1 mg/kg/日から始まり，徐々に漸減して3〜5 mg/日まで減量する．肝移植では術後6ヵ月以内にはステロイド中止が可能である．

3 急性拒絶反応に対する治療（anti-rejection therapy）

拒絶反応は生検による組織検査によって診断され，拒絶の程度（軽度，中等度，高度）で治療法が異なっている．いずれも，mPSLのパルス療法（10 mg/kg/日を3日間）が基本である．多くの場合，ステロイドに反応して，拒絶反応の程度は減弱するが，移植臓器によってその投与量，投与期間は異なることがある．いずれも，同時にCNなどの併用薬剤の調節（増量）は重要である．

3 副作用を回避することは移植成功の重要なポイント

> **MEMO　ステロイドフリー療法**
>
> ステロイドは急性拒絶反応に対する優れた効果から初期は大量療法が治療の中心であったが，その後その広範な副作用の発現を避けるために低用量療法も検討されている．C 型肝炎による肝硬変に対する肝臓移植では，肝炎ウイルス再感染を極力予防する目的でステロイドフリーの免疫抑制療法も試みられている．

免疫抑制剤の副作用はすなわち，免疫力が低下しすぎるために感染症にかかりやすくなることである．通常の感染症のみならず，日和見感染としての，ウイルス〔Epstein-Barr（EB）ウイルス，サイトメガロウイルス〕，真菌感染などに注意する．

さまざまな免疫抑制剤の副作用の中でも，ステロイドの副作用は注意を要する．感染以外の副作用としては以下があげられる．

ステロイドパルス療法のように大量に使用した場合には，胃・十二指腸潰瘍が発生することがある．そのため移植前には上部消化管内視鏡を行い，潰瘍の有無を確認しておくことが重要である．移植後はステロイド投与中の消化性潰瘍発生予防のために抗潰瘍薬（プロトンポンプ阻害薬など）の投与が必要である．また，少量のステロイドでも長期間内服する場合は白内障，骨粗鬆症，無菌性大腿骨頭壊死に注意する．定期的な眼科受診，骨密度測定を行い，適宜治療を加える．副作用管理を怠ると移植後の骨折という事態に陥る．また，小児移植の場合，ステロイドのため成長障害が起こりうる．そのため移植後拒絶反応が起こらない限り，できるだけステロイドの内服量を減量し，特に小児の場合は早期にステロイドを中止する場合もある．

> **MEMO　移植後リンパ増殖性疾患**
>
> EB ウイルスは成人ではほとんどが既感染しているが，小児では未感染の場合が多い．生体移植で EB（＋）ドナーから EB（－）ドナーへの移植の場合には，ウイルスの移入によって，移植後に EB ウイルスの増殖に伴い，感染のみならず，EB ウイルスによって誘導される移植後リンパ増殖性疾患（post transplant lympho-proliferative disease：PTLD）が発症することがあるので注意が必要である．

患者への説明のポイント

　ステロイドにはCNの効果を助けることにより，移植された臓器に対する拒絶反応を抑制する効果があることを説明する．

　臓器移植が成功すると，患者は術前の疲弊した状態から，見違えるほど元気になり，術後1年以降はほぼ通常の生活が可能となる．この質の高いQOLを維持しているのは免疫抑制剤であることを十分に説明しても，あまりに通常の生活に慣れてしまうと，免疫抑制剤はもはや不要であるとか，若い女性はステロイドの副作用である満月様顔貌，肥満，にきびなどの容姿の変化を嫌って，服薬を中止するケースが起こりうる．

　移植臓器が働いているのに移植臓器機能が廃絶する原因で最も多いのが免疫抑制剤の内服の中止であること，調子がよいからといって自分の判断で免疫抑制剤を中止すると，とたんに拒絶反応が起きてしまうこと，また，中止しないまでも免疫抑制剤を飲んだり飲まなかったりしているだけでも必ず拒絶反応が起きてしまうことを十分に説明する．服薬がきちんとなされているかどうかを確認するためにも，定期的な外来受診は必須である．

　ステロイドは徐々に減量し最終的には服用中止になるが，疾患または術後経過によっては低用量で長期間の投与となることもある．

　他の副作用として，かぜ症状が長引く（感染症），喉の渇き，尿量の増加（糖尿病），上腹部痛や胸やけ，便が黒い，血便（胃・十二指腸潰瘍），突然立てなくなる（骨病変，精神疾患）などの自覚症状が認められたときは，直ちに病院に連絡するように指導する．

■文献

1) Starzl ET, et al.：The Reversal of Rejection in Human Reanal Homografts with Subsequent Development of Homograft Tolerance. Surg Gynecol Obstet 117：385, 1963.
2) Murray JE, et al.：Prolonged survival of human-kidney homografts by immunosuppressive drug therapy. N Engl J Med 268：1315-1323, 1963.

〔星野　健〕

Ⅱ 病気・病態に応じた使い方

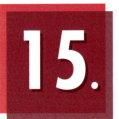

15. 緩和医療とステロイド

> **Essence!**
> 1. 終末期におけるステロイド製剤の使用は食欲不振や倦怠感に対して効果的である.
> 2. ある程度の予後が見込まれる症例に対し,長期投与とならないよう配慮した使用が望まれる.

❶ 緩和医療におけるステロイドの使用

　緩和医療の主な対象となる終末期がん患者は食欲不振や全身倦怠感などさまざまな症状を呈するが,これらの緩和にはステロイドが有効である[1-4].ステロイドの適応には食欲不振や全身倦怠感などの非特異的症状,鎮痛補助,特異的な病態である脊髄圧迫,がん性胸膜炎,腫瘍熱があり[1,5],中枢神経への作用や腫瘍周囲の浮腫や炎症の減少,周囲組織への圧迫軽減が目的となる[1,6].終末期のステロイド投与の主な理由に食欲不振と全身倦怠感の軽減があげられており[1],がん終末期に特徴的な悪液質とも関連するこれらの症状に重点を置いて解説する.

❷ がん性悪液質と炎症

　悪液質は代謝異常としての著しい筋肉減少と体重減少を特徴とし,抵抗性の栄養障害という側面をもつ[7].食思不振や全身倦怠感を呈することが多く,サイトカインや腫瘍由来の物質による影響が注目されている[6-8].ステロイドをこうした症例に応用する意図は食欲中枢への直接作用のほか,サイトカインをコントロールする可能性にあるともいわれるが,現時点で明確な根拠はない[1].

悪液質とサイトカイン

　悪液質の原因や機序は明確ではないが，骨格筋の減少に特定のサイトカインが関わるメカニズムが報告されている[9]．さまざまなサイトカインや腫瘍由来の物質をターゲットにした治療方法の検討もなされてはいるが，ステロイドを含めて明確な根拠は得られていない．

❸ 有害事象と対応

　終末期のステロイド使用に関して，長南らの報告によると有害事象は27.3％にみられたという[1]．実際の内訳は口内炎・胃炎・錯乱であり，ミコナゾールゲルやアムホテリシンBシロップ投与，プロトンポンプ阻害薬の投与などで対応可能で，重篤な例はなかったという[1]．予防投薬に関するエビデンスはないが，適切な使用を続けている限りは安全に使用できると考えてよいだろう．しかし，投与期間が長期になると副作用が出やすい傾向があり[1]，3ヵ月以上の長期投与とならないように留意が必要である[10]．せん妄を生じた場合は投与の中止が原則であり，ハロペリドールやリスペリドンなどの薬剤を用いて対応する．

 ステロイド製剤は食欲不振や全身倦怠感に有効であり，適切に投与されている限りにおいては概して安全に使用できるとしてよいだろう．

❹ ステロイド投与と開始の時期

　投与の前提として，対応する症状の原因を検索する必要がある．たとえば終末期の倦怠感には悪液質のほか，電解質異常，貧血，低酸素血症，血糖値異常，脱水などが関連していることがある[11]．意義のある投与時期を明確に示す根拠は乏しいが，倦怠感の改善に関しては死亡4週前で75％に，1週前で32％に確認されたという報告がある[2]．一方，全身状態の悪い症例で倦怠感に対する効果は弱く[11]，予後が短くなるにつれ効果は減弱するという[2, 6, 12]．また，生命予後が短い状況での増量は効果が乏しいという[1]．さらに，死期が迫り悪液質の進行した症例で投与の継続がせん妄や耐え難い倦怠感を増強させるともいう[13]．比較的良好な全身状態が保たれていて，月の単位の予後が見込まれる段階でのステロイドの投与開始が望ましいが，同時に副作用の発現や効果を考慮して長期投与を避ける必要もあるということができるであろう．

倦怠感や食思不振に対する投与量として，プレドニゾロン10〜30 mg/日もしくはデキサメタゾン1〜4 mg/日，ベタメタゾン1〜4 mg/日が提唱されている[10]．いずれも少量から開始し，症状をみながら漸増する．投与開始7〜10日程度で効果がみられない場合は投与を中止する[10]．プレドニゾロン40 mg/日以上またはデキサメタゾン4 mg/日，ベタメタゾン4 mg/日以上の投与を行っていた場合や，3週間以上の連用後では減量は徐々に行う[10]．

- ステロイドの投与に際してまずは対象となる症状の原因を検索する必要がある．
- 投与はある程度の予後が見込まれる症例に対し，長期投与を避けるよう配慮しつつ行う必要がある．

■文献

1) 長南謙一ほか：終末期がん患者に対する副腎皮質ステロイド薬投与における副作用調査．日病薬誌 47(2)：195-197, 2011.
2) 池永昌之ほか：緩和医療における全身倦怠感と食欲不振に対するステロイドの有効性と副作用．ターミナルケア 7：162-168, 1997.
3) 池永昌之, 恒藤　暁：ターミナルケアにおけるステロイドの有効性と課題．ターミナルケア 5：262-266, 1995.
4) 林　章敏ほか：ターミナルケアにおけるステロイド剤の有用性について．死の臨床 13(1)：56-60, 1990.
5) Leppert W, Buss T：The role of corticosteroids in the treatment of pain in cancer patients. Curr Pain Headache Rep16：307-313, 2012.
6) 池永昌之：がん悪液質症候群とコルチコステロイドによる症状緩和．静脈経腸栄養 23(4)：623-628, 2008.
7) 伊藤彰博ほか：緩和医療における栄養療法．静脈経腸栄養 28(2)：603-608, 2013.
8) 赤水尚史：がん悪液質の病態．静脈経腸栄養 23(4)：607-611, 2008.
9) Chamberlain JS：Cachexia in cancer--zeroing in on myosin. N Engl J Med 351(20)：2124-2125, 2004.
10) 恒藤　暁, 岡本禎晃：緩和ケアエッセンシャルドラッグ 第3版．pp. 174-178, 238-242, 261-265, 医学書院，2014.
11) 木村美智男ほか：がん終末期患者の倦怠感に対するステロイドの有用性評価．日病薬誌 47(6)：729-732, 2011.
12) 池永昌之：セデーションの基本と実際．ターミナルケア 13：443-450, 2003.
13) 小澤竹俊：連続的な鎮静を最小限にするために―ステロイド漸減・中止のすすめ．ターミナルケア 13：43-450, 2003.

　　　　　　　　　　　　　　　　　　　　　　　　　　　　　（伊藤哲也・岩瀬　哲）

Ⅱ 病気・病態に応じた使い方

16. 救急にやってくる患者に投与するときの注意

Essence!

1. 気管支喘息発作をきたした場合，β_2刺激薬吸入とステロイドの全身投与が初期治療の柱である．
2. アナフィラキシーショックに対しては，速やかなアドレナリン投与が必須であるが，即効性はないものの二相性反応を予防する目的で早期のステロイド投与が行われる．
3. 初期輸液，循環作動薬などに反応しない敗血症性ショックの成人患者に対し，ショックからの早期離脱目的で投与される．
4. 副腎クリーゼでは症状が非特異的であるが，問診や経過などから副腎不全が疑われれば，急性・慢性を問わず速やかにステロイド投与を行うことが重要である．

1 気管支喘息にはどう対応する？

　気管支喘息は気管支平滑筋収縮に加えて慢性的炎症が遷延化することにより，気道のリモデリングが誘導され難治性となる．吸入ステロイドなどによる発作予防はもとより，急性増悪時には気管支拡張薬に加えて抗炎症作用のあるステロイドの全身投与は重要な喘息発作治療の1つである．気管支喘息治療のガイドラインはたびたび改定され，管理指針が標準化されている．日頃から目を通し，常に質の高い診療をすることができるよう準備をしておきたいものである．

≫≫ 1　まず何をするべきか？

　気管支喘息発作をきたした患者が救急外来を受診した場合には，まず問診，理学所見，PEFまたはFEV_1，SpO_2を含むバイタル測定や動脈血液ガス分析などから重症度を判定し，全身状態を評価する．
　薬物治療は基本的にβ_2刺激薬吸入とステロイドの全身投与であり，治療目標は呼吸困難消失，体動や睡眠などの日常生活の正常化，PEF（またはFEV_1）が予測値または自己最良値の70％以上，$SpO_2 \geq 90$％で気道狭窄が改善されていることなど

である[1].

2 ステロイド治療の実際は？

ステロイドは軽症では経口投与，中等度の発作以上では全身投与（点滴静注）が行われる．

コハク酸エステル型のヒドロコルチゾン（サクシゾン®，ソル・コーテフ®）200〜500 mg（小児5〜7 mg/kg）およびメチルプレドニゾロン（mPSL，ソル・メドロール®など）40〜125 mg（小児1〜1.5 mg/kg），またはリン酸エステル型のデキサメタゾン（デカドロン®など）かベタメタゾン（リンデロン®など）4〜8 mgをできるだけ早期に点滴静注する．アスピリンや非ステロイド性抗炎症薬（NSAIDs）で喘息の既往があれば，リン酸エステル型ステロイドを選択する．

以後はヒドロコルチゾン100〜200 mgまたはmPSL 40〜80 mgを必要に応じて4〜6時間ごと，デキサメタゾンまたはベタメタゾン4〜8 mgを必要に応じて6時間ごとに点滴静注，またはプレドニゾロン（PSL）0.5 mg/kg/日を経口投与する[2,3]．

2 アナフィラキシーショック

アナフィラキシーとは，アレルゲンなどの侵入により，複数臓器に全身性にアレルギー症状が惹起され，生命に危機を与えうる過敏反応をいう．アナフィラキシーに血圧低下や意識障害を伴う場合を，アナフィラキシーショックという[4]．

アナフィラキシーショックには，アレルゲンによりIgEなどを介し肥満細胞や好塩基球が活性化されて免疫学的に発生するものと，非免疫学的機序により直接肥満細胞，好塩基球が刺激され脱顆粒をきたすものに大別される．いずれも，脱顆粒により放出されたヒスタミンなどのメディエータなどの作用によってショック症状が発現するものであり，原因物質として前者は抗菌薬，食物など，後者では造影剤，NSAIDs，筋弛緩薬，オピオイドなどが知られている．既往のある患者にはアドレナリン自己注射薬（エピペン®）が処方可能であり，再発した場合の治療をより早く開始することが可能である．

1 まず何をするべきか？

呼吸器症状，循環器症状，消化器症状，皮膚・粘膜症状などに応じ，適切な気道確保・酸素投与，静脈路確保および急速輸液などを行いながら下肢を挙上し，バイタルサインのモニタリングを開始する．

第一選択薬はアドレナリンであり，成人0.3 mg，小児0.01 mg/kg（最大0.3 mg）筋注を可及的速やかに行う．

ステロイド，抗ヒスタミン薬（H_1およびH_2受容体拮抗薬），グルカゴン，β_2刺

激薬, 昇圧薬などは第二選択薬である.

▶▶▶ 2　ステロイド治療の実際は？

　ステロイド投与に関しては経験的治療により勧められることも多く, エビデンスに基づいて推奨される使用法は現時点では標準化されていない. しかしながら, ステロイドに即効性はなくともアドレナリン作用の消失後, あるいはアレルギー反応消失後に症状が再燃する「二相性反応」を抑制すると考えられている. この場合ヒドロコルチゾン 1〜5 mg/kg を必要に応じて投与かまたは, mPSL 1〜2 mg/kg/日を 6 時間ごとに投与する. 血圧低下, 意識障害, 気道閉塞症状がない軽症では, PSL 0.5 mg/kg (最大 50 mg) を経口投与する. アスピリンや NSAIDs で喘息の既往があればデキサメタゾンかベタメタゾンの投与が行われる[5-9].

❸ 敗血症性ショック

　敗血症 (sepsis) は, 感染により発症した全身性炎症反応症候群 (systemic inflammatory response syndrome：SIRS), infection-induced SIRS と定義されており[10], 重症度分類として重症敗血症, 敗血症性ショックが用いられる. 集中治療医学領域において頻用されている "Surviving Sepsis Campaign guidelines" (SSCG)[11] は, 欧米で行われた無作為比較試験 (randomized controlled trial：RCT) の結果を基に推奨される診断および治療法が提示されたものである. 日本版 SSCG ともいうべき『敗血症診療ガイドライン』[10]が策定され,「全身管理と補助療法」の一項目としてステロイドの使用について記載されている. ガイドラインには, ①初期輸液, 循環作動薬などに反応しない敗血症性ショック患者 (成人) に対し, ショックからの早期離脱目的で投与される, ②適応の決定に ACTH 試験は不要である, ③副作用として高ナトリウム血症, 高血糖などのほか, 新たな敗血症, 敗血症性ショックなど重感染の発生率が有意に高いことに注意する, とされている. フランスの多施設 RCT, 大規模ヨーロッパ多施設 RCT, メタ解析などの結果より, 現在では敗血症性ショックに対する少量・長期ステロイド投与は「ショックからの早期離脱効果は認められるが, 28 日死亡率は改善しない」との結論が得られている.

▶▶▶ 1　まず何をするべきか？

　SIRS, 敗血症性ショックと診断された場合は, 血液培養などによる原因部位および原因菌検索, 経験的治療薬である広域抗菌薬の投与を開始する. 続いて観血的動脈圧測定, 動脈血液ガス分析, 超音波検査などで全身状態を評価しつつ, 初期蘇生を行う. すなわち輸液, ノルアドレナリン, バソプレシンなどの循環作動薬投

与，人工呼吸管理，栄養管理，播種性血管内凝固（DIC）治療，急性血液浄化療法などを含めた全身管理であるが，集中治療専門医を中心としたチームで行うことが望ましい．

2 ステロイド治療の実際は？

ショック発症早期に開始し，ヒドロコルチゾン（mPSL も代替使用可）を 300 mg/日以下，5日以上の少量・長期投与することが推奨され，その後循環作動薬が不要になれば徐々に中止する．

デキサメタゾンは力価が強く半減期が長いことや，視床下部-脳下垂体-副腎系を抑制するため，フルドロコルチゾンは追加投与で尿路感染症などを有意に増加するため用いるべきではないとされている[12, 13]．

> **MEMO 細菌性髄膜炎に対するステロイド投与**
>
> 市中発症髄膜炎では，高用量セフトリアキソン〔CTRX（2 g，12 時間ごと）〕＋高用量バンコマイシン〔VCM（20 mg/kg，12 時間ごと）〕＋ACV の投与が推奨薬である．ステロイド併用により有意に予後が改善することから，成人例の場合は，抗菌薬開始 10〜20 分前または同時にデキサメタゾン 0.15 mg/kg 静注を 6 時間ごと，2〜4 日間継続することが推奨されている．すでに抗菌薬が投与されている場合には，予後を改善する根拠はないとされ，抗菌薬投与後のデキサメタゾン療法は推奨されていない[14]．

4 副腎クリーゼ

副腎クリーゼとは副腎皮質ホルモンの相対的・絶対的不足により急性循環不全をきたした状態である．原因としてはステロイド休薬，感染症などが多く，特に *Neisseria meningitidis* による Waterhouse-Friderichsen syndrome は重症例として知られており，敗血症，DIC，急性副腎不全，ショックから急速に死に至る．

原発性副腎不全（両側副腎皮質出血，梗塞など），続発性副腎不全（長期ステロイド使用，下垂体卒中，頭部外傷など），いずれにおいても臨床経過から副腎クリーゼが疑われれば，確定診断よりもステロイド投与を優先する．適切なステロイド補充により 6 時間程度でショックを離脱することが可能である．

1 まず何をするべきか？

救急外来で副腎クリーゼ（原発性および続発性）が疑われた場合には，ステロイド投与などにより循環動態，電解質の安定を図ることが最優先される（図1）．同時

16. 救急にやってくる患者に投与するときの注意

1
- 酸素投与，気道確保
- 末梢静脈ルート確保，採血（血算，生化学，ACTH，コルチゾール）
- 血圧，ECG，SpO_2モニター

2
- ヒドロコルチゾン100mg 静注または筋注，その後6時間ごとに反復投与

3
- 生理食塩水1,000～1,500mL 急速輸液
- 血圧，血清Na値が安定すれば，投与速度を2,000～4,000mL/日に調整
- 血糖，血清K値は必要に応じて補正

4
- 内分泌専門医コンサルト，ICUベッドコントロール
- 血液培養，尿検査，画像検査，迅速ACTH試験など各種検査
- 副腎不全の診断および原因検索

図1 副腎クリーゼの初期診療

（南　丈也：副腎クリーゼ．救急医学 33（増刊）：1422-1425，2009 より引用・改変）

に内分泌科専門医にコンサルトを行いつつ全身管理を行うことが望ましい．

❱❱❱ 2　ステロイド治療の実際は？（図2）

MEMO　迅速ACTH負荷試験って…!?

①臥位安静30分で前値採血（検査終了まで臥位安静）．
②テトラコサクチド酢酸塩（コートロシン®）0.25mg 静注．
③30分後，60分後に採血
　・正常反応：コルチゾール値≧18μg/dL．
　・反応低下：10μg/dL≧コルチゾール値．

甲状腺ホルモン投与…前!? 後!?

Sheehan症候群など汎下垂体機能低下症に合併した甲状腺機能低下症の治療には，代謝亢進による相対的なステロイド欠乏状態から生じる副腎クリーゼを予防するため，甲状腺ホルモン投与前に糖質コルチコイドを投与する．

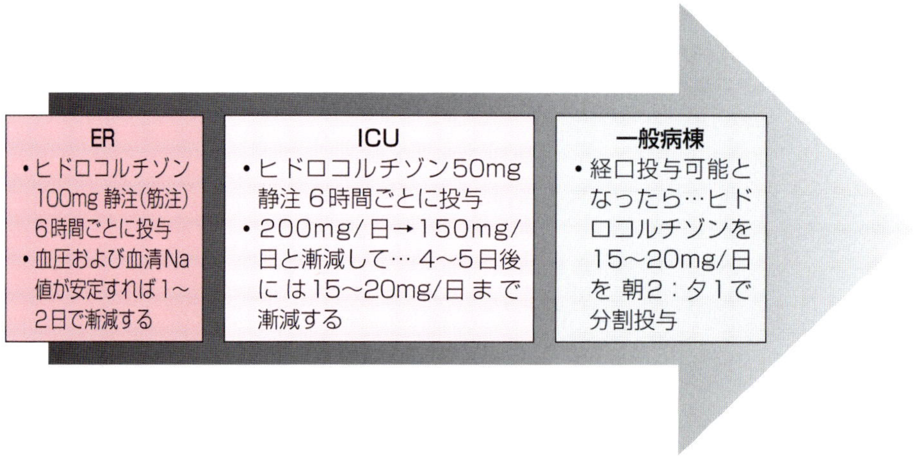

ER	ICU	一般病棟
・ヒドロコルチゾン100mg 静注(筋注) 6時間ごとに投与 ・血圧および血清Na値が安定すれば1～2日で漸減する	・ヒドロコルチゾン50mg 静注 6時間ごとに投与 ・200mg/日→150mg/日と漸減して… 4～5日後には15～20mg/日まで漸減する	・経口投与可能となったら…ヒドロコルチゾンを15～20mg/日を 朝2：夕1で分割投与

図2 副腎クリーゼのステロイド投与例
（南　丈也：副腎クリーゼ．救急医学33（増刊）：1422-1425，2009 より引用・改変）

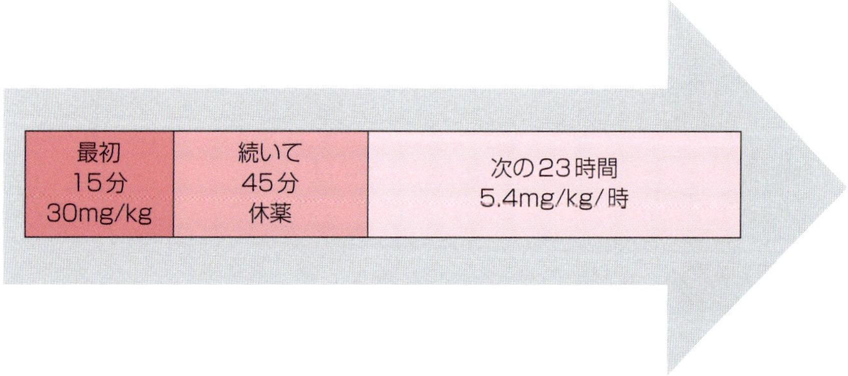

最初 15分 30mg/kg	続いて 45分 休薬	次の23時間 5.4mg/kg/時

図3 脊髄損傷に対するソル・メドロール®投与
（石井桂輔：脊髄損傷．救急医学35（増刊）：1454-1458，2011 より引用・改変）

5 脊髄損傷

　脊髄損傷では，受傷した髄節レベルに応じて運動麻痺，知覚麻痺，自律神経障害が生じた結果，各器官へ重大な影響が及ぶ．脊髄損傷において横断性の脊髄損傷，すなわち障害レベル以下の筋トーヌスが低下する弛緩性麻痺，感覚脱失，尿閉からなる脊髄ショックは神経症状をさす．上位胸椎よりも高位の脊髄損傷による神経原性ショックとは，自律神経系失調により末梢血管弛緩が起こり，血圧低下をきたす血液分布異常性ショック（distributive shock）の1つである．

　残存する神経機能や麻痺の重症度など脊髄損傷の評価には，American Spinal Injury Association（ASIA）による基準「ASIA 分類」を用いるのが標準的である．

この分類により，左右の運動，知覚神経高位，完全，不完全麻痺などからASIA Impairment Scale（AIS）が決定される．脊髄圧迫，骨・靱帯損傷の程度も包括したSub-axial Cervical Spine Injury Classification and Severity Scale（SLIC Scale）や，胸腰椎外傷についてのThoracolumbar Injury Classification and Severity Score（TLICS）などは脊髄損傷の外科的治療指標として高く評価されている．

1 ステロイドの意義は？

詳細な作用機序は明らかではないが，神経機能改善目的にmPSLを受傷後8時間以内のできるだけ早期に保険適用のあるSecond National Acute Spinal Cord Injury Study（NASCIS-2）のプロトコールに従って投与する（図3）．長期連用での急激な中止は離脱症状が出現することがあり，わが国のガイドラインでは，「ステロイド投与による合併症を考慮して決定することが望ましい」とされている．高齢者では特に慎重に投与する．

■文献

1) National Heart, Lung, and Blood Institute：National Asthma Education and Prevention Program, Expert panel report 3：Guidelines for the Diagnosis and Management of Asthma, 2007.
2) Global Initiaitve for Asthma（GINA） http://ginasthma.org
3) 日本アレルギー学会喘息ガイドライン専門部会：喘息予防・管理ガイドライン2012．協和企画，2012.
4) 日本アレルギー学会：アナフィラキシーガイドライン．pp.1-12, 2014.
5) Sampson HA, et al.：Second symposium on the definition and management of anaphylaxis；summary report--Second National Institute of Allergy and Infectious Disease/Food Allergy and Anaphylaxis Network symposium. J Allergy Clin Immunol 117：391-397, 2006.
6) Simons FE：Anaphylaxis. J Allergy Clin Immunol 125：S161-181, 2010.
7) Choo KJ, et al.：Glucocorticoids for the treatment of anaphylaxis；Cochrane systematic review. Allergy 65：1205-1211, 2010.
8) 秀　道広ほか：蕁麻疹診療ガイドライン．日皮会誌 121：1339-1388, 2011.
9) 日本化学療法学会：抗菌薬投与に関連するアナフィラキシー対策のガイドライン（2004年版） http://www.chemotherapy.or.jp/guideline/hinai_anaphylaxis.html
10) 日本集中治療医学会 Sepsis Registry 委員会編：日本版敗血症診療ガイドライン．日集中医誌 20：124-173, 2013.
11) Dellinger RP, et al.：Surviving Sepsis Campaign；international guidelines for management of severe sepsis and septic shock；2008. Crit Care Med 36：296-327, 2008.
12) Annane D, et al.：Effect of treatment with low doses of hydrocortisone and fludrocortisones on mortality in patients with septic shock. JAMA 288：862-871, 2002.
13) Sprung CL, et al.：CORTICUS Study Group：Hydrocortisone therapy for patients with septic shock. N Eng J Med 358：111-124, 2008.
14) 日本神経治療学会・日本神経学会・日本神経感染症学会監修：細菌性髄膜炎の診療ガイドライン．臨床神経学 47（5）：36-37, 2007.
15) 南　丈也：副腎クリーゼ．救急医学 33（増刊）：1422-1425, 2009.
16) 日本救急医学会・医学用語解説集　http://www.jaam.jp/html/dictionary/
17) 石井桂輔：脊髄損傷．救急医学 35（増刊）：1454-1458, 2011.

（森　智治・佐藤格夫・小池　薫）

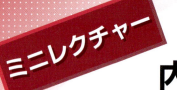

Ⅱ 病気・病態に応じた使い方

内分泌代謝疾患患者に投与するときの注意

ひとくちに内分泌代謝疾患といっても多岐にわたるが，副腎不全の治療や補充療法以外の目的，すなわち抗炎症作用・相対的副腎不全の予防・抗体産生抑制や免疫抑制を期待してステロイドを投与する場合がある．内分泌という観点からステロイド治療を要する病態は必ずしも多くはないが，甲状腺クリーゼをはじめ，一部の甲状腺疾患や自己免疫性の疾患などがステロイド治療の対象となる．

Ⅰ 甲状腺クリーゼ

甲状腺中毒症の原因となる未治療ないしコントロール不良の甲状腺基礎疾患（Basedow病や中毒性結節性甲状腺腫）が存在し，これに強い身体的・精神的ストレスなど何らかの誘因が加わり，甲状腺機能亢進症が劇症化し，複数臓器の機能不全など生命の危機に直面した緊急事態を甲状腺クリーゼと称する．診断にはBurch-Wartofskyスコアが用いられてきたが，点数化が複雑で臨床データとの検証もされていなかったため，日本甲状腺学会では新たに診断基準を作成した[1]．それによる診断フローチャートを図1に示すが，誘因となる原疾患の症状とクリーゼの症状を厳密に見分けることは必須ではなく，生命を救い後遺障害を予防することを最優先する．なお高齢者では，高熱，多動などの典型的クリーゼ症状を呈さない場合があり注意を要する．

甲状腺クリーゼの治療ガイドラインは作成中であり，経験的に行われてきた初期治療について述べる[2]．治療は緊急を要し，甲状腺中毒症を解除するための抗甲状腺薬と無機ヨードの投与，ステロイド投与が三本柱であり，循環動態の管理のため，β遮断薬の投与，補液，全身管理を行う．具体的に甲状腺ホルモン合成を抑制するために，まずメチマゾール（MMI，メルカゾール®）投与（30 mg/日静注または経口あるいは胃管より60 mg/日）を優先し，その後いわゆるWolff-Chaikoff効果を期待して無機ヨード投与（150〜250 mg/日，ルゴール®10滴8時間ごとがヨード250 mg/日に相当）を行う．一般にヨード摂取が十分な日本人では最初から投与しても血中ホルモン抑制が起こるとされる．以前の教科書には，T_4（サイロキシン）から3〜4倍ホルモン活性が強いT_3（トリヨードサイロニン）への変換を阻害する働き，すなわち1型脱ヨード酵素阻害効果をもつプロピルチオウラシル（PTU，プロパジール®）を選択すべきと記載されていたが，PTUのほうが症状改善が著しいとはいえない．

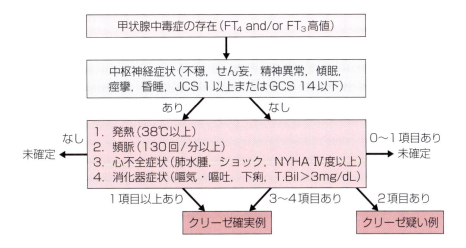

図1 甲状腺クリーゼ診断のフローチャート

　ステロイドは T_4 から T_3 への変換を抑制することから，PTU と同様な理由で投与される．ヒドロコルチゾン 100 mg/回静注を 8 時間おき，あるいはデキサメタゾン（デカドロン®）2 mg 静注，その後は経口投与とし漸減する．ステロイドが甲状腺クリーゼの病態・予後を改善するかというランダム化比較試験はないが，血管透過性抑制の期待や，慢性の甲状腺機能亢進状態ではコルチゾールの産生分泌が追いつかない相対的副腎不全の状態であるとの考えから，ステロイド投与が行われている．

II 甲状腺眼症

　Basedow 病やまれに橋本病に伴ってみられる甲状腺眼症の発症メカニズムには不明な点が多いが，眼窩部球後組織に存在する自己抗原が惹起する炎症を基盤として球後組織内圧が亢進し眼球突出を引き起こす，自己免疫性炎症性疾患とされる[3]．重症例では複視や視力障害をきたし QOL が著しく損なわれ，悪性眼球突出症と称される．眼症の重症度と活動性の自然経過には時間的なズレがあり，どの時期に治療するかによって治療効果が大きく異なる．重症度は治療との関連から**表1**のように分類されており，最重症では早急な治療介入を，中等～重症で活動性があれば免疫抑制療法，非活動性では機能回復手術の検討を，軽症なら病態・活動性評価後にリスク・ベネフィットを踏まえ検討することが勧められている．活動性の評価には Clinical activity score (CAS) が用いられるが，炎症所見を客観的に評価する方法として MRI が推奨されている．T1 強調画像で眼瞼，後眼窩容積，外眼筋腫大度や視神経症を評価し，T2 強調画像で外眼筋の T2 緩和時間の延長，すなわち信号強度増強があるかどうかをみる．T2 緩和時間や STIR 信号強度は炎症（活動性）の指標となる．治療法として，ステロイド治療，放射線治療，眼科的手術療法

表1 眼症の重症度分類と CAS による活動性評価

	なし	軽症	中等症	重症	最重症
眼裂開大	8 mm 未満	8〜10 mm 未満	10〜12 mm 未満	12 mm 以上	↔
眼瞼腫脹	なし	軽度	中等症	高度	↔
結膜	所見なし	うっ血，充血，浮腫	上方輪部角結膜炎	上強膜血管怒張	↔
眼球突出	15 mm 未満	15〜18 mm 未満	18〜21 mm 未満	21 mm 以上	↔
外眼筋	所見なし	なし〜間欠性複視	周辺視での複視	第1眼位で複視	↔
角膜	所見なし	所見なし	兎眼性浸潤〜角膜全体に及ぶ浸潤		潰瘍，穿孔，壊死
視神経・網膜	所見なし	所見なし	所見なし	所見なし	視神経症

Clinical activity score (CAS)

- 後眼窩の自発痛や違和感
- 上方視，下方視時の痛み
- 眼瞼の発赤
- 眼瞼の腫脹
- 結膜の充血
- 結膜の浮腫
- 涙丘の発赤・腫脹

各項目を1点として合計点で評価
↓
CAS≧3 以上を活動性眼症

(眼窩減圧術)がある．甲状腺眼症のうち外眼筋が肥大している活動期の症例がステロイド治療のよい適応となる．

最重症例では直ちにステロイドパルス療法を開始する．メチルプレドニゾロン(ソル・メドロール®) 1,000 mg/日点滴静注，3日連続を1クールとして，1週間ごとに通常3クール行っている施設が多い．有効例では経口剤による後療法(プレドニゾロン 0.4〜0.5 mg/kg/日で開始，その後3〜6ヵ月で漸減)が行われることも多い．なお，甲状腺機能と眼症の程度は必ずしも相関しない．

III 亜急性甲状腺炎

移動性の前頸部痛，発熱で発症し，数週〜数ヵ月以内に自然寛解する特徴のある破壊性甲状腺炎である．軽症例では非ステロイド性抗炎症薬(NSAIDs)を投与するが，中等度以上の例はステロイド治療の適応である．プレドニゾロン 30 mg/日，朝1回経口投与から開始し，症状や CRP などの検査結果をみながら，1〜2週間に5〜10 mg ずつ漸減し，2〜3ヵ月で中止する．見逃されていることが多い疾患の代表であり，ステロイドの治療効果も劇的であるが，減量を急ぐと再燃する可能性が高いため注意が必要である．

IV 他の甲状腺疾患

抗甲状腺剤の副作用などで手術療法を選択せざるをえない場合に，デキサメタゾン（デカドロン®）4～6 mg を手術 2～4 日前から投与し術後漸減などというように一時的に使用する場合もある．そのような Basedow 病特殊状況下に加え，インターフェロンやアミオダロン（アンカロン®）による薬剤性甲状腺機能亢進症においても，プレドニゾロン 30 mg/日，朝 1 回経口投与から開始し，2 週後に 20 mg，以後漸減し 4 ヵ月で中止できたなどの報告がみられる[4]．

また逆の意味ではあるが，ステロイド使用患者の甲状腺機能異常があることも知っておく必要がある．ステロイドは T_4 から T_3 への変換を抑制するので当然 low T_3 となる．さらに，視床下部を介して TSH を抑制（逆に副腎皮質機能低下では TSH は上昇）するので，FT_4 も低下傾向を示すことが多く，Cushing 症候群でもそのようなデータがよくみられる（視床下部性のパターンであり TRH に反応する）．

V おわりに

主に比較的頻度の高い甲状腺疾患について述べてきたが，最近では IgG4 関連疾患や Ca 感知受容体に対する自己抗体による後天性低カルシウム尿性高カルシウム血症などでも，薬理的なステロイド治療が行われる場合もあり，臨機応変に対応する必要があるのはいうまでもない．

■文献

1) Akamizu T, et al.：Diagnostic criteria and clinico-epidemiological features of thyroid storm based on a nationwide survey. Thyroid 2012 Apr 11.［Epub ahead of print］
2) 鈴木敦詞：甲状腺クリーゼをどう見極め，どう初期治療すれば良いですか？ 内分泌診療のファーストタッチ（鈴木敦詞，和田誠基編）．pp.246-249, 文光堂，2013.
3) 日本甲状腺学会：バセドウ病悪性眼球突出症（甲状腺眼症）の診断基準と治療指針（第 1 次案） http://www.japanthyroid.jp/doctor/img/basedou.pdf
4) 棚橋哲也ほか：甲状腺疾患．臨床各科でのステロイド薬の使い方（安田圭吾編）．pp.151-158, 永井書店，2001.

〈宗 友厚〉

ミニレクチャー

Ⅱ 病気・病態に応じた使い方

ステロイドパルス療法の実際

はじめに

　ステロイドは，投与量の範囲がきわめて広いという特徴がある．最大量投与としては，メチルプレドニゾロン 1,000 mg（プレドニゾロン換算で 1,250 mg）を 3 日間点滴静注することを 1 クールとし，時に数週ごとに数クール繰り返し投与するパルス療法がある．本法は 1969 年に移植腎の急性期拒絶反応による高度の間質腎病変に対して使用された[1]．1976 年になり Cathcart らがループス腎炎に有効であることを報告し[2]，以後，各種膠原病や腎疾患に対して多く試みられ有用性が示されてきた．しかし，厳密な対照研究は少なく，その原理と副作用，ならびに現疾患の病態を詳細に理解して施行する必要がある．

Ⅰ 投与の仕方

　水溶性のメチルプレドニゾロン（メチルプレドニゾロンコハク酸エステルナトリウム）1,000 mg を添付の溶解液で溶解した後，5％グルコースまたは生理食塩水 200〜500 mL に希釈し，30 分〜2 時間で点滴静注する．これを 3 日間繰り返すことを 1 クールとする．疾患・病態により 1〜4 週ごとに，このクールを数回繰り返すこともある．また，メチルプレドニゾロン 500 mg を使用する「ハーフパルス」療法も実際に行われているが，報告数も少なくその有効性は明らかではない．
　当初のパルス療法ではボーラス（急速静注）となっている．しかし不整脈なども報告され，近年では 1〜2 時間での点滴静脈投与が一般的である．

Ⅱ 適応

　わが国での医薬品添付文書上は，出血性・感染性ショックによる急性循環不全，腎移植に伴う免疫反応抑制，急性脊髄損傷（受傷後 8 時間以内），ネフローゼ症候群，多発性硬化症の急性増悪があげられている．しかし欧米では，ループス腎炎，中枢神経ループス，血管炎症候群などの各種膠原病の難治性病態，重篤な潰瘍性大腸炎や限局性腸炎，重症多型紅斑，難治性の喘息などのアレルギー疾患など，広く難治性病態で承認されており，わが国でも臨床的に用いられていることが多い．

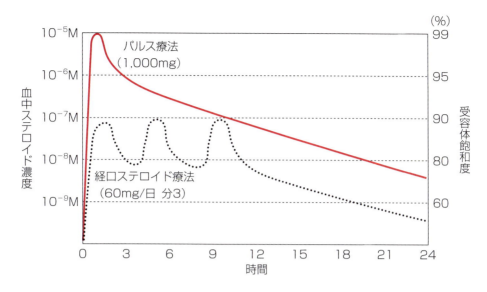

図1 経口ステロイド療法とパルス療法における血中ステロイド濃度と受容体飽和度

III 副作用

パルス療法が報告された直後には,心室頻拍などの重篤な不整脈[3]や中枢神経症状[4,5]の報告がなされている.しかし,その後30分〜1時間以上かけて静脈投与をするようになり,これら重篤な副作用はほとんどみられなくなった.しかし,重篤な心機能異常のある症例ではモニター管理をしておくのがよいと思われる.

また,糖代謝異常は点滴静注の間にもみられる.血糖値は約30 mg/dL上昇し,インスリン濃度の増加もみられており[6],潜在的に耐糖能低下を認める症例では血糖値のコントロールも必要である.特に飲水不十分な例では十分な補液が必要である.

その他の副作用は,ステロイド大量(プレドニゾロンで60 mg/日程度)の経口ステロイド治療と実際の差はみられない.骨頭壊死症はステロイドパルス療法を受けた例で多いとされているが[7],本症の有効な予防法はなく,骨頭部の痛みを訴えた場合にはMRIでの早期発見が必要となる.

IV ステロイド濃度

パルス療法では,大量経口ステロイド療法に比べて2乗のオーダーで血中濃度が上昇する(図1).ステロイド受容体の飽和度のみでない,膜への直接作用などの作用機序があると考えられている.

V おわりに

パルス療法は,全身性エリテマトーデスをはじめ多くの難治性疾患に対して,ス

テロイド療法の切り札として広く用いられるようになってきている．この背景には，わが国ではパルス療法に伴う短期の重篤な副作用が経験されておらず，比較的手軽にパルス療法を用いられてきたことがあげられよう．しかし，パルス療法は確実に代謝系をはじめとした生体全体にも潜在的変化をもたらしており，ステロイド効果の余地の考えにくいような症例にまでむやみに適応を広げることは慎むべきと考えられる．そして常にステロイドの作用機構と患者の病態とを考慮に入れながら，パルス療法を施行することが必要であろう．

■文献

1) Kountz SL, Cohn R：Initial treatment of renal allografts with large intrarenal doses of immunosuppressive drugs. Lancet 1 (7590)：338-340, 1969.
2) Cathcart ES, et al.：Beneficial effects of methylprednisolone "pulse" therapy in diffuse proliferative lupus nephritis. Lancet 1 (7952)：163-166, 1976.
3) Belmonte MA, et al.：Severe ventricular arrythmia after methylprednisolone pulse therapy in rheumatoid arthritis. J Rheumatol 13 (2)：477-479, 1986.
4) Suchman AL, et al.：Seizure after pulse therapy with methyl prednisolone. Arthritis Rheum 26：117, 1983.
5) Wysenbeek AJ, et al.：Acute central nervous system complications after pulse steroid therapy in patients with systemic lupus erythematosus. J Rheumatol 17：1695-1696, 1990.
6) 市川陽一ほか：パルス療法の免疫機能及び生体代謝に及ぼす影響．基礎と臨床 14：5-11, 1980.
7) 廣田良夫ほか：ステロイドの種々投与法と特発性大腿骨頭壊死症との関連；SLE患者における症例・対照研究．厚生省特定疾患特発性大腿骨頭壊死症調査研究班平成7年度研究報告書．pp.17-22, 1996.

〔大島久二・伊東秀樹・秋谷久美子〕

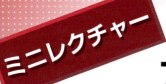

ステロイド維持量の考え方

Ⅱ 病気・病態に応じた使い方

Ⅰ 維持量とは

　ステロイド療法は多くの疾患で行われているが，中等量以上のステロイドが使われる慢性疾患では，初期の高用量から減量してもそのまま中止せず，その後低用量ステロイドが継続されることがある．すべての疾患領域においてこうした維持療法が行われているわけではないが，たとえば膠原病領域では，寛解または低疾患活動性維持のために維持量投与が行われることが多い．本項では，維持量決定にも密接に関係する初期用量の決定と漸減法について解説し，さらに維持量の考え方についてまとめる．

Ⅱ 初期用量の決定

　世界の標準的教科書の1つである『Harrison内科学』[1]によれば，重症臓器障害を有する全身性エリテマトーデス（systemic lupus erythematosus：SLE）には，プレドニゾロン（prednisolone：PSL）換算で0.5〜1 mg/kg/日を，軽症例には0.07〜0.3 mg/kg/日を初期用量として推奨し，それらを4〜6週間継続するとしている．この初期用量はランダム化比較試験などの厳密な臨床試験を根拠としているわけではないが，経験的とはいえ，世界各国で60年以上にわたり初期大量療法が行われてきた事実は，それなりに重く受け止めるべきである．ただし，従来の教科書的な記載では，SLEの治療はPSL換算で1 mg/kg/日を投与するというのが一般的であったことを考慮すると，Harrrison内科学の用量は低く設定されている．

　エビデンスレベルが高いとはいえないが，米国リウマチ学会は，米国における専門家の意見を集約した調査[2]を実施した．それによると，重症SLEの初期用量（体重70 kgの女性と仮定）は，中央値でPSL換算60 mg/日を2週間継続し，中等症SLE患者では35 mg/日を1週間継続するという結果であった．この調査結果およびHarrison内科学の記載をわが国のSLE患者（体重50 kgと仮定）に外挿すると，重症例で30〜50 mg/日を2週間，中等症例で15〜30 mg/日を1週間，軽症例で5〜15 mg/日（最初から維持量）が推奨されることになる．ただし，ステロイド初期用量については医師の間でも大きな違いがあることから，今後も詳細な検討が必要である．

III 漸減法の実際

かつては，1～2週ごとに10％程度のステロイド漸減法を推奨するものが多かった．Harrison内科学[1]には，初期治療後に「臨床症状が許す限り速やかに維持量まで減量」と記載されているが，具体的にはどのように行われているのであろうか．

前述の米国リウマチ学会による調査[2]は，SLEを対象とした新薬併用によるステロイド減量効果を観察する臨床試験を想定したものである．その結果から，米国のリウマチ専門医のステロイド漸減法 (表1) は，初期治療後の3週目から重症例では中央値で10 mg，中等症患者では5 mgの減量が始まるようだ．その後の漸減速度もおおむね1週ごとに約10～20％である．この調査の前提はステロイド単独療法ではないわけだが，より早めの減量という近年の治療実態を示している．

IV 維持量の意義

Harrison内科学[1]には，PSL換算で5～10 mg/日の連日投与または10～20 mgの隔日投与をSLEにおける通常の維持量として紹介している．これに対し，**表1**では重症例でも11週以降，中等症例は6週以降にステロイドを中止すると回答した医師もみられる．ただし，一方では重症例で10 mg/日，中等症例で5 mg/日の維持量を継続すると回答した医師もおり，維持量の是非については専門医の間でも一定していない．なお，重症例では19週目に，中等症例では16週目に中央値がゼロ，すなわち半数以上の医師がステロイド中止と回答している点は注目に値する．

わが国で本間ら[3]が行った1,407例のSLEの調査では，PSL 5 mg/日未満あるいは中止した例の生命予後は，5～10 mg/日で維持していた例よりも有意に悪かった．また，Walshら[4]は，ANCA関連血管炎における再燃に関わる因子をメタ解析で検討したところ，ステロイド中止例の再燃率が43％であったのに対し，維持量継続例では14％と有意に再燃率が低かったとしている．これらの報告からは，少なくとも膠原病治療においては，ステロイド維持量投与が長期管理に一定程度有用であることを示唆している．

V 維持量に残る臨床的疑問

以上のようにまとめてみたものの，PSL換算で5～10 mg/日の維持量が必要か，5 mg/日未満ではいけないのか，どのような場合に中止を考慮すべきかなどの疑問は依然として解決されない．たとえば関節リウマチ治療にステロイドが使われる場合には，欧州の一部で行われている大量療法を除けば，一般には5 mg/日以下が推奨されている．すなわち，疾患によっては最初から維持量が使われる場合がある．また，関節リウマチではPSL換算で1～4 mg/日でも十分に有効[5]であるという事実と，健常成人の内因性コルチゾール分泌量が10 mg/日 (PSL換算2.5 mg/日) で

表1 SLEのステロイド漸減スケジュール例（70kg女性の場合）

重症患者（初期用量60 mg/日を2週間）

週	PSL換算（mg/日）			
	mean	median	range	SD
1	48	50	40〜55	4.87
2	43	45	30〜50	7.1
3	36	35	20〜45	6.7
4	32	30	15〜40	8.3
5	26	25	10〜40	7.8
6	23	25	7.5〜40	8.1
7	19	20	5〜35	7.2
8	18	18	4〜35	8.1
9	15	15	4〜35	7.62
10	13	12.5	2.5〜30	7.46
11	11	10	0〜30	7.2
12	10	10	0〜30	7.3
13	8	7.5	0〜25	6.4
14	7	7.5	0〜25	6.4
15	7	5	0〜25	5.9
16	6	5	0〜20	5.7
17	4	2.5	0〜20	5.4
18	4	2.5	0〜20	5.3
19	3	0	0〜15	4.2
20	3	0	0〜15	4.1
21	2	0	0〜15	3.9
22	2	0	0〜10	3.3
23	2	0	0〜10	3.2
24	2	0	0〜10	3.2
25	1	0	0〜10	2.6
26	1	0	0〜10	2.6
27	1	0	0〜7.5	2.2

中等症患者（初期用量35 mg/日を1週後）

週	PSL換算（mg/日）			
	mean	median	range	SD
1	28	30	25〜33	2.6
2	25	25	19〜30	3.3
3	20	20	11〜30	4.3
4	18	18	9〜30	5.3
5	14	15	5〜25	5
6	12	13	0〜25	6
7	9	10	0〜25	5.7
8	8	7.5	0〜25	5.8
9	6	5	0〜20	5.2
10	6	5	0〜20	5.3
11	5	4	0〜20	5
12	4	3	0〜20	5
13	4	3	0〜15	4.2
14	3	1	0〜15	4.2
15	3	1	0〜15	3.9
16	3	0	0〜15	3.9
17	2	0	0〜10	3.2
18	2	0	0〜10	3.1
19	2	0	0〜10	2.8
20	2	0	0〜10	2.7
21	1	0	0〜7.5	2.3
22	1	0	0〜7.5	2.4
23	1	0	0〜7.5	2.2
24	1	0	0〜7.5	2.2
25	1	0	0〜5	1.9
26	1	0	0〜5	1.9
27	1	0	0〜5	1.8
28	1	0	0〜5	1.8
29	1	0	0〜5	1.6
30	1	0	0〜5	1.6
31	1	0	0〜5	1.6
32	1	0	0〜5	1.4
33	1	0	0〜5	1.3
34	1	0	0〜5	1.3
35	0	0	0〜5	1
36	0	0	0〜5	1

（Ad Hoc Working Group on Steroid-Sparing Criteria in Lupus：Criteria for steroid-sparing ability of interventions in systemic lupus erythematosus；report of a consensus meeting. Arthritis Rheum 50：3427-3431, 2004 より引用・改変）

あること[6]を考慮すると，ステロイドの中止を常に視野に入れるべきであろう．また，初期用量が多い他疾患についても，臨床症状が安定していることと患者の同意を条件に，可能な限り維持量を減量または中止するという方向性が大切であろう．

■ 文献

1) Hahn BH：Systemic lupus erythematosus. Harrison's Principles of Internal Medicine, 18th ed (Longo DL, et al. eds). pp.2724-2735, Mc Graw Hill, 2011.
2) Ad Hoc Working Group on Steroid-Sparing Criteria in Lupus：Criteria for steroid-sparing ability of interventions in systemic lupus erythematosus；report of a consensus meeting. Arthritis Rheum 50：3427-3431, 2004.
3) 本間光夫ほか：SLE の臨床経過と治療．厚生省特定疾患膠原病治療調査研究班昭和 56 年度研究業績（班長：本間光夫）．pp.301-313, 1982.
4) Walsh M, et al.：Effects of duration of glucocorticoid therapy on relapse rate in antineutrophil cytoplasmic antibody-associated vasculitis；A meta-analysis. Arthritis Care Res (Hoboken) 62：1166-1173, 2010.
5) Pincus T, et al.：Efficacy of prednisone 1-4mg/day in patients with rheumatoid arthritis；a randomised, double-blind, placebo controlled withdrawal clinical trial. Ann Rheum Dis 68：1715-1720, 2009.
6) Crown A, Lightman S：Why is the management of glucocorticoid deficiency still controversial；a review of the literature. Clin Endocrinol (Oxf) 63：483-492, 2005.

〔川合眞一〕

MEMO

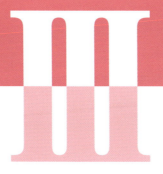

chapter 3

ステロイドの副作用 トラブルシューティング ～メカニズムから対処法まで～

1．易感染性・感染症とその対策	160
ミニレクチャー　感染症時のステロイド 使うべき？ 使わざるべき？	165
2．骨粗鬆症とその対策	168
3．糖代謝異常・糖尿病，肥満とその対策	173
4．脂質代謝異常とその対策	178
5．精神症状とその対策～ステロイド精神病の考え方と対応～	184
6．高血圧，水・電解質異常とその対策	187
7．消化管・肝障害とその対策	189
ミニレクチャー　肝炎ウイルスとステロイド	195
8．ミオパチーとその対策	200
9．無菌性骨壊死とその対策	204
10．血液学的異常とその対策	207
11．眼科的副作用（白内障，緑内障）とその対策	210
12．皮膚科的副作用とその対策	213
13．婦人科的副作用とその対策	216
ミニレクチャー　ステロイドのアレルギーって？	219

1. 易感染性・感染症とその対策

Essence!

1. ステロイドによる免疫抑制機序はきわめて多彩であり，自然免疫から獲得免疫に至るまで幅広い機序で感染防御能を障害する．
2. ステロイド投与による易感染性は，用量および累積使用量に依存する．
3. 必要に応じて，日和見感染症に対するモニタリングや予防投与を考慮する．

1 ステロイドによる免疫抑制機序

易感染性・感染症は，ステロイド治療における重篤な副作用の1つとして重要な問題点である．通常，ステロイドの全身投与によって生じ，ステロイドの用量および累積使用量に依存性に易感染性のリスクは増大する．また，患者の基礎疾患やその活動性，年齢，他の免疫抑制療法の併用なども大きく影響する[1]．

ステロイドによる免疫抑制機序はきわめて多彩であり，細胞性免疫や液性免疫などの特異的防御機構（獲得免疫）のみならず，食細胞による貪食・殺菌などの非特異的防御機構（自然免疫）まで広く障害される．好中球については，遊走能および貪食能が障害される[2,3]．マクロファージについては，貪食・殺菌能の障害ならびにTNF-α，インターロイキン（IL）-1などの炎症性サイトカインの産生抑制のほか，リンパ球への抗原提示能が障害されることによって液性および細胞性免疫にも影響を及ぼす[4]．Bリンパ球については，血中の細胞数が減少することや，長期間使用時には免疫グロブリンの産生量が低下することが知られている[5]．これら以外にも，好酸球や好塩基球，肥満細胞などに対する影響も報告されているが，ステロイドの易感染性に関わる中心はTリンパ球による細胞性免疫の障害である．ステロイドは，リンパ組織からのTリンパ球の遊出を抑制するとともに，その増殖や活性化に関わるIL-2の産生を抑制し[6]，さらにアポトーシスを促進することなどによって血中のTリンパ球数を低下させる．また，末梢血単核球からのIL-12産生を抑制することによって，細胞性免疫に関わるTh1細胞への分化が減少することも，ステロイドによる細胞性免疫機能障害に関与している．

2 病態と診断・治療

ステロイド使用時，特に中等量～大量を長期間にわたって使用した際には，一般細菌から抗酸菌，真菌，ウイルスに至るまでさまざまな病原微生物に対して易感染性となりうるが，特に重要なのは細胞性免疫不全に伴って生じる感染症である．以下，代表的な疾患について，病態と診断，治療を述べる．

1 ニューモシスチス肺炎

ニューモシスチス肺炎（以前はカリニ肺炎とよばれていた）は，子嚢菌門に属する真菌の一種である *Pneumocystis jirovecii* を病原微生物とする日和見感染症である．HIV 感染者における代表的なエイズ指標疾患の1つであるが，ステロイドや免疫抑制剤の長期使用，抗 TNF-α 抗体などの生物学的製剤の使用，白血病その他の悪性腫瘍患者，骨髄・臓器移植などさまざまな細胞性免疫不全状態が発症のリスクとなる[7]．

ニューモシスチス肺炎の三主徴は，発熱，乾性咳嗽，呼吸困難である[8]．HIV 感染者に合併したニューモシスチス肺炎は比較的ゆっくりと数週間の経過で発症することが多いが，他の免疫不全患者に合併した場合には急速に悪化して人工呼吸管理を余儀なくされる場合も少なくない．一般的な臨床検査所見では，LDH 上昇や CRP 陽性などの非特異的な所見がみられる．比較的特異性の高い検査所見としては，血中 β-D-グルカン値の上昇があり本症の非侵襲的補助診断法として有用である．胸部画像所見では両側びまん性のスリガラス状陰影が特徴的であるが，浸潤影や結節影，空洞影など多彩な陰影を呈する[8]．確定診断には，誘発喀痰や気管支肺胞洗浄液などを用いて，Diff-Quik 染色やギムザ染色で *P. jirovecii* の栄養体を，グロコット染色や蛍光抗体法などでシストを，鏡検によって直接検出する必要がある．培養は不可能である．PCR 法などによる遺伝子検査も有用であるが，特に既存の肺疾患がある患者や免疫不全患者などでは，定着しているだけの *P. jirovecii* が検出されてしまう場合もあるため総合的に判断する必要がある[7]．

治療薬の第一選択は ST 合剤の経口ないし点滴投与であり，副作用出現時には第二選択のペンタミジン点滴やアトバコン内服を選択する．治療期間の目安は，HIV 症例では 21 日間，非 HIV 症例では 14 日間である．重症例（室内気での PaO_2 < 70 mmHg もしくは $AaDO_2$ > 35 mmHg）では，過剰な免疫応答を抑える目的でステロイドを併用する．死亡率は，HIV 症例では約 10％，非 HIV 症例では約 30～40％である[9]．

2 真菌症（ニューモシスチス以外）

Candida，*Cryptococcus*，*Aspergillus*，*Mucor* などの病原真菌による日和見感染症は，ステロイド使用中の患者において時に認められる．

1）カンジダ症

　口腔咽頭・食道カンジダ症などの表在性カンジダ症の発症には，主に細胞性免疫不全が関与しており，ステロイドの全身投与や吸入がリスクファクターとなる．粘膜面に白苔や潰瘍が形成され，痛みや嚥下困難，胸やけなどを生じる．治療には，フルコナゾールやイトラコナゾールなどのアゾール系抗真菌薬の全身投与（経口，静注）が第一選択である．一方，播種性・侵襲性カンジダ症（肺カンジダ症，眼カンジダ症，カンジダ骨髄炎など）は，抗がん化学療法や造血幹細胞・臓器移植などに伴う好中球減少[10]，および，血管内カテーテル留置が主なリスクファクターであり，ステロイド投与単独で生じることはまれである．血液培養や病変局所から真菌学的あるいは病理学的に診断され，アゾール系やキャンディン系（ミカファンギン，カスポファンギン），状態によってはポリエン系（アムホテリシンBリポソーム製剤）の全身投与が行われる．血中β-D-グルカン値の上昇も補助診断として有用である．

2）クリプトコッカス症

　クリプトコッカス症は，空気中に飛散した菌体を吸入することによって経気道的に感染が成立すると考えられており，ヒトに病原性を有する主な菌種は *Cryptococcus neoformans* である．肺クリプトコッカス症は基礎疾患のない健常者にも発症するが，ステロイド投与を含め，HIV感染症や血液疾患，膠原病などによる細胞性免疫能の低下がリスクファクターとなる[11]．細胞性免疫能が著明に障害された宿主においては，血行性に中枢神経系を含めた全身の播種性感染を起こす．肺クリプトコッカス症は無症状の場合もあるが，発熱，咳嗽や呼吸困難などが出現し，胸部画像所見では孤立性あるいは多発性の結節影や空洞影，浸潤影がみられる．気管支肺胞洗浄液や血液，髄液，病理組織から鏡検や培養で *Cryptococcus* が確認されれば確定診断となるが，血清や髄液のクリプトコッカス抗原検査はきわめて有用である．血中β-D-グルカン値は通常は上昇しない．肺クリプトコッカス症ではフルコナゾールやイトラコナゾールの全身投与（経口，静注）が第一選択であり，重症例や播種性病変に対しては，アムホテリシンBリポソーム製剤やボリコナゾール，フルシトシン（5-FC）の併用などが使用される．キャンディン系薬剤は無効である．

3）アスペルギルス症，ムコール

Aspergillius やムコール（接合菌）による侵襲性病変（肺，副鼻腔，中枢神経など）の形成には，造血幹細胞・臓器移植や抗がん剤使用などによる長期間にわたる好中球減少が最大のリスクファクターであるが，ステロイドや免疫抑制剤の長期使用も重要な要因である[12]．臨床症状は急激な発熱や呼吸器症状などがみられる．侵襲性肺アスペルギルス症では，発症早期の胸部 CT 画像で結節影や浸潤影の周囲の肺野濃度上昇（halo sign）を伴うことが多い．血中 β-D-グルカンやアスペルギルスガラクトマンナン抗原などの血清診断も有用である[13]．アスペルギルス症に対する治療は，ボリコナゾールやアムホテリシン B リポソーム製剤が第一選択となるが，ムコール症に対してはボリコナゾールは無効であり，アムホテリシン B リポソーム製剤が用いられる．

3 サイトメガロウイルス感染症

β ヘルペスウイルス亜科の二本鎖 DNA ウイルス（学名はヒトヘルペスウイルス 5 型）であるサイトメガロウイルス（CMV）は，大部分は幼少期に不顕性に初感染して，生涯にわたり潜伏感染する．日本人成人のサイトメガロウイルス抗体保有率は従来 80〜90％ と高かったが，近年では 20 歳代で 60％台程度となっている．免疫能が正常であれば潜伏状態のまま病原性を呈することはないが，細胞性免疫が低下した患者ではウイルスが再活性化し，網膜，肺，消化管，副腎，脳などさまざまな臓器に病変を生じる．造血幹細胞・臓器移植や HIV 感染症，ステロイドや免疫抑制剤の長期使用などによる細胞性免疫不全が発症のリスクとなる．診断には，ウイルス特異的 IgM 抗体の測定や CMV 抗原血症検査法（アンチゲネミア法；C7HRP，C10C11），DNA 検出のための PCR 法，ウイルス分離法などがあるが，日常臨床における早期診断のためのモニタリングや治療効果判定にはアンチゲネミア法が頻用されている．治療は，ガンシクロビル（バルガンシクロビル）やホスカルネットで行う．

3 リスクファクター

Stuck らは，膠原病や腎疾患，炎症性腸疾患，脳神経疾患，肺疾患などさまざまな基礎疾患を有する患者でステロイド治療が実施された 2,111 名とステロイド投与なしの 2,087 名を対象に，感染症発症に関するメタアナリシスを実施している[14]．この報告によると，患者 100 名当たりの感染症発生頻度はステロイド治療群では 12.7 名と対照群の 8.0 名より有意に高く，致死的な相対危険率は 2.6 倍高かった．ただし，この感染症発生率はステロイドの 1 日投与量がプレドニゾロン（PSL）換算で 10 mg 未満，総投与量が 700 mg 未満では両群に差がみられなかったことが示

されている．

　ステロイド投与中における感染症への予防投薬は，基礎疾患および感染症の種類によって考慮される．ニューモシスチス肺炎予防について明確なガイドラインはないが，米国呼吸器学会(ATS)はPSL 20 mg/日以上を8週間投与でその発症リスクが高まるとして，スルファメトキサゾール・トリメトプリム(ST)合剤による予防内服を推奨している[15]．その他の真菌症に関しては，抗真菌薬による予防投薬は推奨されていない．結核については，インターフェロンγ遊離試験(IGRA)の結果などから潜在性結核感染と考えられる患者に対する抗結核薬の予防投薬が推奨されている[16]．日本結核病学会によると，PSL 10 mg/日以上を1ヵ月以上投与されている場合は明らかに結核発症の要因となるとして，特に他のリスクファクターが重複した場合には，イソニアジド(INH) 5 mg/kg/日(最大量300 mg/日)を6〜9ヵ月間投与することが示されている．

■文献

1) Liu D, et al.：A practical guide to the monitoring and management of the complications of systemic corticosteroid therapy. Allergy Asthma Clin Immunol 9：30, 2013.
2) Boumpas DT, et al.：Glucocorticoid therapy for immune-mediated diseases；basic and clinical correlates. Ann Intern Med 119：1198-1208, 1993.
3) Schleimer RP, et al.：An assessment of the effects of glucocorticoids on degranulation, chemotaxis, binding to vascular endothelium and formation of leukotriene B4 by purified human neutrophils. J Pharmacol Exp Ther 250(2)：598-605, 1989.
4) Gerrard TL, et al.：Hydrocortisone-mediated inhibition of monocyte antigen presentation；dissociation of inhibitory effect and expression of DR antigens. Cell Immunol 85(2)：330-339, 1984.
5) Lack G, et al.：Humoral immunity in steroid-dependent children with asthma and hypogammaglobulinemia. J Pediatr 129(6)：898-903, 1996.
6) Paliogianni F, et al.：Novel mechanism for inhibition of human T cells by glucocorticoids. Glucocorticoids inhibit signal transduction through IL-2 receptor. J Immunol 151：4081-4089, 1993.
7) Tasaka S, Tokuda H：*Pneumocystis jirovecii* pneumonia in non-HIV-infected patients in the era of novel immunosuppressive therapies. J Infect Chemother 18：793-806, 2012.
8) Fujii T, et al.：*Pneumocystis pneumonia* in patients with HIV infection；clinical manifestations, laboratory findings, and radiological features. J Infect Chemother 13(1)：1-7, 2007.
9) Tasaka S, Tokuda H：Recent advances in the diagnosis of *Pneumocystis jirovecii* pneumonia in HIV-infected adults. Expert Opin Med Diagn 7：85-97, 2013.
10) Bodro M, et al.：Risk factors, clinical characteristics, and outcomes of invasive fungal infections in solid organ transplant recipients. Transplant Proc 44：2682-2685, 2012.
11) Negroni R：Cryptococcosis. Clin Dermatol 30：599-609, 2012.
12) Walsh TJ, et al.：Treatment of aspergillosis；clinical practice guidelines of the Infectious Diseases Society of America. Clin Infect Dis 46：327-360, 2008.
13) Wheat LJ, Walsh TJ：Diagnosis of invasive aspergillosis by galactomannan antigenemia detection using an enzyme immunoassay. Eur J Clin Microbiol Infect Dis 27：245-251, 2008.
14) Stuck AE, et al.：Risk of infectious complications in patients taking glucocorticosteroids. Rev Infect Dis 11：954-963, 1989.
15) Limper AH, et al.：An official American Thoracic Society statement；Treatment of fungal infections in adult pulmonary and critical care patients. Am J Respir Crit Care Med 183：96-128, 2011.
16) 日本結核病学会予防委員会・治療委員会：潜在性結核感染症治療指針．結核 88：497-512, 2013.

〈藤井　毅〉

ミニレクチャー

Ⅲ ステロイドの副作用トラブルシューティング ～メカニズムから対処法まで～

感染症時のステロイド 使うべき？ 使わざるべき？

Ⅰ 感染症とステロイドの歴史

　ステロイドは，その免疫抑制作用によりさまざまな感染症の発症リスクとなる反面，感染症の種類によってはその抗炎症作用が有益に作用することが知られている．1950～1960年代に，腸チフスや結核性髄膜炎，細菌性敗血症などに対するステロイドの有用性が報告されて以降，感染症治療におけるステロイド全身投与の意義について多くの検討がなされてきた．2008年にMcGeeらは[1]，190報の文献を詳細に解析した結果より，感染症の疾患ごとにステロイドの効果について5つのグループに分類している（**表1**）．彼らは結論の中で，ステロイドの併用は，安全で微生物学的回復の遅延もみられなかったと述べている．しかしながら，多くの疾患においてはいまだに議論の余地が残されており，**表1**のグループ3の疾患群についてはステロイド併用の明確なエビデンスはないと考えるべきである．たとえば，帯状疱疹の急性期に非ステロイド性抗炎症薬（NSAIDs）不応性の激しい疼痛に対してステロイドが併用される場合はあるが，一般的には使用されない．

Ⅱ ガイドラインでステロイド併用が推奨されている疾患

　国内外のガイドラインなどにおいてステロイドの併用が推奨されている感染症は，**表1**のグループ1に属する疾患の中のいくつかに限られている．

　細菌性髄膜炎に関しては，日本感染症学会・日本化学療法学会から出されている『JAIS/JSC感染症治療ガイド2011』[2]の中で，「ステロイドの併用は死亡率および後遺症を軽減することから小児では*Haemophilus influenzae*（インフルエンザ桿菌），成人では*Streptococcus pneumoniae*（肺炎球菌）について有用性が確立されている」と記載されている．なお，「原因菌が確定していない初期においても併用を考慮し，原因菌がこれら以外であることが判明したら中止する．投与法としては，『抗菌薬の初回投与の10～20分前ないしは同時にデキサメタゾン点滴静注1回0.15 mg 1日4回 2～4日』」となっている．

　結核に関しては，日本結核病学会の『結核診療ガイドライン』[3]の中で，「結核性髄膜炎など中枢神経系の結核，結核性心膜炎，治療開始時に重症であり広範な肺病変のため呼吸不全となっている場合，また発熱とともに食欲不振や倦怠感が強い場合には副腎皮質ステロイドホルモン薬を使用すると自覚症状，全身状態の改善をみ

表1 各種感染症に対するステロイドの有用性

グループ	疾患
1. 有効：生命予後を改善	・細菌性髄膜炎 ・結核性髄膜炎 ・結核性心内膜炎 ・重症腸チフス ・破傷風 ・ニューモシスチス肺炎（中等症，重症）
2. 有効：長期的効果あり	・細菌性関節炎
3. 有効：症状を緩和 （長期的有用性は不定～なし）	・帯状疱疹 ・伝染性単核球症 ・急性喉頭気管気管支炎（クループ） ・肺炎球菌性肺炎（ICU治療を除く） ・喉頭炎，扁桃周囲膿瘍 ・蜂窩織炎 ・慢性滲出性中耳炎 ・脳有鉤嚢虫症（弧発性） ・肺結核 ・リンパ節‐気管支結核 ・結核性胸膜炎
4. 無効もしくは効果不明	・急性気管支炎（RSウイルス） ・ウイルス性出血熱 ・百日咳 ・重症市中肺炎（ICU治療）
5. 有害	・ウイルス性肝炎 ・脳性マラリア

（McGee S, Hirschmann J：Use of corticosteroids in treating infectious diseases. Arch Intern Med 168：1042, 2008 より引用）

ることが多い」と記載されており，「投与量はプレドニゾロン換算で20～30 mg/日から開始し，漸減する」となっている．

ニューモシスチス肺炎に関しては，米国CDC（疾病管理予防センター）などによる『HIV感染者における日和見感染症の予防と治療法についてのガイドライン（2013年度版）』[4]の中で，「室内気でのPaO$_2$<70 mmHgもしくはAaDO$_2$>35 mmHgの中等度～重症の場合には，ステロイドを治療開始と同時，もしくはできるだけ速やかに併用する」ことが推奨されている．投与量は，「プレドニゾロン換算で80 mg/日を5日間，40 mg/日を5日間，20 mg/日を11日間で終了」となっているが，実際には，症状などに応じてより短期間に漸減中止とすることが多い．HIV感染者以外のニューモシスチス肺炎におけるステロイド併用に関してはエビデンスに乏しいが，米国呼吸器学会（ATS）のステートメントの中でHIV感染者と同様の方針でよいことが示されている[5]．ニューモシスチス肺炎以外の重症市中肺炎に関しては，抗菌薬とステロイドの併用によって入院日数を短縮させたり呼吸不全を改善させたりしたという報告もみられるが，ほとんどの無作為比較試験におい

て死亡率には有意差がなく,現在のところステロイドをルーチンに使用するエビデンスはない[6]。

敗血症に対するステロイド使用の是非に関しては,非常に多くの臨床研究の結果に応じて議論されてきた.それらによると大量ステロイドの併用はむしろ有害であることが証明されているが[6],敗血症性ショックに対する少量ステロイドの併用に関しては有用とするデータが集積している.最新の"Surviving Sepsis Campaign Guidelines 2012"では[7],「適切な輸液や昇圧剤によっても血行動態が安定しない敗血症性ショックに対しては,ヒドロコルチゾン200 mg/日の持続静注が有用である」こと,「相対的副腎不全の有無を調べるためのACTH刺激試験は不要である」ことが記載されている.

■文献

1) McGee S, Hirschmann J: Use of corticosteroids in treating infectious diseases. Arch Intern Med 168: 1034-1046, 2008.
2) JAIS/JSC 感染症治療ガイド委員会編: JAIS/JSC 感染症治療ガイド2011. ライフサイエンス出版, 2012.
3) 日本結核病学会編: 結核診療ガイドライン 改訂第2版. 南江堂, 2012.
4) Guidelines for the Prevention and Treatment of Opportunistic Infections in HIV-Infected Adults and Adolescents. Last updated: 7/8/2013.
5) Limper AH, et al.: An official American Thoracic Society statement; Treatment of fungal infections in adult pulmonary and critical care patients. Am J Respir Crit Care Med 183: 96-128, 2011.
6) Batzofin BM, et al.: Do corticosteroids improve outcome for any critical illness? Curr Opin Anaesthesiol 26: 164-170, 2013.
7) Jones AE, Puskarich MA: The Surviving Sepsis Campaign Guidelines 2012; update for emergency physicians. Ann Emerg Med 63: 35-47, 2014.

(藤井 毅)

2. 骨粗鬆症とその対策

> **Essence!**
> 1. ステロイド性骨粗鬆症は最も重篤な骨粗鬆症の1つであり，早期から予防と治療を考慮する．
> 2. 年齢，ステロイド服用量，骨密度，脆弱性骨折の既往がリスクファクターである．
> 3. 治療には，エビデンスのあるビスホスホネート製剤のほか，テリパラチド，活性型ビタミンD製剤が推奨される．
> 4. リスクの高い症例では，治療薬を投与しても完全に脆弱性骨折が防止されるわけではないので，ステロイドに替わる治療薬も考慮する．

1 ステロイド性骨粗鬆症の病態

　骨粗鬆症そのものは，骨の脆弱性をきたし椎体圧迫骨折などの骨折をきたしてADLを低下させるものである．ステロイド性骨粗鬆症では，ステロイド服用者が閉経後あるいは老年であれば原発性骨粗鬆症の発症機序も加味される[1, 2]．しかしステロイド性が骨粗鬆症として重篤であることから，ステロイドの直接作用による骨形成の低下と骨吸収の増加に加え，ステロイドによる負のカルシウムバランス，性ホルモン減少などの二次性の要素が考えられている（図1）．

2 2004年版ステロイド性骨粗鬆症ガイドライン

　1996年，米国リウマチ学会から初めて公式にステロイド性骨粗鬆症の予防と治療に関するガイドラインが出された．その後，わが国でも日本骨代謝学会より『ステロイド性骨粗鬆症の管理と治療のガイドライン』が提唱された[3]（図2）．このガイドラインは18歳以上を対象とし，経口ステロイドを3ヵ月以上使用中あるいは使用予定の症例に適応するとなっている．
　一般的指導のほか，既存脆弱性骨折あるいは治療中新規骨折（以下，既存骨折），骨密度低下〔DXA法で若年成人平均値に対する割合（%YAM）で80%未満〕，ステ

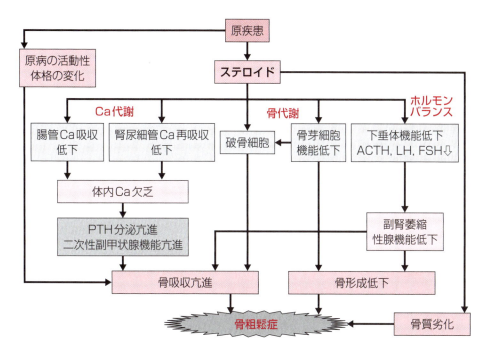

図1 ステロイド性骨粗鬆症の発症機序

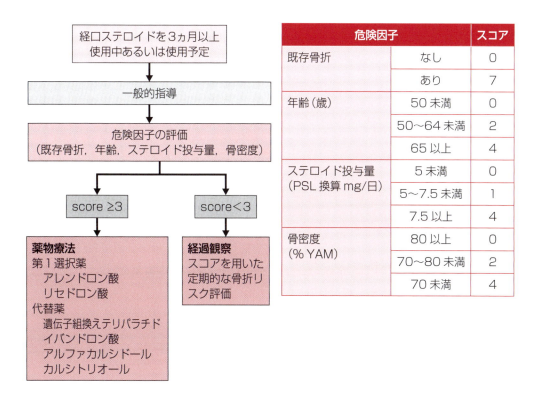

図2 日本骨代謝学会ステロイド性骨粗鬆症に関する管理と治療のガイドライン（2014年度版）

ロイド服用量がプレドニゾロン（PSL）で5 mg/日以上のどれかに当てはまれば薬物治療の適応とされた．治療薬としては，ビスホスホネート製剤が第一選択で，活性型ビタミンD製剤とビタミンK_2製剤が第二選択とされた．

❸ 2014年版ステロイド性骨粗鬆症の管理と治療に関するガイドライン

2004年以降，わが国でもテリパラチド製剤などの新たな治療薬が使用可能となり，さらに新たな治療に関する知見も得られ，米国リウマチ学会でも新ガイドラインが発表された[4]．日本骨代謝学会では，新たにステロイド性骨粗鬆症に関するガイドラインの策定を行った（図2）．

1 対象と薬物治療の適応

新ガイドラインでは，対象は以前と同じく18歳以上でステロイドを3ヵ月以上服用あるいは服用予定の症例としている．18歳未満については依然としてエビデンスは乏しいが，ビスホスホネート製剤が有用であったという報告もある．

一般的な生活指導は原発性骨粗鬆症と同じとされ，新たにスコアにより薬物治療の適応が考慮された．これらのスコアは，わが国における複数の縦断研究よりリスクファクターを抽出し，重み付けをすることにより算出された．既存骨折，年齢，ステロイド服用量，骨密度がスコア化され，スコアの総和が3以上であれば薬物治療の適応となった．

2 既存骨折

既存の脆弱性骨折がある例では，ない例に比して新規骨折発生のハザード比は3.5と高値であり，それ1つで薬物治療の適応となる．既存骨折は，立位から転倒する程度の軽微な外傷により骨折をきたしたものをさす．痛みを訴える臨床的骨折のみならず，単純X線所見のみで骨折を判定することができる脊椎圧迫骨折を含んでいる．したがって，ステロイド服用例では胸椎と腰椎で2方向（正面と側面）の単純X線撮影を行い，圧迫骨折の有無を判定することが重要となる．

3 年齢

年齢については，2004年版のガイドラインでは明確にされていなかった．新ガイドラインでは，65歳以上はスコア4となり，それのみで薬物治療の対象となっている．65歳以上では，50歳未満に比べて新規骨折発生のハザード比が2.1と高かったためである．50〜64歳ではスコア2となり，他のリスクファクターが考慮される．

4　ステロイド服用量

　ステロイド服用量は，PSL 換算で 7.5 mg/日以上の例ではスコア 4 となり，それのみで薬物治療が推奨されている．5 mg 未満の例に比べて 7.5 mg 以上の例では，新規骨折発症のハザード比は 2.2 と高値であった．5〜7.5 mg 未満の例ではスコア 1 とされた．

5　骨密度

　骨密度は，新ガイドラインでは，方法と部位は明らかとなっていない．ステロイド性骨粗鬆症では腰椎圧迫骨折の頻度が最も骨折頻度として高いが，腰椎は変形性変化が強く出るため，他のガイドラインと同様に大腿骨頸部の骨密度が最も信頼性があると思われる．%YAM で 70% 未満では，80% 以上の例に比べて新規骨折のハザード比は 1.9 と高値であり，それのみでスコア 4 となり薬物治療の適応となる．70% 以上 80% 未満ではスコア 2 とされた．

❹　薬物治療適応のまとめ

　前述のように，既存骨折あり，65 歳以上，ステロイド投与量が 1 日 7.5 mg 以上，骨密度が %YAM で 70% 未満のどれかに当てはまる例では，薬物治療の対象となるとされている．その他は，年齢が 50〜64 歳，骨密度が %YAM で 70% 以上 80% 未満，ステロイド投与量が 1 日 5 mg 以上 7.5 mg 未満が取り上げられており，これらのうちどれか 2 つでもある場合には薬物治療の適応となる．

　新ガイドラインでは，年齢の要素が加えられた点が大きな変更点といえよう．われわれの検討でも[5]，65 歳以上ではステロイド服用量が少量でも高率に脊椎圧迫骨折を発症しており（**図 3**），より臨床の場で使用しやすい基準といえよう．

1　治療薬剤

　治療薬剤としては，ビスホスホネート製剤のうち，アレンドロン酸とリセドロン酸が第一選択とされた．新ガイドラインの検討過程では，これらの薬剤で新規骨折発生のハザード比は 53% 減少していた．一方，代替薬としては，イバンドロン酸，アルファカルシドール，カルシトリオール，遺伝子組換えテリパラチドとされた．その他の薬剤は推奨するにはエビデンス不足とされた．

　ビスホスホネート製剤，遺伝子組換えテリパラチド，活性型ビタミン D 製剤でも，完全に骨折予防に有効であるとはいえない．リスクファクターの多い例では，ステロイドに替わる治療法も積極的に検討すべき課題と考えられる．

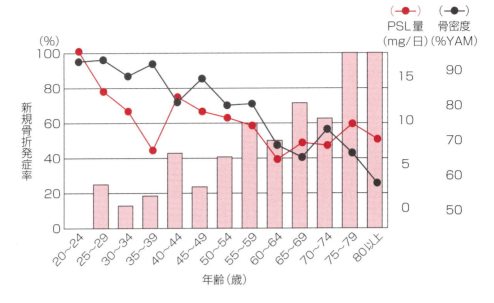

図3 年齢とステロイド服用量と2年間の新規椎体骨折発症率（自験例）

2 ビスホスホネート製剤使用上の注意点

　ビスホスホネート製剤の長期使用での問題点である顎骨壊死と大腿骨骨幹部の非定型骨折についても言及された．顎骨壊死[6]に関しては，ステロイド服用者での骨折リスクが高いこと，顎骨壊死発生のエビデンスが低いことから，ビスホスホネート製剤投与のベネフィットが上回ると記載されている．ビスホスホネート製剤を3年以上服用しているときには，抜歯などの観血的歯科治療時には3ヵ月以上の休薬も別途ビスホスホネート関連顎骨壊死検討委員会より発表されている．

　大腿骨骨幹部の非定型骨折については，大腿骨骨折の約1％とされているので臨床的には問題ない範囲とされている．しかし，鼠径部あるいは大腿骨部の痛みのある例では，本骨折を念頭に検索を進める必要があるとされた．

■文献

1）大島久二ほか：副腎皮質ステロイド．Medicina 50(3)：494-498, 2013.
2）大島久二ほか：ステロイド・非ステロイド抗炎症薬．日本内科学会雑誌 100(10)：2881-2887, 2011.
3）Nawata H, et al.：Guidelines on the management and treatment of glucocorticoid-induced osteoporosis of the Japanese Society for Bone and Mineral Research(2004)．J Bone Miner Metab 23：105-109, 2005.
4）Grossman JM, et al.：American Cooege of Rheumatology 2010 recommendations for the prevention and treatment of glucocorticoid-induced osteoporosis. Arthritis Care Res(Hoboken) 62(11)：1515-1526, 2010.
5）大島久二ほか：高齢者骨粗鬆症患者へのステロイド薬の投与のコツ．Geriatric Medicine 50(6)：743-745, 2012.
6）ビスフォスフォネート関連顎骨壊死検討委員会：ビスフォスフォネート関連顎骨壊死に対するポジションペーパー．2011.

（大島久二・牛窪真理・久田治美）

Ⅲ ステロイドの副作用トラブルシューティング ～メカニズムから対処法まで～

3. 糖代謝異常・糖尿病，肥満とその対策

Essence!

1. ステロイドはインスリン抵抗性を増強し催糖尿病作用を示す．
2. ステロイド糖尿病では，午前中よりも午後～就寝前にかけて血糖の上昇を示す症例が多い．
3. 上記の特徴を踏まえ，患者個別に治療目標を設定し，病態に適した治療法を選択しなければならない．

1 ステロイド糖尿病の病態

　ステロイドは糖代謝に対してさまざまな影響を及ぼす（表1）[1]．肝臓における糖新生の亢進を介してブドウ糖の放出を促進し，筋肉や脂肪組織へのブドウ糖の取り込みを低下させる（インスリン抵抗性）．また，インスリン分泌抑制作用も報告されているが，ステロイドの催糖尿病作用は主にインスリン抵抗性の増強により説明される．

　しかし，空腹時血糖が糖尿病域（≧126 mg/dL）に上昇している症例では，インスリン抵抗性に加えてインスリン分泌の低下も関与している．このようなインスリン分泌の低下は，遺伝的要因，高血糖によるブドウ糖毒性，ステロイドのインスリン分泌抑制作用により生じると考えられる．

　一方，ステロイドは肝臓のグリコーゲン蓄積を促進する作用も有している．ステロイド投与患者で健常者よりも空腹時血糖値が低いことが報告されている[2]のは，このためと考えられる．

ステロイド糖尿病患者では空腹時血糖は必ずしも高くない．

表1 糖代謝に与えるステロイドの影響

標的臓器	作用	作用機構
肝臓	糖新生↑	・肝臓へのアミノ酸取り込み↑ ・ピルビン酸カルボキシラーゼ（pyruvate carboxylase）活性↑ ・phosphoenolpyruvate carboxykinase（PEPCK）活性↑ ・グルカゴンやアドレナリンの作用↑
	グリコーゲン合成↑	・glycogen synthase 活性↑
筋肉	インスリンによるブドウ糖取り込み↓	・インスリンの受容体への親和性↓ ・インスリン受容体以降のシグナル伝達↓ ・糖輸送担体4（GLUT4）の細胞膜へのトランスロケーション↓
	肝臓への糖新生基質供給↑	・蛋白分解↑ ⇒ 血中アミノ酸放出↑
	グリコーゲン合成↓	・glycogen synthase 活性↓
脂肪組織	インスリンによるブドウ糖取り込み↓	（筋肉における作用機構と同様）
	肝臓への糖新生基質供給↑	・cAMP依存性ホルモン感受性リパーゼ活性↑ ⇒ 遊離脂肪酸放出↑ ・脂肪分解↑ ⇒ グリセロール放出↑
膵臓	インスリン分泌↓	・糖輸送担体2（GLUT2）の発現↓ ・グルコキナーゼ（GK）の発現↓ ・α₂アドレナリン受容体の発現↑ ・serum and glucocorticoid inducible kinase（SGK）-1 の発現↓

2 ステロイド糖尿病の特徴

　ステロイドは糖尿病を引き起こす薬剤の最たるものであろう．ステロイド治療中の関節リウマチ患者の9〜15％に[2,3]，腎疾患患者の40％に糖尿病が発症したことが報告されている[4]．糖尿病発症例の約50％が投与後2ヵ月以内に，80％以上が1年以内に発症している[5]．

　ステロイド投与により薬物療法を必要とする糖尿病が発症するリスクは，ヒドロコルチゾン換算で40 mg/日未満の患者で1.8倍，40〜79 mg/日で3.0倍，80〜119 mg/日で5.8倍，120 mg/日以上で10.3倍であり，1日のステロイド投与量と相関する[6]．その他のリスクとして加齢，肥満，糖尿病家族歴があるが，これらは2型糖尿病の発症リスクと同じである．ステロイドの減量や中止によって耐糖能が改善する症例は多いが，長期投与例では糖尿病状態が持続することも少なくない．

　すでに糖尿病を発症している患者では，ステロイド投与直後から血糖コントロールの悪化がみられる．このような症例では，糖尿病ケトアシドーシスや高浸透圧高血糖症候群を合併することもあるので注意が必要である．

> **MEMO　ステロイド投与後に糖尿病を発症しやすい患者**
>
> 特に糖尿病境界型を示す患者や糖尿病家族歴のある患者では，ステロイド糖尿病の発症に注意する．できれば，治療前にOGTTにより耐糖能を評価しておくことが望ましい．また，ステロイド治療の対象疾患には炎症性疾患が多いが，炎症そのものがインスリン抵抗性とインスリン分泌低下をきたす．

3 ステロイド糖尿病の診断

　ステロイド糖尿病の診断と治療に関するガイドラインはないが，国際糖尿病連合・国際移植学会・欧州糖尿病学会より「移植患者（免疫抑制剤としてステロイドが投与される）を対象とした新規発症糖尿病の治療と管理のガイドライン」が発表されているので参考にされたい．

　一般に，ステロイド糖尿病の患者では，空腹時血糖の上昇は軽度かむしろ低めで食後血糖が高値となる傾向が強い．また，ステロイド薬は朝に多く投与する場合が多いため，午前中よりも午後〜就寝前にかけて血糖が上昇する症例が多い[7]．

　したがって，ステロイド糖尿病では空腹時血糖が正常であっても糖尿病を発症していることがあるため，スクリーニング検査としては食後（できれば午後）血糖の測定が望ましい．この値が200 mg/dL以上でかつ糖尿病の典型的症状（口渇，多飲，多尿，体重減少など）がある場合，あるいは別の日に行った検査で随時血糖かOGTTにおける2時間血糖が200 mg/dL以上の場合は糖尿病と診断できる．

　HbA1cは高血糖の出現早期には上昇しにくい．また，ステロイド治療の対象疾患で貧血を合併している症例では血糖に比して低値を示す．グリコアルブミン（GA）はステロイド治療の対象疾患でアルブミンの異化亢進を認める場合は血糖に比して低値となる．1,5-アンヒドログルシトール（1,5-AG）はステロイドの尿糖排泄促進作用のため血糖に比してより低値を示す．

- ステロイド糖尿病のスクリーニング検査としては食後（できれば午後）血糖の測定が望ましい．
- ステロイド治療の対象患者では，HbA1c，GA，1,5-AGは平均血糖を正確に反映しない場合がある．

表2 ステロイド糖尿病における血糖降下薬としての各薬剤の特徴

薬剤	特徴	注意点
ビグアナイド薬	・肝臓での糖新生抑制が主たる作用である ・体重増加をきたしにくい ・単独投与では低血糖の危険は少ない ・低薬価である	・中等度以上の腎機能障害や重度の肝障害のある患者では禁忌である
チアゾリジン薬	・インスリン抵抗性改善作用を示す ・単独投与では低血糖の危険は少ない	・体重増加や浮腫をきたしやすい ・骨折のリスクを上昇させる
スルホニル尿素(SU)薬	・服用後短時間で血糖降下作用を示す ・低薬価である	・特に食前血糖がそれほど高くない症例で低血糖に注意する ・体重増加をきたしやすい
速効型インスリン分泌促進薬	・食後高血糖の是正に適している	・肝障害や腎障害のある患者では低血糖に注意する
α-グルコシダーゼ阻害薬	・食後高血糖の是正に適している	・血糖低下作用は比較的弱い
DPP-4阻害薬	・単独投与では低血糖の危険は少ない ・体重増加をきたしにくい	・長期投与時の安全性と有効性のエビデンスが少ない
インスリン	・1日の血糖パターンに対応した処方が可能である ＜例＞ 　持効型＋(超)速効型インスリン　朝昼夕(または昼夕) 　混合型インスリン　朝(または朝夕) 　中間型インスリン　朝(または朝夕)	・低血糖に注意する ・体重増加をきたしやすい
GLP-1受容体作動薬	・単独投与では低血糖の危険は少ない ・体重減少が期待できる	・嘔気，下痢，便秘などの胃腸障害をきたしやすい ・急性膵炎の報告がある

ステロイド糖尿病の治療

　ステロイド糖尿病の患者やステロイド治療中の糖尿病患者における糖尿病合併症の発症頻度は不明であり，血糖コントロールの目標設定に関するエビデンスもない．したがって，治療目標は『糖尿病治療ガイド』(日本糖尿病学会)を参考にして，年齢，臓器障害，低血糖の危険性，原疾患による予後などを考慮し個別に設定する．

　食事療法や運動療法は治療の基本である．しかし，ステロイドの食欲亢進作用のため食事療法が困難な症例があることや，ステロイド治療の対象疾患によっては運動療法が困難な症例があることを認識しなければならない．

　ステロイド糖尿病の薬物療法に関するエビデンスはない．インスリン抵抗性が主たる病態であり，午前中よりも午後〜就寝前にかけて血糖が上昇しやすいといった

特徴を踏まえ，個々の患者の高血糖の程度やインスリン分泌低下の程度を勘案し適切な薬剤を選択する．2型糖尿病で使用されるほぼすべての糖尿病治療薬が適応となり，これら薬剤を単独あるいは複数組み合わせて用いる．2014年春にわが国でも上市されたSGLT2阻害薬は，尿糖排泄促進を介して血糖降下作用を示し，単独投与では低血糖をきたしにくく体重減少も期待できる薬剤であるが，ステロイド糖尿病に対する有効性と安全性は不明である．表2にステロイド糖尿病の治療薬としての各薬剤の特徴を示す．

5 ステロイドと肥満

　ステロイドは脂肪分解を促進し血中の遊離脂肪酸の濃度を高める一方，脂肪細胞の分化を促進する．ステロイドの作用が長期間持続するとCushing症候群と同様に体幹部の脂肪蓄積（中心性肥満）が生じるが，これは皮下脂肪と内臓脂肪に対するステロイドの作用が異なることを示している．内臓脂肪の蓄積はメタボリックシンドロームの主症候であり，ステロイド投与時に合併しやすい糖代謝異常，脂質代謝異常，高血圧と相まって心血管疾患のリスクとなる．したがって，ステロイド投与時には心血管疾患に対する予防と治療を心がけなければならない．

■文献

1）Ganda OP：Secondary form of diabetes. Joslin's Diabetes Mellitus, 14th ed（Kahn CR, et al. eds）．pp.477-492, Lippincott Williams & Wilkins, 2005.
2）Burt MG, et al.：Screening for diabetes in patients with inflammatory rheumatological disease administered long-term prednisolone；a cross-sectional study. Rheumatology（Oxford）51（6）：1112-1119, 2012.
3）Panthakalam S, et al.：The prevalence and management of hyperglycaemia in patients with rheumatoid arthritis on corticosteroid therapy. Scott Med J 49（4）：139-141, 2004.
4）Uzu T, et al.：Glucocorticoid-induced diabetes mellitus；prevalence and risk factors in primary renal diseases. Nephron Clin Pract 105：c54-57, 2007.
5）後藤由夫ほか：ステロイド糖尿病．糖尿病 14（1）：1-4, 1971.
6）Gurwitz JH, et al.：Glucocorticoids and the risk for initiation of hypoglycemic therapy. Arch Intern Med 154（1）：97-101, 1994.
7）Burt MG, et al.：Continuous monitoring of circadian glycemic patterns in patients receiving prednisolone for COPD. J Clin Endocrinol Metab 96（6）：1789-1796, 2011.

〈笠山宗正〉

4. 脂質代謝異常とその対策

> **Essence!**
> 1. ステロイドの急性異化作用と慢性過剰状態における同化作用が脂質異常をもたらす.
> 2. ステロイドは，肝臓でのVLDL産生を亢進させ，LDL-C，HDL-Cいずれも増加させる.
> 3. 脂質管理は，原疾患治療を優先したうえで，一般の動脈硬化性疾患予防の観点に基づいて行う.

1 なぜステロイドは脂質代謝異常を生ずるのか？

ステロイドは，肝臓および脂肪組織に直接作用して，脂肪分解を促進し，脂質のミトコンドリア利用を亢進させてエネルギーを得る（異化作用）[1,2]．しかし，慢性過剰状態では，インスリン抵抗性を誘導し，高インスリン状態において脂肪合成を促進する（同化作用）[2,3]．また，ステロイドは，食欲を亢進させ，間接的に脂質摂取量が増加する[1,4]．これらの作用の総和が，血中脂質濃度の上昇，さらに中心性肥満を生ずる（図1）．

1 脂質代謝とステロイドの作用

①ステロイドは，脂肪細胞において，ATGL（adipose triglyceride lipase），HSL（hormone sensitive lipase）やLPL（lipoprotein lipase）などの脂質分解酵素の発現を転写レベルで誘導する．脂肪細胞や血中でリポ蛋白に結合したトリグリセリド（TG）は，これらの酵素により，脂肪酸とグリセロールに分解される．遊離脂肪酸は，筋肉および肝臓内のミトコンドリアでβ酸化されてアセチルCoAとなり，TCA回路にてエネルギーとなる[2]．産生されたアセチルCoAの一部は，ステロイドによって活性化されたHMG-CoA還元酵素によりコレステロールに合成される[5,6]．上記の機序により，生じたTGおよびコレステロールは，アポ蛋白と結合し，血中のVLDL，LDL-C，HDL-Cがいずれも増加する．脂肪組織か

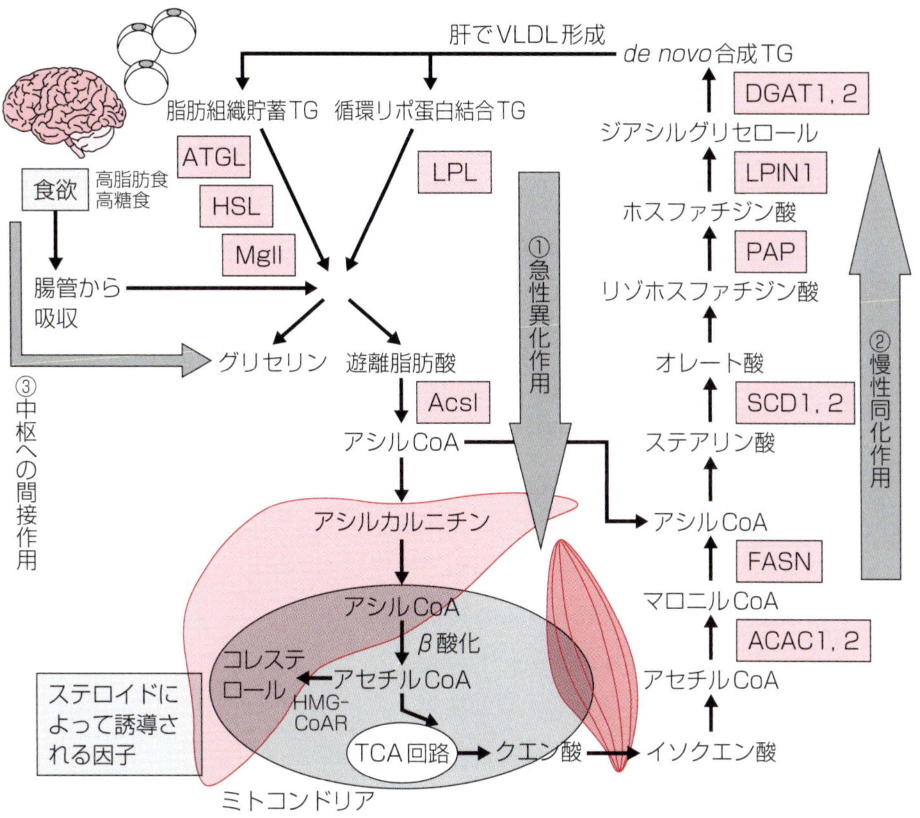

図1 脂質代謝とステロイドの作用

ら動員された脂肪酸が，肝臓において TG 合成に利用され，VLDL 産生は亢進する．LDL は，①VLDL 産生増加に伴う間接的な増加，②肝臓での LDL レセプターの活性低下による LDL 異化低下，③HMG-CoA 還元酵素活性化亢進によるコレステロール合成の増加などにより亢進する．HDL は，VLDL の TG が LPL によって加水分解される過程でリン脂質が増加し，それが HDL と結合して HDL 産生を高めているとされる．

②慢性的なステロイド過剰状態は，インスリン抵抗性を生ずる．その結果インスリン分泌が亢進する．肝細胞や脂肪細胞では，GR を介して ACAC（acetyl-CoA carboxylase1,2），FASN（fatty acid synthase），SCD1,2（stearoyl-CoA desaturase-1,2），PAP（phosphatidate phosphatase），Lpin1 などの TG 合成に関わる酵素の発現が誘導され，*de novo* 脂肪合成を増加させる[2]．また，ステロイドは未熟な脂肪前駆細胞から成熟脂肪細胞への変換を促進する作用を有し[7]，脂肪組織の過形成を引き起こして中心性肥満の一因となる．

2 ステロイド療法による脂質代謝異常は善か悪か？

ステロイド療法による脂質代謝異常は，個人差が大きく，低用量短期でも生じうるが[8]，一般的には用量・期間依存性に発生頻度や重篤度が高くなる．血中脂質濃度は，経口プレドニゾロン（PSL）投与 48 時間後には上昇を示し[9]，2～3ヵ月後には満月様顔貌や野牛肩など中心性肥満が観察される．PSL 20 mg/日以上，3ヵ月以上使用した場合に，63％にリポジストロフィを生じたとの報告がある[10]．表現型分類上，Ⅱa，Ⅱb，Ⅳ型の脂質異常症を示し，リポ蛋白分画では，VLDL，LDL および HDL のいずれも増加を認めるのが特徴である[11]．ステロイド療法と脂質代謝異常に関する前向き研究[9]や米国で行われた横断研究（NHANES-Ⅲ）の結果，血中 TG の増加とともに，HDL-C の増加および総コレステロール/HDL-C 比は低下することが示された[12]．よって，ステロイド療法による脂質代謝の変化そのものは，動脈硬化に悪影響を及ぼすものではないとする意見もある[9, 12, 13]．ステロイド療法下の脂質代謝異常に対する薬物介入が心血管イベントを抑制するかについての明確なエビデンスはない．

しかし，ステロイドが心血管系疾患すなわち動脈硬化へ及ぼす影響に関しては，明らかに増悪因子であるとする意見が多い．スコットランドでの 68,781 例の前向き比較調査から，PSL 7.5 mg 未満の患者では心血管系イベントの発症は増加しないが，7.5 mg/日以上では，相対リスク 2.56 倍の増加が示された[14, 15]．前向き多施設コホート研究でも，ステロイドによる医原性 Cushing 症候群を呈した症例では，何らかの心血管系イベントを高率に発症することが報告されている（ハザード比 4.16）[16]．また，関節リウマチや全身性エリテマトーデスなどの自己免疫疾患では，炎症病態に伴う酸化ストレスによって生じた酸化 LDL が，血管内皮細胞を障害し動脈硬化を促進することで心血管疾患の原因となりうる．よって，自己免疫疾患では，寛解導入および維持が動脈硬化予防の観点からも重要である．このような現状を踏まえ，まず原疾患の活動性を十分にコントロールしたうえで，一般の脂質異常症に準じて管理するというのが現時点でのコンセンサスと思われる．

3 リスクファクター～どんな人がハイリスク？～

ステロイドによる脂質代謝異常の生じやすさを客観的に評価できる方法はない．Fardet らは，コホート研究の結果から，女性，若年，ステロイド積算量とリポジストロフィが正相関すると指摘している[10]．40 歳以上の男性，閉経後もしくは 50 歳を超えた女性，家族性高コレステロール血症，糖尿病，高血圧症，喫煙，肥満，心血管疾患の家族歴，高コレステロール血症の徴候，動脈硬化症の所見などがすでにある場合は，注意を払うべきである．さらに，甲状腺機能低下症やネフローゼ症

候群などの合併がある場合や，高用量のサイアザイド系利尿薬，内因性交感神経活性のないβ遮断薬，エストロゲン含量の高い経口避妊薬，タモキシフェン，Chlorthalidone（クロルタリドン），プロテアーゼ阻害薬などを内服している場合にも注意を要する[17]．

また，これまでにGR遺伝子のER22/23 EK, N363SおよびBclI多型などが脂質代謝異常と関連すると報告されている[18]．ステロイド抵抗性と関連するER22/23EK多型を有する集団では，空腹時インスリンレベルが低く，高インスリン感受性を示し，総コレステロールおよびLDL-Cは低値を示す．ステロイド感受性と関連するN363S多型においては，心血管疾患のリスクは増加し，BMIやLDL-Cの増加と関連する．また，BclI多型は，21-ヒドロキシラーゼ欠損症やAddison病における糖脂質代謝障害や肥満との関連が報告されている[19,20]．しかし，メタ解析では，N363S多型と肥満やBMIとの関連は見出せなかったとの報告もあり[21]，日本人ではN363S多型の存在は確認されていない[22]．よってGR遺伝子多型の意義に関してはさらなる検討が必要である．

4 ステロイド療法に伴う脂質代謝異常にどう対処すべきか？

ステロイド療法中の患者における脂質代謝異常および心血管リスクの管理に関する科学的根拠に基づいたガイドラインはない[23]．2007年EULAR(the european league against rheumatism)のリウマチ性疾患における全身ステロイド療法の管理に関する推奨は，「ステロイド療法開始時に脂質代謝異常のリスクや他の合併症について評価し，血清脂質の測定を行い，その徴候があれば治療すべきだ」という提言が盛り込まれている[24]．近年，関節リウマチをはじめとする炎症性疾患では，一般的な心血管リスクファクター（血圧や脂質など）に加えて，原疾患活動性が心血管疾患の増加につながり，ステロイド療法はむしろそのリスクを軽減することが示されている[25,26]．炎症性疾患を有する患者では積極的なステロイド療法を行うとともに，心血管系のリスクファクターの評価を行うことが重要であろう[27]．その際，カナダのガイドラインでは，ステロイド投与前，開始1ヵ月後，その後は6〜12ヵ月ごとに血中脂質濃度を測定して，Framingham Risk Score (FRS)に基づいて10年間の冠動脈疾患による死亡率を算出した結果，Canadian Cardiovascular Societyが提唱する脂質管理目標および治療ガイドラインに沿って管理することを推奨している[24]．Adult Treatment Panel IIIやAmerican Association of Clinical Endocrinologistsも参考されたい．

日本動脈硬化学会提唱の，NIPPONDATA80「動脈硬化性疾患予防ガイドライン2012」では，「ステロイド治療に合併した続発性脂質異常症の場合は，原疾患の治

療が優先されるべきであり，個々の病態や薬剤の必要性に応じて判断する」と記されている．よって，まず原疾患の治療方針に従ってステロイド量を決定し，そのうえで脂質異常症の診断を行い，LDL-C 管理目標設定のためのフローチャートおよび冠動脈疾患絶対リスク評価フローチャートにより管理区分を決定し，リスク区分脂質管理目標に従って脂質管理を行うことが推奨される．

特に，関節リウマチや全身性エリテマトーデスなど自己免疫性疾患自体が動脈硬化進展の独立した危険因子となることを十分に考慮する．ループス腎炎では LDL-C＞100 mg/dL ではスタチン開始を推奨する（2012 年 ACR ガイドライン）[28]といった専門家のコンセンサスも参考にする．

1 食事療法および運動療法について

食事および運動療法がステロイド療法による心血管系疾患のリスクを軽減するということを支持する根拠はない[26]．原疾患の治療状況や合併症などを踏まえて，一般的な脂質異常症における食事療法や運動療法を症例ごとに判断していくのがよい．詳細は，『脂質異常症治療ガイド 2013』を参照されたい．

① 高 LDL コレステロール血症の場合：飽和脂肪酸はエネルギー比率 7％未満，コレステロールの摂取は 200 mg/日に制限する．脂肪含有量の多い肉類，乳類，卵類を制限し，水溶性食物繊維，植物ステロールの摂取を増やす．

② 高トリグリセリド血症の場合：炭水化物エネルギー比を低めとし，アルコール摂取を 25 g/日以下に抑える．運動療法については，速歩，スロージョギング，社交ダンス，水泳など，運動強度 50％〔運動強度 50％の心拍数＝138 −（年齢/2）〕の運動を 1 日 30 分以上（できれば毎日），週 180 分以上行う．

2 薬物療法について

薬物療法適応の原則は，生活習慣の改善を十分に行っても，リスクに応じた脂質管理目標値が達成できない場合に考慮することである．また冠動脈疾患の既往がある場合や家族性高コレステロール血症の場合は生活習慣の改善とともに薬物療法を考慮する．一般的に，高 LDL コレステロール血症に対してはスタチンが推奨されている．高トリグリセリド血症にはフィブラートを用いるが，スタチンとの併用で横紋筋融解症が懸念される場合は，エイコサペンタエン酸を用いてもよい．

■文献

1）Peckett AJ, et al.：The effects of glucocorticoids on adipose tissue lipid metabolism. Metabolism 60(11)：1500-1510, 2011.
2）Wang JC, et al.：Regulation of triglyceride metabolism by glucocorticoid receptor. Cell Biosci 2(1)：19-22, 2012.
3）Macfarlane DP, et al.：Glucocorticoids and fatty acid metabolism in humans；fuelling fat redistribution in the metabolic syndrome. J Endocrinol 197(2)：189-204, 2008.
4）Dallman MF, et al.：Minireview；glucocorticoids--food intake, abdominal obesity, and wealthy nations in 2004. Endocrinology 145(6)：2633-2638, 2004.

5) Cavenee WK, Melnykovych G：Induction of 3-hydroxy-3-methylglutaryl coenzyme A reductase in HeLa cells by glucocorticoids. J Biol Chemi 252(10)：3272-3276, 1977.
6) Lin RC, Snodgrass PJ：Effect of dexamethasone on 3-hydroxy-3-methylglutaryl-coenzyme A reductase activity and cholesterol synthesis in rat liver. Biochim Biophys Acta 713(2)：240-250, 1982.
7) Ayala-Sumuano JT, et al.：Glucocorticoid paradoxically recruits adipose progenitors and impairs lipid homeostasis and glucose transport in mature adipocytes. Sci Rep 3：2573, 2013.
8) Ettinger WH, et al.：Effect of short-term, low-dose corticosteroids on plasma lipoprotein lipids. Atherosclerosis 63(2-3)：167-172, 1987.
9) Zimmerman J, et al.：The effects of prednisone therapy on plasma lipoproteins and apolipoproteins；a prospective study. Metabolism 33(6)：521-526, 1984.
10) Fardet L, et al.：Corticosteroid-induced clinical adverse events；frequency, risk factors and patient's opinion. Br J Dermatol 157(1)：142-148, 2007.
11) Girod JP, Brotman DJ：Does altered glucocorticoid homeostasis increase cardiovascular risk? Cardiovasc Res 64(2)：217-226, 2004.
12) Choi HK, Seeger JD：Glucocorticoid use and serum lipid levels in US adults；the Third National Health and Nutrition Examination Survey. Arthritis Rheum 53(4)：528-535, 2005.
13) Ettinger WH Jr, Hazzard WR：Prednisone increases very low density lipoprotein and high density lipoprotein in healthy men. Metabolism 37(11)：1055-1058, 1988.
14) Souverein PC, et al.：Use of oral glucocorticoids and risk of cardiovascular and cerebrovascular disease in a population based case-control study. Heart 90(8)：859-865, 2004.
15) Wei L, et al.：Taking glucocorticoids by prescription is associated with subsequent cardiovascular disease. Ann Intern Med 141(10)：764-770, 2004.
16) Fardet L, et al.：Risk of cardiovascular events in people prescribed glucocorticoids with iatrogenic Cushing's syndrome；cohort study. BMJ 345：e4928, 2012.
17) Building Healthy lifestyles Vascular Protection Dyslipidemia Clinical Guide 2006.
18) Manenschijn L, et al.：Clinical features associated with glucocorticoid receptor polymorphisms. An overview. Ann NY Acad Sci 1179：179-198, 2009.
19) Moreira RP, et al.：Impact of glucocorticoid receptor gene polymorphisms on the metabolic profile of adult patients with the classical form of 21-hydroxylase deficiency. PloS One 7(9)：e44893, 2012.
20) Giordano R, et al.：BClI polymorphism of the glucocorticoid receptor gene is associated with increased obesity, impaired glucose metabolism and dyslipidaemia in patients with Addison's disease. Clin Endocrinol (Oxf) 77(6)：863-870, 2012.
21) Marti A, et al.：Meta-analysis on the effect of the N363S polymorphism of the glucocorticoid receptor gene (GRL) on human obesity. BMC Med Genet 7：50, 2006.
22) Koyano S, et al.：Novel genetic polymorphisms in the NR3C1 (glucocorticoid receptor) gene in a Japanese population. Drug Metab Pharmacokinet 20(1)：79-84, 2005.
23) Liu D, et al.：A practical guide to the monitoring and management of the complications of systemic corticosteroid therapy. Allergy Asthma Clin Immunol 9(1)：30, 2013.
24) Duru N, et al.：EULAR evidence-based and consensus-based recommendations on the management of medium to high-dose glucocorticoid therapy in rheumatic diseases. Ann Rheum Dise 72(12)：1905-1913, 2013.
25) Georgiadis AN, et al.：Atherogenic lipid profile is a feature characteristic of patients with early rheumatoid arthritis；effect of early treatment--a prospective, controlled study. Arthritis Res Ther 8(3)：R82, 2006.
26) Toms TE, et al.：Dyslipidaemia in rheumatological autoimmune diseases. Open Cardiovasc Med J 5：64-75, 2011.
27) Anderson TJ, et al.：2012 update of the Canadian Cardiovascular Society guidelines for the diagnosis and treatment of dyslipidemia for the prevention of cardiovascular disease in the adult. Can J Cardiol 29(2)：151-167, 2013.
28) Hahn BH, et al.：American College of Rheumatology guidelines for screening, treatment, and management of lupus nephritis. Arthritis Care Res 64(6)：797-808, 2012.

〔小林　弘〕

5. 精神症状とその対策
～ステロイド精神病の考え方と対応～

> **Essence!**
> 1. ステロイド投与中にみられる精神症状では，ステロイド以外の原因として，①身体疾患，②固有の精神疾患，③性格・環境因がどのように関係しているかを考えて対応する．
> 2. ステロイド精神病の治療の基本は減量・中止であるが，対症的に向精神薬を用いることもある．

1 疫学・病態

　ステロイド投与による精神症状の発症頻度は，重症の場合は5.7％である[1]．プレドニゾロン（PSL）を80 mg/日以上投与された場合には，18.6％の症例に何らかの精神症状が出現したと報告されている[2]．ステロイドによる精神症状の多くは，開始後3〜11日で出現する．危険因子として，女性，基礎疾患としての全身性エリテマトーデス（SLE），精神疾患の既往，PSL換算で40 mg/日以上などがあげられる[2]．

2 症状

　ステロイド精神病では多彩な精神症状がみられるが，多弁・多動，多幸などを示す躁状態やうつ状態，躁うつ混合状態などの気分障害症状が75％と最も多く，中でも躁病エピソードが35％，うつ病エピソードが28％，躁うつ混合状態が12％を占める．投与初期に躁状態が出現し，長期投与でうつ病エピソードが出現することが多い[3]．その他，せん妄（13％），精神病症状（11％）などもみられる[4]．せん妄とは意識レベルが短時間内に変動し，見当識障害や興奮，幻覚や妄想などを認める状態をいう．精神病症状としては統合失調症類似の症状，すなわち幻覚・妄想や緊張病様興奮などがみられる．

3 診断

1 精神症状の原因の考え方

一般的に精神症状の病因は以下の3つに分けて考えることが多い．①身体疾患が原因（中枢神経疾患，中枢神経疾患以外の身体疾患の脳への影響，中毒性物質や薬剤），②固有の精神疾患が原因（統合失調症や双極性障害など原因がわかっていない精神疾患），③性格・環境因（「ある性格の人はこのタイプのストレスに弱い」などという面をさす．一般的には環境因が強調されるが，その環境の影響を受ける性格面の特徴と切り離すことはできない）．どのような精神症状であっても，この3つの要因がそれぞれどの程度関係しているかを検討することが適切な治療につながる[5]．

2 ステロイド投与中の精神症状

ステロイド投与中に精神症状が出現している場合もステロイド以外の原因として前述の三要因を考える．

①はステロイド投与中であるが，中枢神経性ループスによる精神症状のように，身体疾患自体の関与が大きいと考えられる場合である．ステロイド，特に大量に用いる身体疾患の多くは中枢神経系に何らかの病変を有することが多い．過去に明らかなうつ病エピソードや躁病エピソードがある場合は，②のように，ステロイド投与中であってもうつ病や双極性障害が発症したことを疑ったほうがよいこともある．③は最も思いつきやすい理由であり，「疾患への罹患や現在の状況がストレスになってうつ状態になっている」などと理解する場合をさす．

これらは鑑別すべきというよりも三要因がそれぞれどの程度影響を与えているかを検討すべきであろう．たとえば中枢神経ループスの精神症状としてうつ状態を呈しているが，同時に疾患への罹患を強く悩んでおり，また投与されているステロイドの影響も完全には否定できないような場合も少なくない．関与が疑われる要因に応じて同時に，あるいは優先順位をつけて治療を検討すべきであろう．

3 ループス精神病とステロイド精神病の鑑別

中枢神経ループス（neuropsychiatric SLE：NPSLE）は精神症状や痙攣，無菌性髄膜炎，脳梗塞などの多彩な神経症状と，錯乱，抑うつ，不安などの精神症状を呈する．この精神症状のみを取り上げた場合には，ループス精神病という用語もある．ループス精神病とステロイド精神病を厳密に鑑別しようとする姿勢は必要であるが，実際の臨床では複数の要因の関与を疑いながら対応することが重要であろう．鑑別に有用な指標として以下の点があげられる．

①SLEの活動性，およびステロイド投与時期と精神症状の時間的関係である．SLEの増悪に一致して精神症状がみられればまずループス精神病を疑う．

②治療を診断に役立てるという方法になるが，ステロイド減量で精神症状が改善すればステロイド精神病，悪化すればループス精神病を疑う．ただし，ステロイド投与や増量後に出現した精神症状であっても，微細なNPSLEがステロイドによって増悪したなどと考えることも可能であり，ステロイド精神病とは言い切れない．

③神経症状や髄液所見などにNPSLEが疑われる所見があればループス精神病を疑う．NPSLEについては特異的な抗体などが研究されているが，まだ一般臨床で用いるには至っていない．

SLE患者では低アルブミン血症や血液-脳関門の破綻を反映するQ-albumin ratio positiveが危険因子であることとする報告もある[6]．

治療

ステロイド精神病の治療は第一にステロイドの減量または中止である．しかし，原疾患の治療のために中止が困難である場合も多く，この場合には対症療法として向精神薬が使用される．

躁状態では炭酸リチウム，バルプロ酸などの気分安定薬，ハロペリドールやリスペリドンなどの抗精神病薬を用いる．炭酸リチウムは有効量と中毒量が近い薬剤であり，腎臓への影響が大きい．うつ状態では抗うつ薬が用いられるが薬物相互作用や，抗うつ薬自体によるせん妄に注意が必要である．せん妄は中枢神経病変がある場合は特に多い．せん妄や精神病症状には抗精神病薬が用いられる．向精神薬に頼った治療とはせず，ステロイドの増減量や患者の悩みへの面接での対応など，多方面からの治療を常に心がける必要がある．

■文献

1) Lewis DA, Smith RE：Steroid-induced psychiatric syndromes. A report of 14 cases and a review of the literature. J Affect Disord 5：319-332, 1983.
2) The Boston Collaborative Drug Surveillance Program：Acute adverse reactions to prednisone in relation to dosage. Clin Pharmacol Ther 13：694-698, 1972.
3) Brown ES, Chandler PA：Mood and cognitive changes during systemic corticosteroid therapy. Prim Care Companion J Clin Psychiatry 3：17-21, 2001.
4) Sirois F：Steroid psychosis；a review. Gen Hosp Psychiatry 25：27-33, 2003.
5) 宮岡 等：こころを診る技術．医学書院，2014.
6) Nishimura K, et al.：Blood-brain barrier damage as a risk factor for corticosteroid-induced psychiatric disorders in systemic lupus erythematosus. Psychoneuroendocrinology 33：395-403, 2008.

〈飯田諭宜・宮岡 等〉

III ステロイドの副作用トラブルシューティング 〜メカニズムから対処法まで〜

6. 高血圧，水・電解質異常とその対策

Essence!

1. ステロイドによる高血圧，水・電解質異常をきたす機序としてグルココルチコイド作用およびミネラルコルチコイド作用によるものがある．
2. 使用するステロイドによりそれらの力価は異なる．

1 高血圧とその対策

その原因はグルココルチコイド作用およびミネラルコルチコイド作用による．合成グルココルチコイド投与患者の約20％に高血圧が合併する．

グルココルチコイド受容体(GR)は血管内皮細胞および平滑筋細胞に存在することから，グルココルチコイドが血管内皮および平滑筋に直接作用し，血圧を上昇させる．グルココルチコイドは血管平滑筋細胞に作用しアンジオテンシンIIタイプ1受容体(AT1R)を増加させる．アンジオテンシンIIは強力な昇圧ホルモンであり，また血管や心筋細胞のリモデリングに重要な役割を果たしている．図1に示すように，組織におけるレニン・アンジオテンシン・アルドステロン系(RAAS)の活性化は臓器障害に大きく関与している[1]．

肝におけるアンジオテンシノーゲン(血漿レニン基質)の合成促進のほか，エリスロポエチン産生増加による血管収縮，一酸化窒素(NO)産生抑制による血管反応性の亢進またはスーパーオキシド過剰産生によるNOの利用障害による血管内皮機能障害などもその機序として考えられているが，十分には解明されていない[2]．

またミネラルコルチコイド受容体(MR)を介する作用は，アルドステロンの約1/400と弱いが，腎尿細管でのNa^+の再吸収亢進に伴う循環血漿量の増加，血管周囲への炎症性サイトカインの誘導，血管内皮細胞におけるICAM-1の発現増加などがある[3]．

対策としてステロイドの減量あるいは中止が第一であるが，困難である場合にはカルシウム(Ca)拮抗薬，アンジオテンシン変換酵素(ACE)阻害薬，アンジオテンシンII受容体拮抗薬(ARB)，β遮断薬，利尿薬などによる薬物療法を積極的に行う．また，食塩制限などの食事療法や運動療法の施行も考慮する[2]．

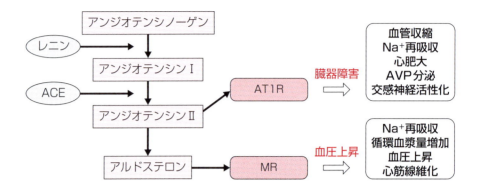

図1 組織におけるレニン・アンジオテンシン・アルドステロン系（RAAS）のクロストーク
(武田仁勇：コルチゾールの心血管・代謝作用．最新医学別冊 ABC73/内分泌6 内分泌性高血圧．p.110，最新医学社，2012．林　毅ほか：アルドステロン，内分泌ホルモンのすべて．内分泌・糖尿病・代謝内科 36（増刊）：219，2013 より引用・改変)

> **MEMO　主なステロイドの力価の比較**
>
> 　短時間作用型であるヒドロコルチゾンのグルココルチコイド作用およびミネラルコルチコイド作用の力価を 1：1 とした場合，中間型のプレドニゾロンは 4：0.8，長時間作用型のデキサメタゾンは 25：≒0 である．
> 　副腎不全に対するステロイド補充療法では，急性期のストレス用量として，1日当たりヒドロコルチゾン 50 mg 以上を投与する際には，ヒドロコルチゾンが GR および MR の両受容体を活性化するために，ヒドロコルチゾンのみの投与で十分であり，ミネラルコルチコイドの補充は不要である．しかし，ヒドロコルチゾンを 1日当たり 20 mg 程度までの維持量に減量した際には MR の活性化作用が弱く，先天性副腎過形成などの原疾患ではミネラルコルチコイド補充も必要とする場合がある．

❷ 水・電解質異常とその対策

　グルココルチコイドによる MR を介する作用は前述のようにアルドステロンの約 1/400 と弱いものの，腎尿細管からの Na^+ の再吸収を促進し K^+，H^+ の排泄を促進する．また細胞外液量を増加させ，糸球体濾過の亢進と尿細管における抗利尿ホルモン（antidiuretic hormone：ADH）とが拮抗することにより水利尿を亢進させる[4]．

　対策として，食塩制限のほか，投与するステロイドを電解質作用のより少ないメチルプレドニゾロンやベタメタゾンの同等量への変更や，半減期が長くなる薬剤の場合は夕方や夜間の投与を中止または減量するなどを検討する．

■文献

1) 武田仁勇：コルチゾールの心血管・代謝作用．最新医学別冊 ABC73/内分泌6 内分泌性高血圧．pp.108-115，最新医学社，2012．
2) 日本高血圧学会高血圧治療ガイドライン作成委員会編：高血圧治療ガイドライン2009．p.31，ライフサイエンス出版，2009．
3) 明比祐子ほか：コルチゾール，内分泌ホルモンのすべて．内分泌・糖尿病・代謝内科 36（増刊）：209-218，2013．
4) 宮地幸隆ほか：副腎皮質・髄質グルココルチコイド．図解ホルモンのすべて．ホルモンと臨床 46（増刊）：252-270，1998．
5) 林　毅ほか：アルドステロン，内分泌ホルモンのすべて．内分泌・糖尿病・代謝内科 36（増刊）：219-227，2013．

〈藤原貫爲・柴田洋孝〉

7. 消化管・肝障害とその対策

> **Essence!**
> 1. ステロイド投与中，特に NSAIDs 併用時には消化性潰瘍に注意する．
> 2. ステロイド経口内服は，急性膵炎のリスクとなりうる．
> 3. ステロイド投与中は，NASH 発症に注意する．

1 ステロイドによる消化性潰瘍

1 概要

　薬剤性の胃・十二指腸粘膜障害の原因として，非ステロイド性抗炎症薬（NSAIDs），ステロイドなどがある．NSAIDs はシクロオキシゲナーゼ（COX）-1 と COX-2 の両方を阻害し，消化管粘膜のプロスタグランジン（PG）産生を抑制する．PG は粘液産生・分泌促進，重炭酸分泌促進，粘膜血流増加などの粘膜防御に関与している．粘膜防御因子の減少は，胃酸，ペプシンなどの攻撃因子による粘膜障害を引き起こす[1]．一方で，薬理量のステロイドは消化管粘膜の COX-2 を阻害し PG 産生を低下させる[2]．

　ステロイドと NSAIDs の併用によって，消化性潰瘍の発症リスクが著しく増大することには注意すべきである[3]．関節リウマチ患者においてステロイド投与群は非投与群に対して消化管穿孔の発症リスクが高く，ステロイド投与が独立したリスク因子であったとする報告もある（表 1）[4]．

2 疫学

　たとえば，膠原病患者ではステロイド療法中の胃・十二指腸潰瘍の有病率は 20％ とされる（ステロイド以外にも，高齢，喫煙，NSAIDs 使用など他の消化性潰瘍のリスク因子の関与も含まれている）[5]．

表1 ステロイド・NSAIDs 投与の有無による消化管穿孔のハザード比

ステロイド投与	NSAIDs 投与	ハザード比（95％信頼区間）
あり	あり	4.7（1.9〜12.0）
あり	なし	2.8（1.3〜6.1）
なし	あり	1.3（0.4〜3.5）
なし	なし	1

3　診断と治療

　ステロイド使用中に，心窩部痛（特に食後や空腹時），腹膜刺激症状，黒色便を認めた場合は，速やかに消化性潰瘍を鑑別する．

　内視鏡検査で活動性の出血や露出血管を認める場合は，内視鏡あるいは手術による止血の適応となる．非出血性の消化性潰瘍の場合は，場合によっては絶食としたうえで，プロトンポンプ阻害薬の投与を開始する．NSAIDs 併用時には，NSAIDs を中止するべきである[1]．いずれの場合もステロイドは急に中止してはならない．

4　予防

　ステロイドによる消化性潰瘍の予防薬の有効性に関して，エビデンスレベルの高い検討は行われていない．動物実験では，ステロイドによる消化性潰瘍を PG が予防しうることが示されていることから，ミソプロストールなどの PG 製剤は有効である可能性がある[2]．また，培養細胞レベルでは，レバミピドが有効である可能性も示されている[6]．胃酸分泌抑制は消化性潰瘍予防に有効であり，動物実験ではオメプラゾールによる予防効果が示されている[7]．

　ステロイド使用中の消化性潰瘍のリスク因子として，60 歳以上の高齢者，喫煙者，消化性潰瘍既往，NSAIDs 使用中などがあげられる．また，*Helicobacter pylori* 感染例においてステロイド使用中の消化性潰瘍が減少した報告がある[5]．ステロイドと NSAIDs の併用には慎重であるべきだが，NSAIDs を併用せざるをえない場合は COX-2 選択的阻害薬の使用が望ましい[1]．

❷ ステロイドによる急性膵炎

1　概要

　ステロイドと急性膵炎の関連は以前から指摘されていたが，2013 年に症例対照研究にてステロイド経口内服群がコントロール群に比べて急性膵炎のリスクが高かったと報告されている（表2）[8]．

表2 ステロイド投与の有無による急性膵炎のハザード比

プレドニゾロン開始後	ハザード比（95％信頼区間）
0～3日	1.10（0.62～1.95）
4～14日	1.42（1.03～1.95）
15～30日	1.70（1.24～2.34）
31～60日	1.19（0.89～1.58）
61～180日	1.11（0.90～1.36）

2 診断と治療

ステロイド内服中に急性発症の上腹部痛，背部への放散痛，嘔気・嘔吐を認めた場合は，鑑別疾患として急性膵炎を考慮する．

血中リパーゼまたはP型アミラーゼ，超音波検査，CT，MRI などによって診断し，絶食，安静，大量補液，蛋白分解酵素阻害薬の投与を行う[9]．また，ステロイドを可及的速やかに減量する．

3 ステロイドによる脂肪性肝疾患

1 概要

脂肪性肝疾患（脂肪肝）とは，肝細胞に中性脂肪が沈着して肝障害をきたす疾患の総称である．ウイルス性，自己免疫性などの肝疾患も有さず，明らかな飲酒歴がないものは非アルコール性脂肪性肝疾患（NAFLD）とよばれる（図1）．

NAFLD は，病態がほとんど進行しないと考えられる非アルコール性脂肪肝（NAFL）と進行性の経過を示す非アルコール性脂肪性肝炎（NASH）とに大別される．NASH は肝硬変への進展，および肝細胞がんのリスクがあることから，その予防の重要性が指摘されている．

NAFLD の原因として肥満，糖尿病，脂質異常症などの代謝性疾患のほかに，薬剤性がある．原因薬として，アミオダロン，タモキシフェンなどの肝臓毒性を有するもの，ステロイドやエストロゲンなどがある[10]．

2 診断

NAFLD は自覚症状に乏しく，画像診断で偶発的に発見される．脂肪沈着を反映して，腹部超音波では肝臓の輝度上昇，CT では肝実質の低濃度化を認める．トランスアミナーゼ（ALT 優位）や γ-GTP の軽度上昇を認めることがある．ステロイド投与中に肥満，2型糖尿病，脂質異常症の発症や増悪が認められ肝機能障害も伴

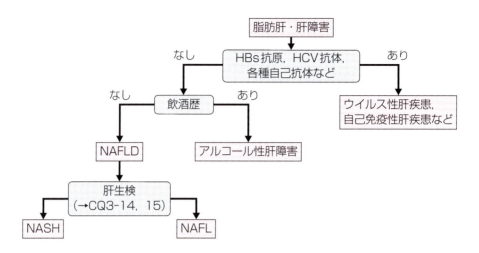

図1 NAFLD/NASH 診断フローチャート
注：HCV 抗体陽性例は，HCV-RNA を測定して C 型慢性肝炎・肝硬変を鑑別する．
注：NAFLD/NASH と自己免疫性肝炎の鑑別は，困難なことがある．
注：詳細については，原典を参照のこと．
(日本消化器病学会編：NAFLD/NASH 診療ガイドライン 2014．xvii，南江堂，2014 より転載)

う場合は，NAFLD を積極的に鑑別する．

ただし，血液生化学検査と画像検査では NAFL と NASH の鑑別は困難である．NASH の確定診断は，肝生検で肝細胞の大滴性脂肪化，炎症を伴う風船様腫大，線維化などを認めることによる（図1）[10]．

3 治療

NAFL に対しては食事療法および運動療法を行う．NASH 発症のリスクファクターとして肥満，2 型糖尿病，脂質異常症，高血圧などがあり，これらを有する場合はそれぞれの治療をする．肝生検で NASH を認めた場合は，肥満があれば食事・運動療法にて減量（7% 以上）を図る．肥満がない場合，または肥満に対し食事・運動療法が効果不十分の場合には，2 型糖尿病，高血圧，脂質異常症のコントロールを図るか，いずれの基礎疾患も有さない場合はビタミン E を使用する（図2）[10]．

ステロイドによる食欲増進

1 概要

ステロイドの食欲亢進作用は過食の原因となる．動物実験では，視床下部の Agouti 関連蛋白のステロイドによる産生増加が過食に関与する可能性が示されている[11]．

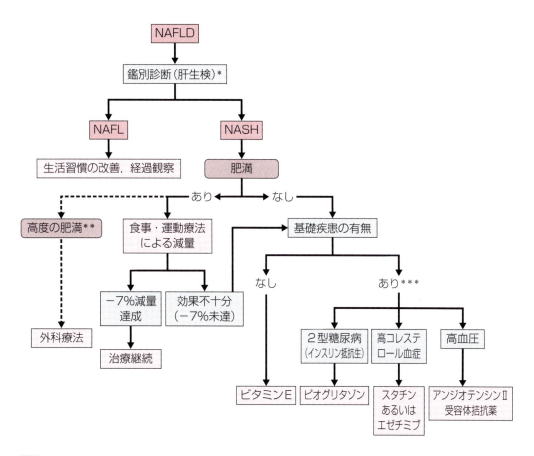

図2 NAFLD/NASH 治療フローチャート
*　：肝生検を施行していない NAFLD は NASH の可能性を検討し治療する．
**　：(1) BMI≧37　(2) BMI≧32 で糖尿病を合併するもの，または糖尿病以外の肥満に起因する合併症を 2 つ以上有する場合．
***：基礎疾患それぞれに適応の薬剤にビタミン E を適宜追加する．
注　：各段階において各々の基礎疾患に準じた治療を適宜追加する．
注　：詳細については，原典を参照のこと．
（日本消化器病学会編：NAFLD/NASH 診療ガイドライン 2014．xviii，南江堂，2014 より転載）

2　予防

　食欲のコントロールを行い，過食に伴う肥満を予防することが重要である．そのため，ステロイド内服中の患者に対しては，栄養士による介入が望まれる．

■文献

1) 日本消化器病学会編：消化性潰瘍診療ガイドライン．南江堂，2009．
2) Luo JC, et al.：Non-ulcerogenic dose of dexamethasone delays gastric ulcer healing in rats. J Pharmacol Exp Ther 307(2)：692-698, 2003.
3) Weil J, et al.：Peptic ulcer bleeding；accessory risk factors and interactions with non-steroidal anti-inflammatory drugs. Gut 46(1)：27-31, 2000.
4) Curtis JR, et al.：The incidence of gastrointestinal perforations among rheumatoid arthritis patients. Arthritis Rheum 63(2) 346-335, 2011.
5) Luo JC, et al.：The potential risk factors leading to peptic ulcer formation in autoimmune disease patients receiving corticosteroid treatment. Aliment Pharmacol Ther 16(7)：1241-1248, 2002.
6) Takahashi M, et al.：Gastric restitution is inhibited by dexamethasone, which is reversed by hepatocyte growth

factor and rebamipide. Aliment Pharmacol Ther 18(Suppl 1)：126-132, 2003.
7) Yamamoto O, et al.：Effects of a proton pump inhibitor, omeprazole, on gastric secretion and gastric and duodenal ulcers or erosions in rats. Dig Dis Sci 29(5)：394-401, 1984.
8) Sadr-Azodi O, et al.：Association of oral glucocorticoid use with an increased risk of acute pancreatitis. JAMA Intern Med 173(6)：444-449, 2013.
9) 急性膵炎診療ガイドライン2010改訂出版委員会編：急性膵炎診療ガイドライン2010 第3版. 金原出版, 2009.
10) 日本消化器病学会編：NAFLD/NASH 診療ガイドライン2014. 南江堂, 2014.
11) Nakayama S, et al.：Corticotropin-releasing hormone (CRH) transgenic mice display hyperphagia with increased Agouti-related protein mRNA in the hypothalamic arcuate nucleus. Endocr J 58(4)：279-286, 2011.

〈上原昌晃〉

MEMO

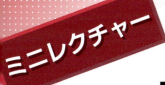

Ⅲ ステロイドの副作用トラブルシューティング ～メカニズムから対処法まで～

肝炎ウイルスとステロイド

はじめに

　医療の高度化に伴い，自己免疫疾患，移植，悪性腫瘍などにステロイドを含む免疫抑制薬や抗腫瘍薬などの宿主免疫を強力に抑制する治療を行う機会が増えている．そして近年，このような治療が肝炎ウイルスを再活性化し，時に非常に予後の悪い劇症肝炎を惹起するということが明らかになってきた[1]．

Ⅰ 肝炎ウイルスと肝傷害の発症機序

　ウイルス性肝炎の原因として，現在までに5種類の肝炎ウイルス，A，B，C，D，E型が同定されている．感染経路には経口と血液・体液感染，感染様式も一過性と持続性があるが，特にステロイド使用で臨床的に問題となるのはB型ならびにC型肝炎ウイルスの持続感染である．

　B型とC型肝炎ウイルスの肝傷害の発症機序はいまだ不明な点が多いが，細胞傷害性のウイルスとは異なり，ウイルス自体は直接肝細胞を傷害しないと考えられている．肝炎ウイルスが生体に感染すると非特異的な"自然免疫(innate immunity)"と特異的な"adaptive immunity"などさまざまな免疫学的機序が作動し，ウイルスの増殖の抑制，ウイルス感染細胞の排除を行おうとする．このウイルスに対する免疫応答は生体防御に関与する一方で，肝炎の慢性化や重症化にも関わる．通常，ステロイド投与中は免疫機能の抑制によりトランスアミナーゼ値は低下傾向を示し，一方，ウイルス量は増加する．ステロイドの減量や中止により細胞傷害性T細胞を中心とする免疫系が再構築された際に感染細胞が破壊，排除されるため肝機能は増悪し，免疫学的均衡が回復すると炎症は鎮静化することが多い．

　ウイルスの感染状態を慢性活動性肝炎，非活動性キャリア，既往感染者に分類すると再活性化のリスクはこの順に高い．再活性化が問題となるのは，重症化，劇症化する症例があり，通常の急性肝炎による劇症肝炎発症率やその死亡率と比べ有為に高率であること，肝機能障害が出現することによって原疾患の治療が中断・中止され，病勢のコントロールができなくなってしまうことである[2]．

Ⅱ B型肝炎ウイルス (HBV)

　HBVの再活性化は，HBs抗原陽性であるHBVキャリアからと，いわゆるHBV既往感染または治癒と判断された症例からとの2つに分けることができる．既往感

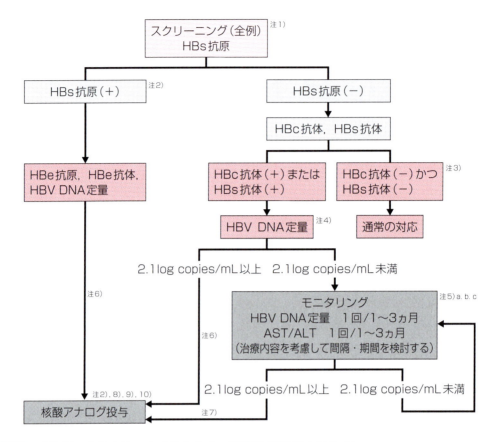

図1 免疫抑制・化学療法により発症するB型肝炎対策ガイドライン

補足：血液悪性疾患に対する強力な化学療法中あるいは終了後に，HBs抗原陽性あるいはHBs抗原陰性例の一部にHBV再活性化によりB型肝炎が発症し，その中には劇症化する症例があり，注意が必要である．また，血液悪性疾患または固形がんに対する通常の化学療法およびリウマチ性疾患・膠原病などの自己免疫疾患に対する免疫抑制療法においてもHBV再活性化のリスクを考慮して対応する必要がある．通常の化学療法および免疫抑制療法においては，HBV再活性化，肝炎の発症，劇症化の頻度は明らかでなく，ガイドラインに関するエビデンスは十分ではない．また，核酸アナログ投与による劇症化予防効果を完全に保証するものではない．

注1）免疫抑制・化学療法前に，HBVキャリアおよび既往感染者をスクリーニングする．まずHBs抗原を測定して，HBVキャリアかどうか確認する．HBs抗原陰性の場合には，HBc抗体およびHBs抗体を測定して，既往感染者かどうか確認する．HBs抗原・HBc抗体およびHBs抗体の測定は，高感度の測定法を用いて検査することが望ましい．また，HBs抗体単独陽性（HBs抗原陰性かつHBc抗体陰性）例においても，HBV再活性化は報告されており，ワクチン接種歴が明らかである場合を除き，ガイドラインに従った対応が望ましい．

注2）HBs抗原陽性例は肝臓専門医にコンサルトすること．すべての症例で核酸アナログ投与にあたっては肝臓専門医にコンサルトするのが望ましい．

注3）初回化学療法開始時にHBc抗体，HBs抗体未測定の再治療例およびすでに免疫抑制療法が開始されている例では，抗体価が低下している場合があり，HBV DNA定量検査などによる精査が望ましい．

注4）既往感染者の場合は，リアルタイムPCR法によりHBV DNAをスクリーニングする．

注5）

a. リツキシマブ・ステロイド，フルダラビンを用いる化学療法および造血幹細胞移植例は，既往感染者からのHBV再活性化の高リスクであり，注意が必要である．治療中および治療終了後少なくとも12ヵ月の間，HBV DNAを月1回モニタリングする．造血幹細胞移植例は，移植後長期間のモニタリングが必要である．

b. 通常の化学療法および免疫作用を有する分子標的薬を併用する場合においても頻度は少ないながら，HBV再活性化のリスクがある．HBV DNA量のモニタリングは1〜3ヵ月ごとを目安とし，治療内容を考慮して間隔および期間を検討する．血液悪性疾患においては慎重な対応が望ましい．

c. 副腎皮質ステロイド，免疫抑制薬，免疫抑制作用あるいは免疫修飾作用を有する分子標的治療薬による免疫抑制療法においても，HBV再活性化のリスクがある．免疫抑制療法では，治療開始後および治療内容の変更後少なくとも6ヵ月間は，月1回のHBV DNA量のモニタリングが望ましい．6ヵ月後以降は，治療内容を考慮して間隔および期間を検討する．

（次頁につづく）

注6) 免疫抑制・化学療法を開始する前，できるだけ早期に投与を開始するのが望ましい．ただし，ウイルス量が多いHBs抗原陽性例においては，核酸アナログ予防投与中であっても劇症肝炎による死亡例が報告されており，免疫抑制・化学療法を開始する前にウイルス量を低下させておくことが望ましい．
注7) 免疫抑制・化学療法中あるいは治療終了後に，HBV DNAが2.1 log copies/mL以上になった時点で直ちに投与を開始する．免疫抑制・化学療法中の場合，免疫抑制薬や免疫抑制作用のある抗腫瘍薬は直ちに投与を中止せず，対応を肝臓専門医と相談するのが望ましい．
注8) 核酸アナログはエンテカビルの使用を推奨する．
注9) 下記の条件を満たす場合には核酸アナログ投与の終了を検討してよい．
スクリーニング時にHBs抗原陽性例ではB型慢性肝炎における核酸アナログ投与終了基準を満たす場合．
スクリーニング時にHBc抗体陽性またはHBs抗体陽性例では，
(1) 免疫抑制・化学療法終了後，少なくとも12ヵ月間は投与を継続すること．
(2) この継続期間中にALT(GPT)が正常化していること．(ただしHBV以外にALT異常の原因がある場合は除く)
(3) この継続期間中にHBV DNAが持続陰性化していること．
注10) 核酸アナログ投与終了後少なくとも12ヵ月間は，HBV DNAモニタリングを含めて厳重に経過観察する．経過観察方法は各核酸アナログの使用上の注意に基づく．経過観察中にHBV DNAが2.1 log copies/mL以上になった時点で直ちに投与を再開する．
(日本肝臓学会肝炎診療ガイドライン作成委員会編：B型肝炎治療ガイドライン第2版．pp.72-73, 2014　http://www.jsh.or.jp/doc/guidelines/HBV GL ver2.201406.pdf.(2014年11月13日閲覧)より引用)

　染例におけるHBV再活性化に起因する肝障害を*de novo* B型肝炎とよんでいる．具体的にはHBs抗原陽性のHBVキャリア例においては，①血清HBV DNA量が10倍以上の上昇，②HBe抗原陰性例でHBe抗原の陽性化，既往感染例では，①HBs抗原の陽性化，②HBV DNAの検出感度以下からの陽性化と定義されている．既往感染者とは，HBs抗原陰性，かつHBc抗体ないしHBs抗体が陽性で臨床的にはキャリアでない状態をさし[1-5]，わが国の50歳以上では約20～30％に存在すると予測されている．日本ではHBVのgenotypeはC型，Bj型がほとんどであり，これらが成人に感染した場合はHBs抗体が産生され，中和抗体として働き，一過性感染で肝炎は治癒する．

　しかし治癒後も肝細胞の核内にHBV遺伝子が閉鎖環状2本鎖DNA(covalently closed circular DNA：cccDNA)の形で残存する[6]．通常ではヒト免疫システムによってウイルスの複製やウイルス遺伝子の発現が強力に抑制されているが，宿主の免疫機能，ウイルスの感染状態，ステロイド投与などによる免疫抑制の程度によって再活性化が起こる．さらにステロイドはHBV遺伝子配列内に存在するグルココルチコイド応答配列(glucocorticoid responsive element：GRE)への結合やHBVエンハンサーIの増幅によってHBV転写を活性化し，HBV DNAやHBVのmRNAを増加させる[7]．低用量のステロイドであればウイルス複製を増強することはないと考えられており，臨床的にステロイド投与をする場合はできるだけ少量にとどめることが重要とされる[8]．HBV再活性化の予防・治療のために「免疫抑制・化学療法により発症するB型肝炎対策ガイドライン」(**図1**)が作成されており，これを遵守しなければならない．その詳細については他書に譲る[2]．

III C型肝炎ウイルス（HCV）

　HBVと異なりHCV感染症は高率に慢性化し，慢性肝炎，肝硬変，肝細胞がんに進行する．感染HCVの複製機構が自然に止まりウイルス排除に向かうことはまれである．免疫抑制による再活性化の頻度はHBVに比べきわめて少ないが，いったん重症化するとB型肝炎同様，予後は悪い．HCVの再活性化の明確な定義はないが，ALTの3倍以上の上昇，血清HCV RNA量の10倍以上の増加とするのが一般的である[1]．ステロイドが肝細胞膜表面にある特異的な受容体を過剰発現させ，HCVの肝細胞への侵入を高めることが再活性化の機序の1つと考えられている[9]が，HCVの複製を増強するか否かについては結論が出ていない．

　HBVと同様に，潜在性のHCV感染が存在し，何らかの原因で再活性化する de novo C型肝炎があるのかどうかについては不明な点が多い．潜在性HCV感染とは，①HCV抗体陽性，血中HCV RNA陰性のいわゆる臨床的治癒例，②HCV抗体陰性，血中HCV RNA陰性であるにもかかわらずALT値異常を伴う原因不明の肝疾患の中に，肝組織中や末梢血単核球から微量ではあるがHCV RNAが検出される症例をさす．最近では血清サンプルを超遠沈して濃縮したり，超高感度PCRを用いることでHCV RNAを検出できる症例があるとの報告や，HCV抗体，HCV RNAともに陰性で全く肝機能が正常な症例にも少なからず潜在性HCV感染が存在するとの報告もある[10,11]．その臨床的意義については不明であるが，ステロイド治療後にHCV再活性化がみられたとの報告[12]もあり今後の展開が待たれる．

　B型肝炎と異なり，HCVの再活性化の高リスク群やその予防法も明らかではない．ステロイドを投与する際には低用量（5 mg/日）の継続使用やステロイドの緩徐な漸減が一般に推奨されている[1]．ステロイド減量中，中止後は特にHCV RNAを含めた定期的な肝機能検査が必要である．

IV おわりに

　特に高用量のステロイドを使用する際には，導入前にHBs抗原・抗体，HBc抗体，HCV抗体を必ず測定し，ウイルス感染危険群ではHBV DNAやHCV RNAの測定を含め定期的に経過観察しなければならない．特にHBVは再活性化の頻度が高く，ガイドラインに沿った対応が必要である．ただし，再活性化のリスクはウイルス感染の状態，基礎疾患，免疫抑制・抗腫瘍療法の内容によって異なり，HBV DNA測定の間隔，核酸アナログ予防投与の必要性については今後議論を重ね，より効率化を図る必要がある．肝臓専門医との緊密な連携も欠かすことができない．

■文献

1) Torres HA, Davila M：Reactivation of hepatitis B virus and hepatitis C virus in patients with cancer. Nat Rev Clin Oncol 9(3)：156-166, 2012.
2) 日本肝臓学会肝炎診療ガイドライン作成委員会編：B型肝炎治療ガイドライン 第2版．pp.72-73, 2014　http://www.jsh.or.jp/doc/guidelines/HBV GL ver2.201406.pdf.（2014年11月13日閲覧）
3) Yeo W, Johnson PJ：Diagnosis, prevention and management of hepatitis B virus reactivation during anticancer therapy. Hepatology 43：209-220, 2006.
4) 桶谷　眞，坪内博仁：B型肝炎再活性化による劇症肝炎の現状と対策．日消誌 107(9)：1426-1433，2010.
5) 持田　智：De novo B型肝炎．化学療法の領域 28（増刊）：1088-1094，2012.
6) Rehermann B, et al.：The hepatitis B virus persists for decades after patients' recovery from acute viral hepatitis despite active maintenance of a cytotoxic T-lymphocyte response. Nat Med 2(10)：1104-1108, 1996.
7) Chou CK, et al.：Glucocorticoid stimulates hepatitis B viral gene expression in cultured human hepatoma cells. Hepatology 16：13-18, 1992.
8) Watanabe T, Tanaka Y：Reactivation of hepatitis viruses following immunomodulating systemic chemotherapy. Hepatol Res 43：113-121, 2013.
9) Ciesek S, et al.：Glucocorticosteroids increase cell entry by hepatitis C virus. Gastroenterology 138：1875-1884, 2010.
10) Carreno V, et al.：New perspectives in occult hepatitis C virus infection. World J Gastroenterol 18(23)：2887-2894, 2012.
11) Sugden PB, et al.：Occult infection with hepatitis C virus；friend or foe? Immunol Cell Biol 90：763-773, 2012.
12) Lee WM, et al.：Reemergence of hepatitis C virus after 8.5 years in a patient with hypogammaglobulinemia；evidence for an occult viral reservoir. J Infect Dis 192：1088-1092, 2005.

（塚田信廣）

8. ミオパチーとその対策

Essence!
1. ステロイドミオパチーの頻度は決して低くなく，特に大量投与時にはほぼ必発である．
2. 見過ごされがちな症候であり，積極的に評価，診断する必要がある．
3. 現時点では有効な治療法に乏しいが，可能な限りステロイドを減量すること，転倒などを予防することが重要である．

　ステロイドミオパチーはグルココルチコイド（GC）過剰により，骨格筋の萎縮をきたした状態である．その歴史は古く，1932年CushingによりCushing症候群患者における近位筋萎縮および筋力低下として最初に報告されている[1]．ステロイドミオパチーは内因性のGCによるCushing症候群と，薬理量のGCを投与された場合とに分けられる．本項では薬理量のGC投与による医原性ステロイドミオパチーを中心に解説する．

1 疫学

　これまでステロイドミオパチーに対する大規模疫学調査によるデータはないが，膠原病友の会のステロイド投与中の患者を対象にわれわれが実施したアンケート調査では，回答者314名中118名と，実に38％が筋力低下の症状を有しており（図1），今まで見過ごされがちな症候ではあるが，ステロイド療法中の患者のQOLに大きな影響を与えていることがうかがえた．女性，高齢者，担がん患者，窒素平衡がマイナスになっている患者で，高用量GC投与1～3ヵ月後に緩徐に発症することが多い．プレドニゾロンに比較して，デキサメタゾンなどのフッ素化されたグルココルチコイドの場合の発生頻度が高い[2,3]．

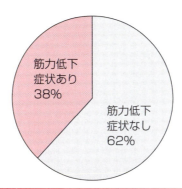

	筋力低下症状あり (*n*=118)	筋力低下症状なし (*n*=196)
女性	104 (88.1%)	172 (87.8%)
平均年齢（歳）	53.9	54.3
原疾患　全身性エリテマトーデス	65 (55.1%)	120 (61.2%)
原疾患　混合性結合組織病	11 (9.3%)	13 (6.6%)
原疾患　多発性筋炎・皮膚筋炎	20 (16.9%)	19 (9.7%)
原疾患　その他	22 (18.6%)	44 (22.4%)
糖尿病合併	18 (15.3%)	10 (5.1%)
パルス療法	55 (46.6%)	57 (29.1%)

図1 ステロイド使用中の膠原病患者を対象としたステロイド筋症に関するアンケート調査結果

2 病態生理

ステロイドミオパチーの病態生理はこれまでGCによる異化作用によって説明されてきた．しかし，近年の研究によりグルココルチコイド受容体（GR）と骨格筋において翻訳制御の鍵因子として知られるキナーゼ複合体 mammalian target of rapamycin complex 1 (mTORC1) との間の，相互に排他的なクロストークによる蛋白同化経路の抑制と蛋白異化経路の活性化によって引き起こされることが明らかとなってきている（図2）[4]．

3 臨床徴候

筋力低下徴候は近位筋に多く，歩行や階段昇降困難，椅子から立ち上がりにくいといった症状が多い．ビンのフタが開けられない，握力低下など，上肢の筋力低下もみられる．まれに筋痛を伴うこともある．

生化学的検査では血清CK，アルドラーゼ，トランスアミナーゼ値は正常なこと

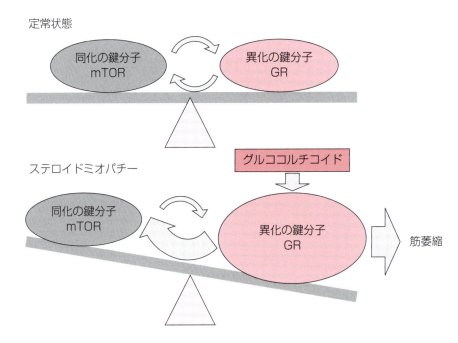

図2 ステロイドミオパチーの概念図

が多く特徴的な変化に乏しい[2,3]．血清LDHは軽度に上昇する（Ⅰ型またはⅡ型）．ミオグロビン尿はない．尿中クレアチン排泄量が増加することもあり診断の一助となる．病理学的には筋生検でⅡb線維に特異的な萎縮がみられ，壊死や炎症所見は認めない[2,3]．

筋力，筋量の評価方法としては，サルコペニアでは徒手筋力テストや握力測定，CT，MRI，二重エネルギーX線吸収測定法，除脂肪軟部組織当たりの体内総または部分カリウム量測定法などが用いられており，ステロイドミオパチーにおいてもこれらの検査は有用と考えられる[5]．図3は成人発症Still病患者の大腿部のMRI像である．ステロイド大量投与後，わずか1ヵ月で大腿筋群に著明な筋萎縮が認められた（図3下）．

4 診断

現在，ステロイドミオパチーを対象とした診断基準はない．ステロイドの投与期間，量，他の筋力低下をきたす疾患との鑑別（特に皮膚筋炎・多発性筋炎に対するステロイド療法時など）を行い，臨床的に診断をする．特に大量ステロイド療法時は必発と考え，積極的に診断，評価する必要がある．

ステロイド投与前 右　　　　　　左

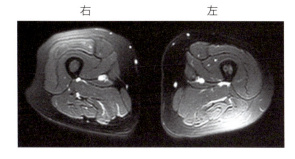

ステロイド大量投与
1ヵ月後 右　　　　　　左

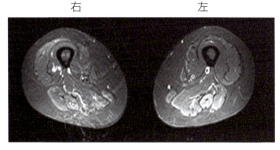

図3 成人発症 Still 病患者の大腿部 MRI T2 強調画像

5　治療

可及的速やかにステロイドを減量，中止することが第一である．実際には原疾患によって，減量することが困難なことも多いが，必要最少量の使用を心がける．

大量ステロイド療法中は困難だが，減量後は適度な運動療法は有用と考えられる．本症は転倒のリスクも増大させるため，転倒予防には十分に留意する必要がある．

ステロイドミオパチーに対する薬物療法は確立していない．分岐鎖アミノ酸，成長ホルモン，男性ホルモン，クレアチン，タウリン，クレンブテロールなどが候補として考えられているが[6]，現時点ではいずれも十分なエビデンスはなく，今後の治療法の開発が望まれる．

■文献

1) Cushing H：The basophil adenomas of the pituitary body and their clinical manifestations. Johns Hopkins Med J 50：137, 1932.
2) 田中廣壽ほか：ステロイド筋症．Clinical Neuroscience 30(3)：341-344, 2012.
3) 田中廣壽ほか：ステロイド筋症の分子機構．医学のあゆみ 239(1)：114-119, 2011.
4) Shimizu N, et al.：Crosstalk between glucocorticoid receptor and nutritional sensor mTOR in skeletal muscle. Cell Metab 13：170-182, 2011.
5) Cruz-Jentoft AJ, et al.；European Working Group on Sarcopenia in Older People：Sarcopenia；European consensus on definition and diagnosis；Report of the European Working Group on Sarcopenia in Older People. Age Ageing 39 (4)：412-423, 2010.
6) Schakman O, et al.：Glucocorticoid-induced skeletal muscle atrophy. Int J Biochem Cell Biol 45(10)：2163-2172, 2013.

〈松宮　遼〉

9. 無菌性骨壊死とその対策

Essence!

1. 無菌性骨壊死はステロイド使用に伴って発生することがあるが，現時点で副作用とよぶべきかは不明である．
2. 部位としては大腿骨頭が最も頻度が高い．
3. 特発性大腿骨頭壊死症は難治性特定疾患に指定されており，医療費補助の対象である．

1 概念

非外傷性に無菌性，阻血性の壊死をきたすものを無菌性骨壊死と定義するが，機序は不明である．中でも大腿骨頭に壊死を生じる例が多く，大腿骨頭の圧潰変形から二次性の股関節症に至る疾患を特発性大腿骨頭壊死症と定義する．ステロイド投与とアルコール多飲に関連した症例は，広義の大腿骨頭壊死症として扱うが，外傷（大腿骨頸部骨折，外傷性股関節脱臼など），大腿骨頭すべり症，骨盤部放射線照射，減圧症などに合併する大腿骨頭壊死症および小児に発生するPerthes病は除外する．

2 病態

わが国では，新たに発生する特発性大腿骨頭壊死症のうち約50％がステロイド投与に関連しており，基礎疾患として，全身性エリテマトーデスが30％，ネフローゼ症候群，多発性筋炎・皮膚筋炎，気管支喘息，血小板減少性紫斑病がそれぞれ5％程度とされる[1]．全身性エリテマトーデス患者においては，以下の例で特発性大腿骨頭壊死症の発生リスクが高いとされる[2,3]．Raynaud現象で初発，診断時にループス腎炎を合併，経過中に心外膜炎，高血圧，精神神経症状，または腎機能障害を発現，ステロイド投与3ヵ月後の検査での赤血球低値，ヘマトクリット低値，BUN高値，またはLDH高値．比較的多量（1日平均プレドニゾロン換算

15 mg 以上でリスクは 4 倍) のステロイド使用により骨壊死発症のリスクが高くなるといわれており[1-3]，臓器移植後や膠原病においてステロイド投与後 3～6 ヵ月で MRI 上特異的所見がみられることも示されている[4]．そして，ステロイド使用例では大腿骨遠位果部や脛骨近位端，脛骨遠位端，上腕骨頭など多発性骨壊死症を伴っていることも少なくない（約 50％が膝骨壊死，25％が上腕骨頭壊死症を併発）．

2005 年に行われた全国疫学調査で，2004 年 1 年間の特発性大腿骨頭壊死症の受療患者数は 11,400 人，男女比は 1：0.8，新患数は 2,220 人と推定されている[1]．特発性大腿骨頭壊死症は，急性の股関節痛で始まることが多く，中には坐骨神経痛様の疼痛や大腿から膝にかけての疼痛などを訴える．

3 診断

特発性大腿骨頭壊死症の診断は，①単純 X 線での骨頭圧潰，②単純 X 線での骨頭内の帯状硬化像の形成，③骨シンチでの cold in hot，④MRI の T1 像での骨頭内バンド像，⑤骨生検標本での骨壊死像，の 5 項目のうち 2 つ以上を満たすと確定診断できる[5]．

病期（Stage）分類[6]は以下のようになる．

①Stage 1：単純 X 線像では特異的所見はないが，MRI，骨シンチ，病理組織像で異常所見を認める時期．
②Stage 2：単純 X 線像で帯状硬化像などが出現するが，骨頭圧潰を認めない時期．
③Stage 3：骨頭圧潰を認めるが，関節裂隙は保たれている時期で，圧潰が 3 mm 未満は 3A，3 mm 以上は 3B に分類される．
④Stage 4：関節症変化の出現する時期である．

病型（Type）分類[6]は以下のようになる．

①Type A：壊死域が臼蓋荷重面の内側 1/3 未満のもの，または壊死域が非荷重部にのみ存在するもの．
②Type B：壊死域が臼蓋荷重面の内側 1/3 以上 2/3 未満のもの．
③Type C：壊死域が臼蓋荷重面の内側 2/3 以上に及ぶもので，壊死域の外側端が臼蓋縁内にあるものは C1，臼蓋縁を越えるものは C2 とされる．

平均 3～9 年の自然経過を追跡した研究報告の圧潰発生（疼痛出現）頻度は，Type A ではほぼ 0％，Type C，特に Type C2 では 70％以上の高い圧潰率を示す一方で，Type B では 0～50％程度のばらつきがあるとされる．

> **MEMO　画像所見の特徴**
>
> 骨シンチでは周囲の修復反応層では取り込みが増加し壊死巣は取り込みのない cold in hot 像を示し，MRIのT1像では壊死巣を取り囲むように形成された血管に富む肉芽組織を反映するバンド像がみられる．

治療

　壊死領域が小さい場合（Type A，B）は骨頭の圧潰の可能性は低く，無症候性に経過することも多い．壊死領域が小さいものや壊死範囲が広くても圧潰していないもの（Stage 1，2）は杖による免荷，生活指導などを行い，経過観察する．一方，いったん圧潰が生じた場合には，大腿骨頭荷重部の変形が進行するため，保存療法の適応は少なく手術療法が必要となることが多い．関節温存型の手術として，大腿骨頭回転骨切り術は主にType Cに，彎曲内反骨切り術はType B，C1に行われる．60歳以上，あるいは壊死範囲が広範な例やStageの進行した例に対しては，人工骨頭置換術，人工関節置換術などが行われる．

■文献

1) Fukushima E, et al.：Nationwide epidemiologic survey of idiopathic osteonecrosis of the femoral head. Clin Orthop Relat Res 468：2715-2724, 2010.
2) Hirota Y, et al.：Etiology of idiopathic osteonecrosis of the femoral head；nationwide epidemiologic studies in Japan. Osteonecrosis-epidemiology, diagnosis and treatment. pp.51-58, American Academy of Orthopaedic Surgeons, 1997.
3) 廣田良夫ほか：運動器疾患における臨床疫学－大腿骨頭壊死症を例に．整形外科 54(8)：892-900，2003.
4) Nagasawa K, et al.：Very early development of steroid-associated osteonecrosis of femoral head in systemic erytematosus；prospective study by MRI. Lupus 14：385-390, 2005.
5) Sugano N, et al.：The 2001 revised criteria for diagnosis, classification, and staging of idiopathic osteonecrosis of the femoral head. J Orthop Sci 7：601-605, 2002.
6) 厚生労働省：重篤副作用疾患別対応マニュアル．特発性大腿骨頭壊死症　http//www.info.pmda.go.jp/juutoku/file/jfm1104002.pdf

（宗圓　聰）

10. 血液学的異常とその対策

Essence!
1. 好中球増加，リンパ球減少，好酸球消失はステロイドが効いているサインである．
2. ステロイド使用時の血球・血小板減少には要注意．
3. ステロイド誘発性血栓塞栓症は発症リスクを評価し，状況に応じて予防を行う．

1 血球系へのステロイドの作用と血球異常

　ステロイド治療後には，血液中のリンパ球，好酸球，単球，塩基球はいずれも減少し，好中球は増加する．ヒドロコルチゾンの単回静注後には，4〜6時間以内にリンパ球，好酸球，単球，塩基球減少が認められ，24時間ほど持続する．これらの血球減少は末梢への再分布がまず起こり，その後アポトーシス誘導などの破壊亢進が起こることによる[1]．好酸球は中等量以上のステロイド投与により消失する．その機序として好酸球生存延長因子の産生抑制と機能抑制，好酸球のアポトーシスの直接誘導，好酸球貪食細胞の刺激などが考えられている[2]．

　他方，骨髄球はステロイドによるアポトーシスに抵抗性で，ステロイド投与後には，骨髄中の顆粒球は増加する[3]．循環血液中の好中球数も著明に増加し，骨髄からの放出増加，循環血液中でのアポトーシス抑制，血管壁プールからの放出増加などが原因と考えられている[4]．内在性ステロイドによって顆粒球機能は低下しないが，薬理量を投与された場合には好中球機能は抑制される[5]．すなわち，ステロイドは好中球増加作用があるものの，好中球機能低下，リンパ球減少などさまざまな作用によって抗炎症作用，免疫抑制作用を発現する（図1）．

　ステロイド治療開始後に好中球減少，貧血，血小板減少が認められた場合は，他の薬剤の影響や原疾患の再燃，血球貪食症候群など他の疾患合併の可能性を考慮する．

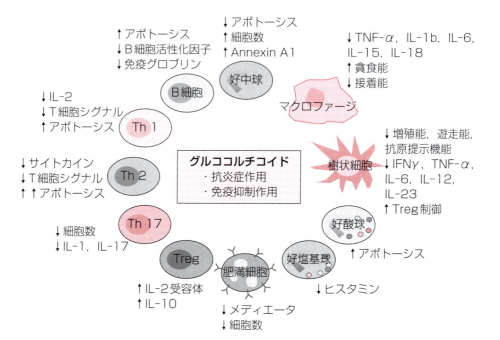

図1 白血球系へのステロイドの作用
(Zen M, et al.: The Kaleidoscope of glucocorticoid effects on immune system. Autoimmun Rev10:307, 2011. Baschant U, et al.: The multiple facets of glucocorticoid action in rheumatoid arthritis. Nat Rev Rheumatol 8:648, 2012 より引用・改変)

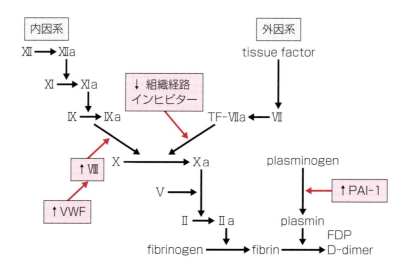

図2 血液凝固系へのステロイドの関与
(Trementino L, et al.: Coagulopathy in Cushing's syndrome. Neuroendocrinology 92 (Suppl 1):56, 2010 より引用・改変)

血栓塞栓症誘発リスクとその対策

これまで，Cushing症候群患者を含むステロイド過剰状態は凝固促進因子の増加や凝固抑制因子の減少による易血栓形成のリスク因子と考えられてきた[6]．ステロイド過剰状態では，第VIII因子，第IX因子の増加，トロンビン形成の促進，von Willebrand因子やプラスミノーゲン活性化抑制因子（PAI-1）の合成，分泌促進による凝固促進あるいは線溶抑制などが引き起こされている可能性が示唆されている（図2）[7]．ステロイド使用により，外科手術後や多発性骨髄腫，多発性硬化症，炎症性腸疾患，全身性エリテマトーデス，ネフローゼ症候群などの特殊な病態下では静脈血栓塞栓症のリスクが増大することも知られている[8-10]．

ステロイド投薬時の血栓塞栓症予防には明確な指針はないが，多発性骨髄腫や抗リン脂質抗体症候群治療時，手術時，パルス療法時など，易血栓塞栓形成が予想される際には抗凝固療法の併用を考慮するとよい．また，ステロイド大量療法予定者では深部静脈血栓症の有無，脳・心血管障害の有無や既往を必ず確認しておく．

■文献

1) Schimmer BP, Parker KL：Adrenocorticotropic hormone；adrenocortical steroids and their synthetic analogs；inhibitors of the synthesis and actions of adrenocortical hormones. goodman & gilman's the pharmacological basis of therapeutics, 11th ed. pp.1587-1612, McGraw-Hill, 2006.
2) Druilhe A, et al.：Glucocorticoid-induced apoptosis in human eosinophils；Mechanisms of action. Apoptosis 8：481-495, 2003.
3) Laakko T, Fraker P：Rapid changes in the lymphopoietic and granulopoietic compartments of the marrow caused by stress levels of corticosterone. Immunology 105：111-119, 2002.
4) Nakagawa M, et al.：Glucocorticoid-induced granulocytosis；contribution of marrow release and demargination of intravascular granulocytes. Circulation 98：2307-2313, 1998.
5) Goulding NJ, et al.：Novel pathways for glucocorticoid effects on neutrophils in chronic inflammation. Inflamm Res 47（Suppl 3）：S158-165, 1998.
6) Boscaro M, et al.：Anticoagulant prophylaxis markedly reduces thromboembolic complications in Cushing's syndrome. J Clin Endocrinol Metab 87：3662-3666, 2002.
7) Van Zaane B, et al.：Hypercoagulable state in Cushing's syndrome；a systematic review. J Clin Endocrinol Metab 94：2743-2750, 2009.
8) Squizzato A, et al.：The coagulation system in endocrine disorders；a narrative review. Intern Emerg Med 2：76-83, 2007.
9) Johannesdottir SA, et al.：Use of glucocorticoids and risk of venous thromboembolism；a nationwide population-based case-control study. JAMA Intern Med 173：743-752, 2013.
10) Huerta C, et al.：Risk factors and short-term mortality of venous thromboembolism diagnosed in the primary care setting in the United Kingdom. Arch Intern Med 167：935-943, 2007.

（吉川賢忠）

11. 眼科的副作用（白内障，緑内障）とその対策

> **Essence！**
> 1. ステロイド薬による眼科的副作用は全身・局所投与の両者で起こりうる．
> 2. ステロイド薬の眼科的副作用について患者に周知し，眼科における定期的な経過観察を促す．
> 3. 他科と連携しつつ眼科的副作用の予防，早期発見，管理に努める．

はじめに

　副腎皮質ステロイド（以下，ステロイド）は，強力な抗炎症作用と免疫抑制作用を有するため，眼科領域における炎症性疾患のみならず，全身の炎症性疾患や自己免疫性疾患などに対して幅広く用いられる．ステロイドの使用にあたっては長期化することもあるため，その眼科的副作用が問題となる．本項では，ステロイドの眼科的副作用（白内障，緑内障）について概説する．

1 ステロイド白内障

1 臨床像

　ステロイド白内障はステロイドの全身投与，局所投与にて生じる．両眼性に後囊下に混濁をきたす．霧視，羞明を初発症状とし，進行すれば視力低下をもたらす．ステロイド白内障の発症要因としては，ステロイドの投与量・投与期間と関連があると報告されている具体的な投与量はプレドニゾロンでは 10 mg/日以上，投与期間は 1 年以上とされている[1]．

　しかし，その両者に有意な関連はないという報告[2]もあり，見解は一定していない．また，小児では成人よりも，より少ない投与量・投与期間で発症しやすいとされている[3]．

2　病態・発症機序

ステロイド白内障の発症機序はいまだ明らかではないが，いくつかの報告がある．ステロイドにより水晶体上皮細胞の Na^+/K^+ ATPase が阻害され水晶体蛋白が変性する膜機能の異常，酵素活性を直接または間接的に障害する代謝異常，グルタチオンやアスコルビン酸などの抗酸化物質が低下することで水晶体蛋白の構造変化が起こる酸化，glucocorticoid receptor による遺伝子発現の促進，水晶体上皮細胞の migration などが関与しているとされる[4-8]．

3　治療

ステロイド白内障に対する薬物治療はいまだ確立されていない．しかしながら，ステロイド白内障は早期であれば可逆性も報告されており[9]，ステロイドの減量・中止が検討される．視力障害が強ければ手術療法の適応となる．手術療法の場合，若年者では調節力が失われるため，その手術時期と適応に関しては慎重になる必要がある．また，ステロイド白内障を有する患者の場合は，ステロイド投与による術後感染症や創傷治癒遅延のリスクについて留意しなければならない[10]．

２　ステロイド緑内障

1　臨床像

ステロイド投与中に最も注意を要する副作用はステロイド緑内障である．ステロイド投与で眼圧が上昇しやすいステロイドレスポンダーは，10～40％にみられるとされている[5]．全身・局所投与で生じるが，内服・点眼・眼周囲への軟膏塗布や[11-13]吸入[14]でもステロイド緑内障が発症するリスクがあるため，患者に十分に説明することが重要である．また自覚症状が乏しいため，定期的に眼圧を測定し副作用の早期発見に努める必要がある．

2　病態・発症機序

ステロイドによる眼圧上昇の機序に関しては以下のような諸説があるが，いまだ不明な点が多い．ステロイドにより線維柱帯マトリックスの turn over に関与するメタロプロテアーゼ阻害が起こり，グリコサミノグリカン，エラスチン，フィブロネクチン，ラミニン，タイプ4コラーゲンなどが線維柱帯に沈着する．また線維柱帯の内皮細胞の貪食作用を低下させるため，debris が蓄積する．これらにより線維柱帯における房水流出抵抗が増大し，眼圧上昇がもたらされると考えられている[5, 10, 14-16]．

3 治療

 まずはステロイドの減量・中止を検討する．しかし原疾患によってはステロイドの中止が困難な場合もあるため，抗緑内障薬の点眼を行う．目標眼圧は，視野検査における緑内障性視野変化の程度と進行度合いなどにより決定する[10]．保存的治療で眼圧下降が不十分であれば，観血的治療の適応となる．術式としては線維柱帯切開術と線維柱帯切除術がある．しかし長期的には感染などのリスクもあるため，手術療法については十分な検討が必要である[14, 17]．

3 おわりに

 ステロイドは有効性の高い薬剤であるが，眼科的副作用を認める場合もある．特にステロイド緑内障は自覚症状に乏しいため，定期的な眼科での診察による早期発見が大切である．早期に発見できれば進行を抑えられる可能性が高いが，進行した場合は失明などの転帰をとることもありうる．またステロイドは他科から長期投与を受けている場合が多い．これらのことを念頭に，眼科医がステロイド使用者に対し，起こりうる眼科合併症について十分に説明し，定期的な経過観察とともに適切なアドバイスをしていく必要がある[18]．

■文献

1）Black RL, et al.：Posterior subcapsular cataracts induced by corticosteroids in patients with rheumatoid arthritis. JAMA 174：166-171, 1960.
2）Limaye SR, et al.：Relationship of steroid dose to degree of posterior subcapsular cataracts in nephrotic syndrome. Ann Ophthalmol 20：225-227, 1988.
3）Bihari M, Grossman BJ：Posterior subcapsular cataracts. Related to long-term corticosteroid treatment in children. Am J Dis Child 116：604-608, 1968.
4）Gupta V, Wagner BJ：Expression of the functional glucocorticoid receptor in mouse and human lens epithelial cells. Invest Ophthalmol Vis Sci 44：2041-2046, 2003.
5）木村加奈子，稲谷　大：ステロイド白内障・緑内障．日医雑誌 141（4）：813-816，2012．
6）Jobling AI, Augusteyn RC：What causes steroid cataracts? A review of steroid-induced posterior subcapsular cataracts. Clin Exp Optom 85（2）：61-75, 2002.
7）佐々木　洋：ステロイド白内障．眼科 45：1277-1289, 2003．
8）James ER：The etiology of steroid cataract. J Oclu Pharmacol Ther 23（5）：403-420, 2007.
9）Forman AR, et al.：Reversibility of corticosteroid-associated cataracts in children with the nephrotic syndrome. Am J Ophthalmol 84：75-78, 1977.
10）豊口光子，高村悦子：グルココルチコイド治療と白内障・緑内障．リウマチ科 46（3）：232-236，2011．
11）内尾英一：点眼薬の使用法と注意点．アレルギーの臨床 31（12）：39-43，2011．
12）Cubey RB：Glaucoma following the application of corticosteroid to the skin of the eyelids. Br J Dermatol 95：207-208, 1976.
13）Zugerman C, et al.：Glaucoma from topically applied steroids. Arch Dermatol 112：1326, 1976.
14）Razeghinejad MR, Katz LJ：Steroid-induced iatrogenic glaucoma. Ophthalmic Res 47：66-80, 2012.
15）Clark AF, Wordinger RJ：The role of steroids in outflow resistance. Exp Eye Res 88：752-759, 2009.
16）Kubota T, et al.：Ultrastructure of the trabecular meshwork in secondary glaucoma eyes after intravitreal triamcinolone acetonide. J Gloaucoma 15（2）：117-119, 2006.
17）稲谷　大：ステロイド緑内障の今．あたらしい眼科 26（3）：295-299，2009．
18）高瀬　博：ステロイド薬による副作用．眼科 54（1）：33-38，2012．

（鴨居瑞加・小川葉子・坪田一男）

Ⅲ ステロイドの副作用トラブルシューティング　～メカニズムから対処法まで～

12. 皮膚科的副作用とその対策

Essence!
1. ステロイド外用剤の使用による患者へのリスクとベネフィットを十分に理解したうえで使用すること．
2. 副作用の多くが不適切な使用によることを十分に理解しておく．
3. 皮膚に異常が認められた場合は早期に皮膚科医にコンサルトすることが重要である．

1　ステロイド外用剤の主な副作用

　ステロイド外用剤は，1952年にGoldmanらによって一般的に使用を開始されて以来，その優れた臨床効果によって，皮膚科における外用療法の中心となった．しかしながら，誤った知識による長期間の使用，あるいは外用量の増加によって，局所的，時には全身的な副作用を認めることが知られてきた．したがって，ステロイド外用剤による治療を効果的かつ安全に行うために，皮膚の症状に応じて薬効別に適切に使い分けることのみならず，その副作用に対して十分な知識を身につけておく必要がある．

2　ステロイド外用剤の副作用

　一般的にステロイド外用剤の副作用には，成分が血液中に吸収されることによって身体全体に生じる全身的副作用と，外用した部位だけに限られる局所的副作用とがある．前者においては外用剤の成分が皮膚から吸収されて血液中に移り，内服や注射などによる全身への投与と同様の影響，つまり，糖尿病，副腎皮質機能低下などが誘発されることがある．しかしながら，このような全身性の副作用が起こるのは乳幼児の場合を除いて非常にまれであり，強いステロイド外用剤を長期間，大量に使用しなければ，そのような副作用はほとんど生じないと考えてよい．

　一方，局所的副作用においては，皮膚萎縮，毛細血管拡張，ステロイド潮紅，酒

鮫様皮膚炎，ステロイド紫斑，痤瘡，多毛，感染症の悪化などさまざまなものがある．大切なことは，皮膚萎縮線条以外の局所的な副作用は，ステロイド外用剤を中止すると半年〜1年ほどの期間で回復していくことをよく理解して，副作用の説明を行いながらも患者に過度の恐怖を与えないように配慮することである．以下，ステロイド外用剤による主な局所的な副作用を個別に説明していく．

1　皮膚萎縮

程度の差はあれ最も一般的に認められる局所の副作用であり，ステロイド外用開始3〜14日後より鼠径部や腋窩，乳房下部などの間擦部に生じやすい．その機序としては，ステロイドが有する表皮細胞および線維芽細胞の増殖抑制作用に，弾性線維の破壊作用と脂肪萎縮作用が加わることで，皮膚が菲薄化する．その菲薄化した皮膚に何らかの外力が加わって皮膚萎縮線条は発症し，不可逆的であることを認識しておく必要がある．

2　ステロイド紫斑

手背，前腕，足背などの外力に曝される部位に，不規則な斑状の紫斑として認められることが多い．組織学的に非炎症性の出血を認め，真皮は全体として弾性線維の変性が強い．ステロイドの外用により血管周囲結合織ないしは血管壁そのものに変性をきたすことで，脆弱化した毛細血管が軽微な外力で容易に破れ出血するようになって形成される．

3　ステロイド痤瘡

ステロイド外用部位に生じる毛孔一致性の炎症性の丘疹，膿疱であり，比較的急激に発症し，原則として面皰は初発疹としては存在しない．一般的に思春期以前の小児には少なく，脂腺の働きが活発となる思春期以後に生じる．ステロイド痤瘡の初期の変化は皮脂管を中心とする毛包上皮の変性であり，これを中心に好中球を主とした炎症反応や海綿状態が生じ，皮脂管の破壊，皮脂の漏出に伴う潰瘍形成，そして修復の過程をとりながら，次第に面皰の形成を認めるようになる．治療としてはステロイド外用剤を中止し，抗菌薬の外用・内服など尋常性痤瘡の治療に従う．

4　ステロイド外用部位に生じる多毛

ステロイド外用剤には男性ホルモンに近い作用もあるため，腕や脚などに長期間外用を継続していると，その部分の毛が濃くなる．ステロイド外用剤の副作用として頻度は高くないが，男性ホルモンの分泌の少ない子どもや女性に比較的現れやすい．治療としては，ステロイド外用剤の中止により次第に改善される．

5 酒皶様皮膚炎

ステロイド外用剤の顔面への長期使用で生じる，両頬，眼囲を中心にびまん性の紅斑，皮膚の菲薄化と毛細血管拡張，時に痤瘡様皮疹を伴う皮膚炎である．思春期～中年までの女性に好発する．ステロイド剤の外用を中止すると一時的に潮紅は強くなるが，症状の悪化は1～2週程度で治まり，次第に改善していく．治療としてはステロイド外用剤を中止，または保湿外用剤などを使用しながらステロイド外用剤の漸減をしていくことが望ましい．

6 ステロイド外用による皮膚感染症の誘発・増悪

ステロイドはその免疫抑制作用のために，使用部位に一致して細菌や真菌に対して易感染性を呈する．具体的には，毛孔の細菌感染症である尋常性痤瘡や毛嚢炎，白癬，カンジダ症などが頻度の高い皮膚感染症である．感染が増悪しても，ステロイドの抗炎症作用により発赤や腫脹，痛みといった症状がマスクされてしまい，感染の増悪の発見が遅れる場合がある．

ステロイド外用剤の不適切な使用により足白癬が汎発化，または重症化した症例を経験することも少なくない．また，乳幼児のおむつ皮膚炎に長期にわたってステロイド外用剤を使用しているうちに皮膚カンジダ症を発症してくる症例や，アトピー性皮膚炎患者においてステロイド外用剤で改善傾向を認めていたにもかかわらず，黄色ブドウ球菌，連鎖球菌による伝染性膿痂疹（とびひ）を認める症例もある．ステロイド外用剤を使用中に皮疹の増悪を認めた場合は，早期に皮膚科医へ判断を仰ぐことが望ましい．

■文献

1) 日本皮膚科学会アトピー性皮膚炎診療ガイドライン作成委員会：アトピー性皮膚炎診療ガイドライン．日皮会誌 119：1515-1534, 2009.
2) 清水　宏：新しい皮膚科学 第2版．pp.86-88, 中山書店, 2011.
3) 古江増隆ほか：ステロイド外用剤と副作用．薬局 53：2700-2711, 2002.
4) Furue M, et al.：Clinical dose and adverse effects of topical steroids in daily management of atopic dermatitis. Br J Dermatol 148：128-133, 2003.
5) Goldsmith, L, et al.：Fitzpatrick's Dermatology in General Medicine, 8th ed. pp.2662-2665, McGrow-Hill, 2012.

（伊東孝政・夏賀　健・清水　宏）

13. 婦人科的副作用とその対策

Essence!
1. 生殖年齢の女性にステロイドを投与するときには月経異常に注意する．
2. 性ステロイドホルモンを投与しているときには婦人科に特徴的な副作用がある．

1 ステロイドホルモン投与中の月経異常

　婦人科的な副作用として重要なのは月経異常である．続発性無月経のうち薬剤性無月経は4.7％で，その60％がステロイド剤との報告もある．生殖可能年齢の女性にステロイドを投与すると，視床下部-下垂体系にて，下垂体ゴナドトロピンであるFSH（卵胞刺激ホルモン）やLH（黄体化ホルモン）の分泌が抑制され，無月経や月経不順に至る．ステロイドを減量していくと，月経は改善していく．

2 婦人科内分泌疾患に対して性ステロイドホルモン投与中の副作用

　性ステロイドホルモン投与中の副作用は主に以下の3種がある．それに対応するには投与期間を限定することと，副作用が強いときには薬剤の変更が必要である．

① **エストロゲン効果による副作用**：悪心・嘔吐，帯下異常，経血量増加，子宮腟部びらん，月経困難症，血栓性静脈炎，乳汁分泌抑制，肝機能異常，子宮肥大，脂肪蓄積・高血圧．

② **プロゲストーゲン効果による副作用**：月経前緊張症，経血量減少，倦怠感，乳房緊満，性欲低下，体液貯留，抑うつ．

③ **アンドロゲン効果による副作用**：体重増加，食欲亢進，性欲亢進，男性化症状，ニキビ．

③ ホルモン補充療法（HRT）の副作用

　HRTの副作用には，腹部膨満・悪心などの消化器症状，不正性器出血，帯下の増加，乳房痛などがある．エストロゲン投与により子宮体がんの発生頻度が非服用者に比し3～8倍上昇する．乳がんのリスクはエストロゲン単独，プロゲスチンとの併用のいずれでも死亡率について有意差はないが，現在ホルモンを服用している女性では高齢であるほど乳がんのリスクは高いためにその絶対数は増加している．これを受けて，『ホルモン補充療法ガイドライン』[1]においては，5年以上の投与を必要とする場合には乳がんのリスクが高まることへの説明と同意を得ることが明記されている．経口HRTによりVTE（静脈血栓塞栓症）のリスクは2～3倍に増加する．このリスクは年齢および体脂肪率の上昇に依存し増加する．その発症リスクは，HRT開始1年以内で最も増加する．

- HRT開始前には血圧・体重・身長測定，血算・生化学検査，婦人科がん検診，乳房検査の必要がある．
- HRTを5年以上継続する場合には乳がんのリスクが高まるため，血栓のリスクとともに十分なインフォームドコンセントが重要である．

④ 低用量経口避妊薬（OC）の副作用

　OC服用の副作用としては主に，脳梗塞，心筋梗塞，VTE，子宮頸がんがあげられる．OC服用そのものは心筋梗塞の発症を助長しないが，1日15本未満の喫煙者で3.5倍，15本以上の喫煙者では実に20倍を超えるリスクとなる．したがって，35歳以上で15本以上の喫煙者は処方禁忌である．VTEのリスクは3～4倍増加するといわれ，そのリスクは4ヵ月以内に認められ，中止後3ヵ月で非服用時のレベルに戻る．その機序は，エストロゲンは肝臓で血液凝固因子を含むグロブリン合成を促進するとともに，凝固抑制因子であるアンチトロンビンⅢやプロテインSの低下，血小板や血管内皮への作用などと考えられている．VTEのリスクが増加するとはいうものの絶対危険度は低い[2]．

　投与開始前には詳細な既往歴や家族歴の把握と徹底した患者教育が必要である．VTEのリスクは，内服開始から1ヵ月以内が最も高いために，1ヵ月，3ヵ月目などには必ず保健指導を行い，本人に自覚症状として，下肢痛・腫脹，胸痛，動悸，頭痛などの出現がみられた場合はすぐに処方医に相談するか，またはホルモン療法を中止するように説明する．OCによって増加することが最も危惧されてきた「がん」は乳がんであり，以前はやや（20％程度）増加するとされてきたが，最近の大規模な調査では15年以上の長期服用でも増加しないとされている[3]．日本産科婦人科

学会のガイドラインでも「OCは乳がんを増加させる可能性は小さいと説明してよい」とされている．OC服用で明らかに増加するがんは，子宮頸がんのみである．最近の28論文を集めたメタ解析でも，HPV感染，セックスパートナー数などをマッチさせても，なお有意な増加がみられることが明らかとされた[4]．服用期間によってはリスクが増加する可能性があり，子宮頸部のスクリーニングを受けるように勧めるべきである．

■文献
1）日本産科婦人科学会，日本女性医学学会編・監修：ホルモン補充療法ガイドライン2012年度版．p.37, 2012.
2）Lidegaard φ, et al.：Hormonal contraception and risk of venous thromboembolism；national follow-up study. BMJ 339：b2890, 2009.
3）Marchbanks PA, et al.：Oral contraceptives and the rusk of breast cancer. N Engl J Med 346(26)：2025-2032, 2002.
4）Smith JS, et al.：Cervical cancer and use of hormonal contraceptives；a systematic review. Lancet 361：1159-1167, 2003.

〈三上幹男〉

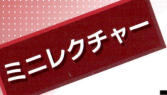

III ステロイドの副作用トラブルシューティング ～メカニズムから対処法まで～

ステロイドのアレルギーって？

I ステロイドアレルギー

　コルチゾールとコルチゾンを除けば，臨床で薬物として使われている合成ステロイドは，本来は生体内には存在しない物質であり，実際，ステロイドアレルギーとされる症例報告を散見する．以下では，アレルギーのタイプ別に過去の報告を紹介し，その対策をまとめる．

II 即時型アレルギー

　Gell と Coombs によるアレルギー反応の分類では I 型にあたる即時型，またはアナフィラキシー型のステロイドアレルギーの報告がある．Nakamura ら[1]は，メチルプレドニゾロンまたはコルチゾールのコハク酸エステル製剤の静注による 7 例のアナフィラキシーを報告した．全例が気管支喘息患者であり，うち 3 例ではプリックテストなどのアレルゲン検査が実施されている．その結果，いずれの 3 例においても，複数のステロイドのコハク酸エステルに対してプリックテスト陽性であった．一方，リン酸エステルのステロイドでは陰性であったとして，ステロイドのコハク酸エステル製剤がアレルギーを惹起しやすいと結論している．さらに，Burgdorff ら[2]はメチルプレドニゾロンコハク酸エステルに対するアナフィラキシー患者の血清から，抗原特異的 IgE を検出したと報告している．

　一般に低分子薬によるアレルギー反応は，ハプテンとして蛋白と結合することにより抗原性を獲得することが多く，ステロイドアレルギーも同様である．一方，ステロイドのエステル製剤は水溶性であり，蛋白結合性は弱い．そのため，抗原性についてはコハク酸が直接関係している可能性がある．

　Erdmann ら[3]は，23 歳のアトピー性皮膚炎の女性患者において，プレドニゾロンコハク酸エステル筋注，プレドニゾロン粘膜塗布，およびプレドニゾロン内服のいずれも 10～30 分後にアナフィラキシー反応を呈した例を報告した．プリックテストの結果，プレドニゾロン，同コハク酸エステル，ベタメタゾンリン酸エステルには陽性であったが，メチルプレドニゾロン，同コハク酸エステル，デキサメタゾン，同リン酸エステル，トリアムシノロンおよび同アセトニドには陰性であった．少なくとも本例についてはプレドニゾロンそのものに抗原性があったようである．ただし，この患者血清からはプレドニゾロン特異的 IgE 抗体は検出できなかった．この例のような，ステロイドの基本構造がアレルギーの原因であることを示唆した

報告は少ないが，臨床ではその可能性を否定すべきではない．

まれではあるが，ステロイド自体ではなく基剤によりアレルギーが惹起されることがある[4]．この報告例では，トリアムシノロンアセトニドの皮下注射によってアナフィラキシーを発症したが，他の薬物の基剤として一般に用いられているカルボキシメチルセルロースがアレルゲンであったとしている．

Ⅲ 遅延型アレルギー

GellとCoombs分類のⅣ型にあたる遅延型アレルギーとして，ステロイド外用剤による接触性皮膚炎がある．このアレルギーは，抗体がかかわらずにT細胞が関係し，発症までに1〜2日もしくは感作も含めれば1〜2週程度かかることがある．多くのステロイド外用剤は，基本となるステロイド構造にさまざまな化学修飾がなされており，薬剤そのものが抗原性を有していると考えられている．ステロイド外用剤による接触性皮膚炎の発症頻度は低くなく，ベルギーの報告[5]では全接触性皮膚炎患者の2.9％にのぼったという．したがって，ステロイド治療の適応症の皮膚疾患でも，ステロイド外用剤でなかなか改善しない場合には，逆にステロイド外用剤に対するアレルギーを疑ったほうがよいこともある．もちろんそうした場合には，十分な経験をもった皮膚科専門医への受診が必須である．

Ⅳ ステロイドアレルギー対策

以上から，アレルギー性疾患に対するステロイド静注治療には，コハク酸エステル製剤は避けてリン酸エステル製剤を選択すべきであろう．一方，デキサメタゾンリン酸エステルにも急速静注に伴う会陰部痛といった機序不明の有害反応の報告[6]がある．ステロイドを静注する場合には，いずれの製剤を使う場合でも，患者の状態を観察しつつ緩徐に投与することが勧められる．また，皮膚外用剤による接触性皮膚炎は少なくなく，このアレルギーを念頭に置いた早期の適切な対応が望まれる．一方，まれながら基本のステロイドによるステロイドアレルギーが疑われる例では，詳細な観察や適切な検査によってそれを検証すべきである．

■文献

1) Nakamura H, et al.：Clinical evaluation of anaphylactic reactions to intravenous corticosteroids in adult asthmatics. Respiration 69：309-313, 2002.
2) Burgdorff T, et al.：IgE-mediated anaphylactic reaction induced by succinate ester of methylprednisolone. Ann Allergy Asthma Immunol 89：425-428, 2002.
3) Erdmann SM, et al.：Anaphylaxis induced by glucocorticoids. J Am Board Fam Pract 18：143-146, 2005.
4) Patterson DL, et al.：Anaphylaxis induced by the carboxymethylcellulose component of injectable triamcinolone acetonide suspension (Kenalog). Ann Allergy Asthma Immunol 74：163-166, 1995.
5) Dooms-Goossens A, Morren M：Results of routine patch testing with corticosteroid series in 2073 patients. Contact Dermatitis 26：182-191, 1992.
6) Baharav E, et al.：Dexamethasone-induced perineal irritation. N Engl J Med 314：515-516, 1986.

〈川合眞一〉

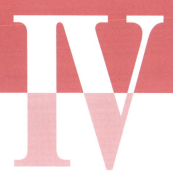

chapter 4

剤型別　使い分けのコツ・注意

1．ステロイド経口剤	222
コメント　薬剤師の立場から	228
2．ステロイド外用剤	
①皮膚科	230
②眼科	238
③耳鼻咽喉科	245
コメント　薬剤師の立場から	250
3．ステロイド吸入薬	253
コメント　薬剤師の立場から	261
4．ステロイド注射剤	264
コメント　薬剤師の立場から	269

Ⅳ 剤型別 使い分けのコツ・注意

1. ステロイド経口剤

はじめに

すでに「Ⅰ-ミニレクチャー ステロイドの化学」(➡ p.17 参照)と「Ⅰ-3 ステロイド代謝と薬物相互作用」(➡ p.25 参照)で紹介したように，コルチゾール，コルチゾン，プレドニゾロン，prednisone（わが国では市販されていない），メチルプレドニゾロン，トリアムシノロン，デキサメタゾン，およびベタメタゾンが基本的なステロイドである[1]．これらのステロイドにはいずれも種々の経口剤が市販されている（**表1**）．疾患による使い方の詳細は他項に任せ，本項ではこれらのステロイド経口剤の一般的な使い方・使い分けについてまとめる．

1 コルチゾール

コルチゾールは，歴史的にはヒドロコルチゾンとよばれていた時代が長い．このことは，ステロイドが治療薬として開発された当初，コルチゾンが先行していたことが原因であろう．コルチゾンの11位が還元を受けて水酸基になったものがヒドロコルチゾン（コルチゾール）である．コルチゾールの経口剤はコートリル®として市販され，1錠中にコルチゾール 10 mg を含んでいる．医薬品添付文書上の適応症は，慢性および急性の副腎皮質機能不全などの内分泌疾患，関節リウマチや全身性エリテマトーデスなどの膠原病，ネフローゼなどの腎疾患といった多くのものがある．

コルチゾールは内因性ステロイドであることから，これら多くの適応症の中でも副腎皮質機能不全に対する補充療法が最も重要な適応症である．平常時の健常成人の副腎皮質から分泌されるコルチゾールは，以前の生理学の教科書などには 20 mg/日と記載されていたが，近年の研究によって，おおむねその半量の 10 mg/日であることが明らかとなった[2]．そのため，副腎不全の慢性期などにおけるステロイド補充療法では，本来であればコートリル® 1 錠/日の投与で十分なはずである．しかし，臨床では 2〜3 錠/日を 2〜3 回に分割投与されていることが多い．コルチゾールは血中半減期が 1.2 時間程度と短く，1 日 1 回の投与では 24 時間一定程度の血中濃度を保つことができない．また，平常時のコルチゾール分泌量が 10 mg/日

表1 ステロイド経口剤の種類と特徴

一般名	代表的商品名	組成など	特徴
コルチゾール（ヒドロコルチゾン）	コートリル	錠：10 mg	・内因性ステロイドのため副腎不全の補充療法に使われる
コルチゾン酢酸エステル	コートン	錠：25 mg	・体内でコルチゾールに転換して作用する．1錠中の用量はコートリルの倍量である
プレドニゾロン	プレドニン	錠：5 mg	・わが国では臨床で最も一般的に使われている ・多くのジェネリック医薬品が市販されており，2.5 mg錠もある ・胎盤で不活性のプレドニゾンに転換するため胎児への安全性が高い
	プレドニゾロン	錠：5 mg，1 mg 散：1%	
メチルプレドニゾロン	メドロール	錠：4 mg，2 mg	・ミネラルコルチコイド作用が弱く，心不全患者などのステロイド療法に用いられる
トリアムシノロン	レダコート	錠：4 mg	・メチルプレドニゾロンと同様の使われ方である
デキサメタゾン	デカドロン	錠：0.5 mg	・下垂体-副腎機能検査に使われている ・胎児移行性が高い ・リファンピシンなどの薬物相互作用の影響を強く受ける
	デカドロンエリキシル	エリキシル：0.01%（0.1 mg/mL）	・甘味・芳香をもち，エタノール（5%）を含む内用液剤で，一般に小児に使用されている
ベタメタゾン	リンデロン	錠：0.5 mg 散：0.1% シロップ：0.01%（0.1 mg/mL）	・デキサメタゾンの異性体で性質も類似している ・歴史的に慢性疾患にも使われてきた ・シロップは一般に小児に使用されている
	セレスタミン	配合錠：0.25 mg	・d-クロルフェニラミンマレイン酸塩2 mgとの配合錠で，アレルギー性疾患に使われている

であっても，ストレスへの対応のために若干多い用量を補充しているという解釈もできる．複数回投与の場合は，健常人の血中コルチゾールの日内変動に合わせて朝1〜2錠・昼または夕1錠などが一般的である．コルチゾールにはミネラルコルチコイド作用も一定程度あることから，補充療法時にフルドロコルチゾン（ミネラルコルチコイド）を併用する必要がないことも利点となっている．

コートリル®の医薬品添付文書には前述したような多くの適応症の記載があるが，力価が低いこともあって，他のステロイドと同等の効果を得るには大量投与が必要となる．そのため，経口剤として慢性疾患の治療に使われることは少なく，あえて使う場合には，ミネラルコルチコイド作用によるナトリウム保持，カリウム喪失，血圧増加などには特に注意が必要となる．それ以外の有害反応については他のステロイドと同様である．

❷ コルチゾン酢酸エステル

　わが国で市販されているコルチゾンの経口製剤は，コートン®（コルチゾン酢酸エステル）のみである．コルチゾンは，Hench が 1948 年に世界で初めて関節リウマチ患者に筋注したステロイドだが，1949 年からは，より注射剤として扱いやすいコルチゾン酢酸エステルの筋注が用いられていた[3]．その後経口剤が開発され，現在に至っている．

　コートン®錠を内服すると体内でエステル結合が外れ，さらにコルチゾールに転換することによって初めてステロイドとして作用する．そのため，臨床的な適応や使用法についてはコートリル®と同様と考えてよいが，1 錠中にはコルチゾン酢酸エステルを 25 mg 含んでいる．コートン® 1 錠はコルチゾール 20 mg（コートリル® 2 錠）と同力価であり，臨床使用においては用量に注意する．

❸ プレドニゾロン

　プレドニゾロンはコルチゾール A 環 1-2 位に二重結合を付加した構造をもち，グルココルチコイド作用は 4 倍に増強した．一方，プレドニゾロンのミネラルコルチコイド作用はコルチゾールの 0.8 倍である．そのため臨床で中等度以上のステロイド療法を行う際には使いやすく，プレドニン®錠やプレドニゾロン®錠などとしてわが国で最も広く使われている．一方，11β 位が酸化されてケトン基となったプレドニゾンは，海外，特に米国では臨床において最も広く使われているステロイドで，体内でプレドニゾロンに転換して作用するプロドラッグである．

　プレドニゾロン経口剤には 5 mg と 1 mg の錠剤，および 1％の散剤がある．さらに，ジェネリック医薬品として 2.5 mg 錠も市販されている．以前は 5 mg 錠しかなく，用量の微量調整には 1％の散剤を用いることもあったが，臨床医からの要望もあって 1998 年に 1 mg 錠が開発された．これにより，臨床での微量の用量調整がしやすくなった．

　プレドニゾロンに限らないが，ステロイド療法では，用量が同じでも分割投与のほうが 1 回投与よりも有効性が高い．そのため，十分に効果を引き出すためには分

割投与が行われる．しかし，夜投与による副腎抑制は朝投与よりも強く，ステロイドの漸減・中止を目指すときには，朝1回または隔日投与などの間欠投与が望ましい．その場合は，血中半減期や生物学的半減期が中等度であるプレドニゾロンが，デキサメタゾンやベタメタゾンなどよりも適している．

　重症臓器障害を有する全身性エリテマトーデス患者には，一般にプレドニゾロン0.5～1 mg/kg/日が経口投与されるため，仮に体重50 kgの患者に50 mg/日を投与する場合は，プレドニゾロン錠を10錠投与することになる．十分に有効性を期待するという観点からは分割投与が望ましく，たとえば朝4錠・昼3錠・夕3錠を食後投与とする．その後，一定の有効性が得られてステロイドを漸減する段階では，1 mg錠も利用して減量する．一方，関節リウマチなどでは開始時から低用量投与が一般的である．プレドニゾロンのわずかな増減でも症状が変動することから，微量調整には1 mg錠を積極的に利用すべきであろう．なお，1日1回投与の場合は夜投与のほうが朝投与よりも有効性が高いことが知られているが，夜投与のほうが副腎抑制は強くなるためステロイドの漸減・中止には適さない．

　プレドニゾロンは胎盤にあるⅡ型の11β-ヒドロキシステロイドデヒドロゲナーゼにより不活性のプレドニゾンに転換するため，胎児への影響が少ない．そのため，ステロイド療法を必要とする妊婦では，他のステロイドよりはプレドニゾロンの使用が勧められる．ただし，動物実験でステロイドを超大量投与すると胎児の口蓋裂が増加することから，ステロイドの種類によらず，ステロイド大量投与の母体や胎児への安全性を保証するものではない．

　プレドニゾロン治療中に授乳を希望する患者も少なくないが，乳汁中のプレドニゾロン濃度は血中濃度の約1～3％であると報告されている[4]．仮にプレドニゾロン30 mg/日で治療中の母親から乳汁1 Lを摂取したとしても，わずか3～9 μg/日が乳児に移行するにすぎない．したがって中等量以下のプレドニゾロン治療中の母親に対して授乳を制限する必要はない．

　有害反応については，プレドニゾロン経口剤も他のステロイドと本質的な違いはなく，経口剤に特に多くなるような有害反応も知られていない．

4 メチルプレドニゾロン

　メチルプレドニゾロンはプレドニゾロンの6位をメチル基に置換した構造を有しており，ミネラルコルチコイド作用はプレドニゾロンよりもさらに弱い．歴史的には，このコハク酸エステル製剤（ソル・メドロール®）はミネラルコルチコイド作用が弱いことを利用して，点滴静注でステロイドパルス療法に使われることで有名である．メドロール®錠も，心不全を合併した患者などに対する中等量以上のステロイド療法で利用されている．プレドニン®5 mg錠をメドロール®4 mg錠に変更す

5 トリアムシノロン

　トリアムシノロンはプレドニゾロンの9位にフッ素と16位に水酸基を付加してグルココルチコイド作用を増強したステロイドであり，やはりミネラルコルチコイド作用がプレドニゾロンよりも弱い．注射用懸濁剤（トリアムシノロンアセトニド）が臨床ではよく使用されているが，経口剤としてはレダコート®4 mg錠が市販されており，前述のメチルプレドニゾロン経口剤と類似の使われ方をしている．

6 デキサメタゾン

　デキサメタゾンはプレドニゾロンの9位にフッ素，16α位にメチル基を付加してグルココルチコイド作用を増強したステロイドである．ミネラルコルチコイド作用が少ないため大量療法に適している．歴史的には，視床下部-下垂体-副腎系の検査としてデキサメタゾン抑制試験に使われてきた．0.5～1 mgという低用量で十分に健常人の副腎皮質機能を抑制することが可能であることから，血中や尿中に存在するデキサメタゾンが内因性コルチゾールの血中濃度やその代謝物の尿中濃度の測定に干渉しにくいことがその理由としてあげられる．また，デキサメタゾンは血中での蛋白結合性が弱く，グルココルチコイド受容体との親和性が強いことなどから，種々の *in vitro* の研究に使われてきた．経口剤としては，デカドロン®0.5 mg錠と，小児を中心に使われるエリキシル製剤がある．

　未熟児呼吸促迫症候群の予防などのために妊婦にステロイドを投与する場合は，胎児移行性が高いデキサメタゾンなどが使用される．一方，デキサメタゾンは作用が強いうえに生物学的半減期が長いため，慢性疾患における長期投与やステロイドの減量が必要な患者には適さない．さらに，リファンピシンなどのCYP3A4誘導薬の併用による薬物相互作用の影響を大きく受けるため[4]，そうした患者ではプレドニゾロンなどに変更することが勧められる．

7 ベタメタゾン

　ベタメタゾンはプレドニゾロンの9位にフッ素，16β位にメチル基を付加してグルココルチコイド作用を増強したステロイドである．デキサメタゾンとは16α位のメチル基がβ位になるだけの異性体であり，その臨床薬理学的特性は同様と考えられている．ただし，ベタメタゾンは膠原病などの多くの慢性疾患の治療に使われてきたという歴史がある．

ベタメタゾン経口剤は，リンデロン®0.5 mg 錠と0.1 %の散剤がある．また，小児のステロイド療法のためにシロップ剤がある．なお，臨床使用上の特徴は前述のデキサメタゾンと同様と考えてよい．

　セレスタミン®配合剤は1錠中にベタメタゾンを0.25 mg と抗ヒスタミン薬を含んでおり，難治性の蕁麻疹やアレルギー性疾患などの治療に広く用いられている．しかし，1錠中のベタメタゾン含有量は必ずしも少なくなく，長期にわたって漫然と使用することは避けるべきであろう．

■文献

1) 川合眞一：副腎皮質ステロイド．今日の治療薬2014（浦部晶夫ほか編）．pp.242-262, 南江堂, 2014.
2) Crown A, Lightman S：Why is the management of glucocorticoid deficiency still controversial；a review of the literature. Clin Endocrinol（Oxf）63：483-492, 2005.
3) Hench PS, et al.：Effects of cortisone acetate and pituitary ACTH on rheumatoid arthritis, rheumatic fever and certain other conditions. Arch Intern Med（Chic）85：545-666, 1950.
4) 川合眞一ほか：合成ステロイド剤の代謝．最新醫学39：1556-1563, 1984.

（川合眞一）

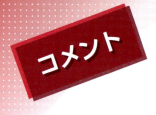

1. ステロイド経口剤

薬剤師の立場から

　グルココルチコイドは，経口投与により腸からほぼ100％吸収される．そのため，全身性疾患の治療において，高用量のパルス療法の場合を除き，内服剤が選択される．ステロイドは食事が吸収に影響（薬物動態学的相互作用）を及ぼすという報告はほとんどなく，食事による影響を考慮する必要がないと考えられる．そのため，他の薬と同時に食後投与が一般的であり，炎症が強い場合は1日3回投与を行い，視床下部下垂体副腎系の抑制を抑えるために，1日1回朝投与に変更していく．

I 各薬剤の特徴

　プレドニゾロン使用によって体液貯留が問題となる場合は，ナトリウム貯留作用が少ないトリアムシノロン，デキサメタゾン，ベタメタゾンへの変更を検討する．トリアムシノロンは食欲亢進作用は少ないが，カリウム喪失作用があり，ステロイドミオパチーに注意が必要である．また，デキサメタゾンやベタメタゾンは食欲亢進，満月様顔貌，体重増加作用が他のステロイドと比べ強く，生物学的半減期が長いため，隔日投与しても副作用を減らすことができない．

　プレドニゾロンとベタメタゾンには散剤があり，デキサメタゾンとベタメタゾンには小児でも服用しやすい液剤がある．ベタメタゾンは甘味のあるシロップ剤であるが，デキサメタゾンはエタノールを含むエリキシル剤であるため，アルコールが合わない症例には注意が必要である．セレスタミン®はベタメタゾン0.25 mgとマレイン酸クロルフェニラミン2 mgの配合剤である．抗ヒスタミン薬だと思い込み，ステロイド含有であることを知らずに長期継続すると危険である（➡付録「ステロイド薬一覧」p.274参照）．

1）薬物動態

　図1にステロイドの薬物動態を示す．

2）相互作用

　経口ステロイド薬は肝代謝であるため，多くの薬剤との間で相互作用の発生が報告されており，他の薬剤を併用する際には注意深い観察が必要である．CYP3A4を誘導する薬剤の併用によって，デキサメタゾンやベタメタゾンが最も影響を受

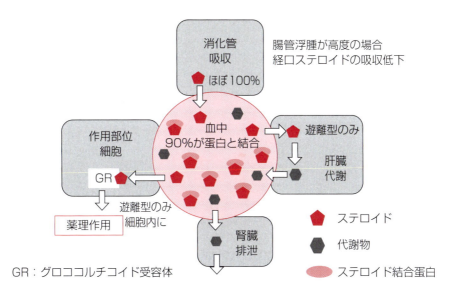

図1 ステロイドの薬物動態

表1 ステロイド経口剤の一例

一般名	商品	一般名	商品
ヒドロコルチゾン	コートリル錠（10 mg）	プレドニゾロン	プレドハン錠（2.5 mg） プレドニゾロン錠（1 mg, 5 mg）
コルチゾン 酢酸エステル	コートン錠（25 mg）	メチルプレドニゾロン	メドロール錠（2 mg, 4 mg）
トリアムシノロン	レダコート錠（4 mg）	デキサメタゾン	デカドロン錠（0.5 mg, 4 mg） レナデックス錠（4 mg）
ベタメタゾン	リンデロン錠（0.5 mg）		

け，薬効が低下する．また，患者から薬剤やサプリメント使用の有無を聴取することが重要である（→付録「ステロイドとの薬物相互作用」p.280 参照）．

II ステロイド剤の粉砕，半割

　一般的に錠剤の粉砕は，薬剤の苦味などのマスキング効果を失うため，服薬アドヒアランス低下につながるおそれがある．また，徐放性や腸溶性などが失われ，本来の用法・用量では期待どおりの治療効果を得られなくなる可能性もあり，避けなければならない．ただし，錠剤に割線が入っているものは半割可能である．ステロイドの内服剤に関してはマスキングや徐放錠，腸溶錠の薬剤はないため問題はない．

■文献

1）山本一彦：各薬剤の特性と違い．ステロイド薬の選び方・使い方ハンドブック．pp.18-22, 羊土社, 2007.
2）川合眞一：内服剤の使い方．研修医のためのステロイドの使い方のコツ．pp.20-31, 文光堂, 2009.

（安　武夫・黒川陽介）

2. ステロイド外用剤

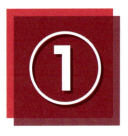
皮膚科

> **Essence!**
> 1. 皮膚科領域において最も頻繁に使用する外用剤である．
> 2. 内服剤や注射剤と同じく，適応疾患，薬効（ランク），投与部位，投与量（塗る量，回数），投与方法（剤形，密封など）を考えて使用する．
> 3. 炎症性疾患をはじめ多数の疾患に有効であり，疾患によっては寛解維持・根治療法となりうる治療法である．

はじめに

　ステロイド外用剤は，皮膚科領域で最も頻繁に使用されている薬剤の1つである．その主な効能は一言でいうと抗炎症作用であり，対症的な治療法薬ではある．しかし，疾患によっては適切な使用と生活指導などで寛解維持〜完治させることができる，大変有用な薬剤である．ステロイド外用剤の使用にあたり，最大限の治療効果を発揮させるために留意しておくべき事項を以下にまとめる．

1 ステロイドの薬理学的作用

　ステロイドの作用には，血管収縮，膜透過性抑制，炎症性ケミカルメディエータ遊離抑制，免疫抑制，細胞分裂抑制作用などがあり，これらが総合して抗炎症効果をなしている．

2 剤形

　外用剤は実際に作用する薬物である主剤と，主剤を保持し，効率よく経皮吸収させる基剤からなる．基剤の種類によって，水和作用や冷却作用，乾燥作用，軟化作用，止痒作用などをもち，それらを考慮して治療に用いる．以下では日本薬局方の規定に従った代表的な剤形とその特性を示す．

1 軟膏

他の剤形と比して刺激が少なく，皮膚の保湿・保護作用も高く，最も頻繁に使用される．

① **油脂性軟膏**：種々の油脂類（ワセリンなど）を基剤とし，水に不溶である．強い皮膚保護作用があり，刺激性が最も低いため，あらゆる皮疹に対して用いることができる．特に乾燥性病変によい適応となる．べたつきが強く，コンプライアンスが低下することがある．
- 主な商品：各種ステロイド軟膏など．

② **水溶性軟膏**：水溶性物質であるマクロゴールなどを基剤としたもので，水で洗い流して容易に除去可能である．
- 主な商品：アクトシン®軟膏など．

③ **油中水型乳剤性軟膏〔吸水軟膏（コールドクリーム）〕**：ポリエチレングリコールなどの乳化剤を用いて，油脂性軟膏の中に水分の微粒子を含ませたものである．若干の冷却感があるためコールドクリームともいわれる．油脂性軟膏よりはべたつきが少なく，水で洗い落としやすい．
- 主な商品：ヒルドイド®ソフト軟膏，ネリゾナ®ユニバーサルクリームなど．

2 クリーム〔水中油型乳剤性軟膏，親水軟膏（バニシングクリーム）〕

乳化剤を用いて水分の中に油脂の微粒子を混濁させたもので，べたつきが少ない．びらんや創には刺激があることがあり，ゲーベン®クリームなど壊死組織の化学的デブリードマンなどの目的以外には，創部には用いないほうがよい．
- 主な商品：各種ステロイドクリームなど．

3 ゲル

均質な媒質中に微粒子あるいは巨大分子が分散している状態（コロイド状態）の分散粒子間に強い結合力が働き，重力程度の外力によっては破壊されない網状組織をつくってゼリー状に固化した状態をゲルという．ヒドロゲル基剤とリオゲル基剤に分類される．

① **ヒドロゲル基剤**：無脂肪性で軟膏のような粘稠度を有し，薬剤の経皮吸収性を高めることをねらったもので，脂漏性疾患などに適している．ポリビニルアルコールや寒天が基剤として使われる．
- 主な商品：ディフェリン®ゲルなど．

② **リオゲル基剤（FAPG 基剤）**：ステアリルアルコールなどをプロピレングリコール中に懸濁させてゲル化したもので，経皮吸収性に優れている．また吸湿性があ

り皮膚を乾燥させる.
- 主な商品：トプシム®クリームなど.

4 ローション

液体（通常は水）に薬を溶解または乳化もしくは分散させたものである．外用すると水分が蒸発して冷却・収斂作用，保護作用を示すとともに，皮表に残る薬剤の薬理作用が期待される．

① **乳剤性ローション**：乳化剤を用いて水中油型の乳剤としたもので，皮膚への浸透性が優れている．

② **溶液性ローション**：水に溶解しにくい薬剤などを可溶化剤とともにアルコールなどの溶媒に溶解させて水と混合したものである．

③ **懸濁性ローション**：アルコールなどの溶媒に保存剤などの可溶化剤を溶解させ，これを水と合わせたものに薬剤を分散させ，懸濁化剤として水溶性高分子などを添加したものである．

- 主な商品：各種ステロイドローションなど.

5 糊膏（リニメント）

水に酸化亜鉛やフェノールなどを混合して製したもので泥状であり，水の量を増やすと液状になり懸濁性ローション剤として使われる．速やかに乾燥し冷却や止痒効果がある．フェノール・亜鉛華リニメント（カチリ®）が水痘の皮疹に対して用いられることがある．

- 主な商品：カチリ®など.

6 泥膏（パスタ）

軟膏より硬く，ガーゼなどに塗り延ばして病変部位に貼付して用いる．吸水性があるため，使用例としては滲出液の多い感染性の皮膚病変に対して，テラジア®パスタを用いることがある．

- 主な薬剤：テラジア®パスタなど.

7 硬膏（プラスター）

布や紙，プラスチックフイルムなどのシートに薬剤を塗り延ばしたものを病変皮膚に貼付して用いる．薬剤がシートで密封されて擦れ落ちたりしないため，薬効が長続きする．

- 主な商品：ドレニゾン®テープなど.

表1に主な剤形とその適応病変についてまとめる．

表1 皮疹の状態に応じた主な剤形の選択の例

	乾燥性皮疹	通常〜湿潤性皮疹	びらん，創，潰瘍	創などがない有髪部
油脂性軟膏	◎	○	◎	△
クリーム	○	◎	×	△
ローション基剤	○	○	×	◎
硬膏（テープ剤）	○	○	×	×

◎：最適，○：適，△：場合による，×：適していない（まれに場合により使用することもある）．

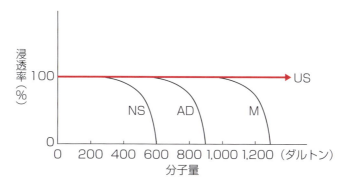

図1 分子量と皮膚状態の推定浸透率の関係
NS：正常皮膚，AD：アトピー性皮膚炎患者の皮膚，M：粘膜，US：超音波処理して角層を除去した皮膚．
(Bos JD, Meinardi MM：The 500 Dalton rule for the skin penetration of chemical compounds and drugs. Exp Dermatol 9(3)：165-169, 2000 より引用)

③ 外用剤の吸収量の違い

　外用剤が皮内へ浸透する経路は，細胞内を通過，細胞の間隙を通過，経毛包脂腺吸収の3つがあり，基剤や主剤の性状によってその経路や吸収度が決定される．外用剤の経皮的吸収・浸透について，実際に処方するときに留意すべき点を以下にあげる．

≫≫ 1　薬剤の分子量

　分子量の小さな薬剤ほど吸収されやすく，一般的に分子量1,000以上の物質はほとんど角層を通過できない[1]（図1）．

≫≫ 2　外用部位

　手掌など角層の厚い部位よりも，顔面や陰嚢など角層の薄い部位のほうが外用剤は浸透しやすい．前腕屈側の吸収量を1とした場合，前額ではその6倍，陰嚢では42倍である[2]（図2）．貼付部位の毛孔・汗孔の数や大きさなども吸収量に関係している．

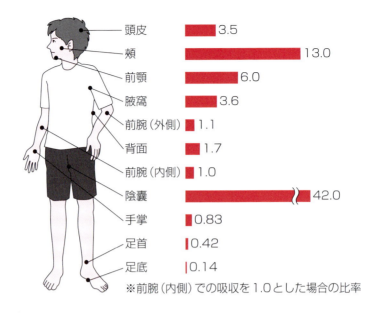

図2 ヒドロコルチゾンの部位ごとの吸収量
(Feldmann RJ, Maibach HI：Regional variation in percutaneous penetration of 14 C cortisol in man. J Invest Dermatol 48(2)：181-183, 1967 より引用)

>>> 3　年齢

　小児の角質細胞は小さく角質も薄いため，経皮吸収性は一般的に成人よりも高い．また高齢者では一般に経皮吸収性が低くなる場合が多い．20〜40歳代と60〜80歳代の人の比較では，ヒドロコルチゾンは60〜80歳代で経皮吸収性が減少した[3]．これは，加齢による皮脂や角層水分量の低下が原因として考えられる．また，加齢に伴って角層の厚さは変化せず[4]，角質細胞が大きくなるという報告[5]もあり，薬剤の主な経皮吸収経路である細胞間隙が狭くなるため，高齢者では経皮吸収性が低下する可能性もある．

>>> 4　皮膚の状態

　創やびらんなど，皮膚が障害されている場合は薬剤の吸収が亢進し，基剤の刺激も受けやすい．また浸軟部では細胞間隙も広がっており，薬剤の吸収は上がる．

>>> 5　薬剤と皮膚の接触

　薬剤との接触時間が長いほど吸収がよくなる．密封療法(occlusive dressing therapy：ODT)はこれを応用している．ステロイドの経皮吸収率は正常な皮膚の場合は3〜5％，密封療法では約28％，さらに角層を剥離した皮膚では塗布後4〜6時間に78〜90％が吸収されるといわれている[6]．

4 ステロイド外用剤の分類

　ステロイド外用剤は体内への吸収率の違いからくる作用の強弱があり，それに応じて5つのランク（strongest, very strong, strong, mild, weak）に分類されている．疾患の種類およびその病勢に応じて使い分けることが肝要である．

　薬局などで購入できる一般用ステロイド外用剤の特徴としては，weak～strongまでのランクがあり，ステロイド以外の抗搔痒・鎮痛成分を含んでいるものが多い．

5 ステロイド外用剤の適応疾患

　医薬品添付文書上のステロイド外用剤の主な適応疾患は，湿疹・皮膚炎群，痒疹群，掌蹠膿疱症，乾癬，虫さされ，薬疹・中毒疹，Gibertバラ色粃糠疹，慢性円板状エリテマトーデス，扁平紅色苔癬，紅皮症，肥厚性瘢痕・ケロイド，肉芽腫症，アミロイド苔癬，天疱瘡群，類天疱瘡，悪性リンパ腫，円形脱毛症などである．円形脱毛症ではstrongクラス以上が適応となるなど，疾患によって適応ランクが異なる場合があるが，実際には臨床症状に応じた適応判断が求められる．

6 ステロイド外用剤の混合について

　医師によっては，ステロイド外用剤に限らず，複数の外用剤を混合して使用することがあるが，基本的には以下の理由により外用剤の混合は行うべきではない．

①一般にステロイドは酸性側で安定であり，混合によってアルカリ性になると成分量が低下することがある．特にモノエステルタイプの17位にエステル基をもち，21位にヒドロキシ基（-OH）をもつステロイド（吉草酸ベタメタゾンなど）では，アルカリ性になると加水分解を起こし成分量が低下することがある[7]．

②防腐剤の作用が低下したり，細菌などに汚染されやすくなる．

③ステロイド外用剤を希釈しても副作用は軽減しないことがある．

④調剤薬局ごとに混合方法や技術が異なるため，ねらった効果を一律に出せないことがある．

⑤混合後の効果についてまとまったエビデンスがない．

⑥外用剤は混合することを想定して開発されていない．

　しかしながら，混合により複数の薬剤を一度に塗布できることや，使用感の改善などにより，コンプライアンスが上がることもある．皮疹が全身に及ぶ場合は，外用剤塗布は相当な手間を要するものでもあるため，混合の長所・短所をよく理解したうえで，患者ごとに最適な処方を行うのがベストであろう．

7 ステロイド外用剤の使用方法

医薬品添付文書上の用法および用量は一般的に,「通常1日1〜数回適量を患部に塗布する.なお,症状により適宜増減する」である.ここでいう適量とは,患者の病態に対して必要十分な薬効を発揮する量である.

1 単純塗布法

最も一般的な方法で,約0.5 gを成人の両手の範囲くらいに塗るとよい.口径5 mmのチューブから外用剤を人差し指の先端から第1関節まで絞り出す(1 finger tip unit:1 FTU)と,男性では0.49 g,女性では0.43 gになる[8].1 FTUは5 gチューブでは0.2 g程度,10 gチューブでは0.3 g程度で,1 FTU=0.5 gになるのは25 g程度のチューブであるので,説明時は注意が必要である[9].外用剤を塗るときは,あまり擦らずに延ばし,やさしくなじませる.強く刷り込むと物理的な刺激によって患部を悪化させたりするからである.

2 重層療法

軟膏などを塗布した後に,亜鉛化軟膏などを塗布したリント布やガーゼを上から貼付する.吸収性を高め,皮膚保護,掻破の防止にもなる優れた塗り方である.

3 密封療法(ODT)

単純塗布した後にポリエチレンフィルムなどのラップで覆って密封する方法である.密封により角層の水分量が増加し経表皮性吸収が促進される.苔癬化局面や過角化病変などに用いられる.ブレオマイシン軟膏などの抗悪性腫瘍剤では推奨される療法だが,ステロイドや非ステロイド性抗炎症薬(NSAIDs)などでは,吸収の促進による副作用の発現に注意する必要がある.たとえばボルタレン®ゲルを密封療法で塗布した場合は,単純塗布と比較してC_{max}は約150倍,AUCは約60倍にもなる[10].

8 ステロイド外用剤の副作用

ステロイド外用剤は適切な使用量,使用法であれば全身的な副作用が生じる可能性は低いが,長期間にわたって続けたり,顔面など吸収のよい部位への継続,密封療法などにより,内服ステロイド剤と同じような副作用が出る.たとえば,strongに分類されるステロイド外用剤では,4週間の単純塗布(20 g/日)で副腎皮質機能抑制が示されている[11].また小児や高齢者では代謝能や排泄能が成人と比して低い場合があり,注意を要する.

局所の副作用は医薬品添付文書上では数％あり，少なからず経験するため熟知しておく必要がある．代表的な局所の副作用には，皮膚萎縮，毛細血管拡張，紫斑，多毛，色素脱失，ステロイド痤瘡，酒皶様皮膚炎，感染症の誘発・増悪などがある．副作用に対する基本的な対応は，まず塗布部位を診察して外用剤の効果があるかどうかの判断，塗布回数や塗布方法の確認，外用剤の即時中止，症状への対応が重要である．

　またステロイドにより接触皮膚炎が起こることもある．これは時に診断が困難であり，外用を中止しても難治の遷延する炎症症状を呈する症例が多い．診断が確実で適切なランクのステロイド外用を行っているにもかかわらず，新たに紅斑や浮腫などが生じる場合は疑う必要がある．その治療には，パッチテストで反応しないステロイドを確認してから使用する．また外用剤に含まれる基剤などで接触皮膚炎を起こすこともあり，外用した薬の成分すべてについてパッチテストで判別する必要がある．詳しくは『重篤副作用疾患別対応マニュアル』[12]を参照されたい．

9　おわりに

　ステロイド外用剤は副作用もまれならず認められるが，個々の病態に合わせて適切なランク，剤形，投与量，投与方法を，患者との相互理解のうえで使用することができれば，根治治療ともなる大変有用な治療薬である．ぜひとも上記の事柄を身につけ，多くの患者を快癒させてほしい．

■文献

1) Bos JD, Meinardi MM：The 500 Dalton rule for the skin penetration of chemical compounds and drugs. Exp Dermatol 9(3)：165-169, 2000.
2) Feldmann RJ, Maibach HI：Regional variation in percutaneous penetration of 14C cortisol in man. J Invest Dermatol 48(2)：181-183, 1967.
3) Roskos KV, et al.：The effect of aging on percutaneous absorption in man. J Pharmacokinet Biopharm 17(6)：617-1630, 1989.
4) Marks R：Measurement of biological ageing in human epidermis. Br J Dermatol 104(6)：627-633, 1981.
5) Plewig G：Regional defferences of cell sizes in the human stratum corneum. II. Effects of sex and age. J Invest Dermatol 54(1)：19-23, 1970.
6) 古江増隆：皮膚科診療プラクティス 第6巻（宮地良樹編）．pp.118-24，文光堂，1999.
7) 川野泰明ほか：ハイドロコルチゾン 17-ブチレートの安定性および分解機構．薬剤学：41(2)：71-81，1981.
8) Finlay AY, et al.："Fingertip unit" in dermatology. Lancet 2(8655)：155, 1989.
9) 大谷道輝：アトピー性皮膚炎治療ガイドラインの改訂．レシピ：7(3)：270-272, 2008.
10) ノバルティスファーマ：ボルタレン®ゲルインタビューフォーム 改定第6版．2013.
11) 大鵬薬品工業：メサデルム®軟膏インタビューフォーム 改定第6版．2013.
12) 厚生労働省：薬剤による接触皮膚炎．重篤副作用疾患別対応マニュアル．2010.

（浜出洋平・野村友希子・清水　宏）

2. ステロイド外用剤

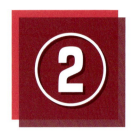
眼科

> **Essence!**
> 1. 眼科用ステロイド局所外用剤には点眼剤，眼軟膏，局所注射剤がある．徐放剤を含む局所注射には眼瞼結膜下，眼球結膜下，テノン嚢下，テノン嚢球後，硝子体内投与がある．
> 2. 眼科用ステロイド局所投与の利点は，病変部へ直接届き全身副作用が避けられる点である．全身療法および最近の他の局所療法や外科的治療の組み合わせにより治療の相乗効果や，副作用を避けることが望める．
> 3. ステロイド投与による白内障，緑内障，角膜感染症などの眼局所副作用回避のため投与量，期間を厳守する．

はじめに

眼科では眼疾患に対してステロイドを局所で投与できる特徴がある．高濃度のステロイドを眼局所の病変部に到達させることが可能である．局所で投与された場合も全身投与と同様に，肥満細胞や好酸球，リンパ球などの炎症細胞の浸潤抑制，マクロファージの機能抑制，サイトカインやケモカインなどの産生抑制，プロスタグランジン，ロイコトリエン，ブラジキニン，ヒスタミンなどの炎症メディエータの産生抑制，血管透過性抑制などにより広範囲の抗炎症作用をもつ．

1 眼科用外用剤

眼科的なステロイド外用剤には点眼剤，眼軟膏，徐放剤を含む局所（眼瞼結膜下，眼球結膜下，テノン嚢下，テノン嚢球後，硝子体内）注射剤があり，疾患や重症度に応じて内服，点滴投与を組み合わせたり，それぞれの薬剤を単独または併用し，さらに使い分けて使用する[1,2]．眼科的局所投与製剤は**表1**に示すとおりである[3]．ステロイド点眼は，点眼後，移行する濃度が高い順に角膜，前房水，虹彩，毛様体であるとされる．水晶体，硝子体，網膜，後部脈絡膜への移行はごくわずかとされる[3]．

表1 眼科的局所投与製剤

薬剤名	商品名	組成・剤形・容量	代表的適応症例
ベタメタゾンリン酸エステルナトリウム	リンデロン, リンデロンA, サンベタゾン	0.01％, 0.1％点眼液	春季カタル 角膜移植後1年以内, 虹彩炎・ぶどう膜炎, 強膜炎, Stevens-Johnson症候群, 移植片対宿主病(GVHD)
デキタメタゾンリン酸エステルナトリウム	オルガドロン, ティカゾン, デカドロン	0.1％点眼液, 注射液（結膜下）	
デキサメタゾンメタスルホ安息香酸エステルナトリウム	サンテゾーン, ビジュアリン, DMゾロン,	0.02％, 0.05％, 0.1％点眼液, 0.05％眼軟膏	
ヒドロコルチゾン酢酸エステル	酢酸ヒドロコルチゾン, HCゾロン	0.5％点眼液	
プレドニゾロン	酢酸プレドニゾロン, PSゾロン	0.1％点眼液	
フルオロメトロン	フルメトロン, オドメール, ピトス	0.02％, 0.05％, 0.1％点眼液	角膜移植後漸減時, 眼科手術術後周辺部角膜潰瘍
プレドニゾロン	プレドニン眼軟膏, プレドニゾロン眼軟膏	0.25％眼軟膏	眼瞼炎
メチルプレドニゾロン	ネオメドロール眼軟膏	防腐剤抜き点眼薬 0.1％眼軟膏	ドライアイ
トリアムシノロンアセトニド	ケナコルトA	40 mg（1 mL）アンプル	各種眼疾患黄斑浮腫
メチルプレドニゾロン酢酸エステル	デポ・メドール	20 mg（1 mL）, 40 mg（1 mL）アンプル	視機能を脅かす重症ぶどう膜炎 IgG4関連疾患 視神経炎

（秋山悟一：消炎抗アレルギー薬 ステロイド薬（局所投与用）．今日の眼疾患治療指針 第2版（田野保夫，樋田哲夫編）．pp.850-851，医学書院，2007 より引用・改変）

　ステロイド局所投与の長所は，全身投与に伴う副作用を避けられることや高濃度で直接眼局所の病変部へ到達可能であること，硝子体内投与では硝子体内に確実に投与できること，外来でも治療が可能なことがあげられるが，眼局所での副作用も多いため注意が必要である．ステロイド点眼，眼軟膏，眼局所注射，内服，静脈注射では，白内障，緑内障，感染症，角膜潰瘍，創傷修復遅延が[2]，テノン嚢下注射では網脈絡膜血管閉塞，眼瞼下垂，眼圧上昇[4]，皮下注射時には皮下結節[5]が報告されている．接触性眼瞼炎に長期に使用すると皮膚の菲薄化も生じうるとされる．

ステロイド使用症例では頻繁に眼圧を測定し,眼科的な副作用をチェックする.眼局所投与でも徐放性トリアムシノロンのテノン嚢下投与でステロイド性糖尿病になる場合があるため注意を要する.特に全身投与との併用時にはさらなる注意が必要である.

眼局所投与での全身への薬剤移行は点眼後眼表面粘膜などから吸収されていくが全体量の 1/10 程度のみ移行されるとされ,眼局所投与での全身への副作用の懸念は少ない.しかし,長期投与,大量投与は極力避け,眼所見が軽快した時点で漸減,中止をする.他の最新の治療法との併用で治療の相乗効果が得られたり,必要時のみステロイド局所投与を併用し角膜組織の瘢痕などの副作用を残さず治癒することがある.ステロイド局所,全身療法の適応となる疾患に対してステロイドの剤形,濃度,投与開始時期,投与期間,漸減開始時期,中止時期の判断などに精通している必要がある.きめ細かく投与量の決定と副作用のチェックが必要なので,患者には投与量と通院時期の遵守をしてもらう.

眼局所の徐放剤としてはトリアムシノロン アセトニド(ケナコルト®A)のテノン嚢下および硝子体内投与が主に非感染性網膜黄斑浮腫に対して行われている.本邦では未承認であるが,眼内インプラントステロイド徐放剤では非分解性または生体内分解性インプラントが開発されている.フルオシノロン〔Retisert®(ボシュロム)〕は非分解性の眼内インプラントでぶどう膜炎症例に有効性を示したとされる[6].副作用として緑内障,白内障があげられ,効果が切れても眼内にインプラントが残るなどの問題がある.さらに眼内挿入型ステロイド徐放剤 Illuvein®(pSivida),経結膜ねじ込み型ステロイド徐放剤 I-vation®(SurModics)が報告されている.ステロイドマイクロスフェア製剤は現在 DE-102(参天製薬)が糖尿病および網膜静脈分枝閉塞症に伴う黄斑浮腫を適応症として臨床開発中である.Ozurdex®(デキサメタゾン硝子体内インプラントキット,Allergan)は米国 FDA(食品医薬品局),EMA(欧州医薬品庁)にて網膜血管閉塞症に伴う黄斑浮腫,および後眼部の非感染性ぶどう膜炎への適応が承認されている.さらに糖尿病黄斑浮腫に対して臨床試験を実施中である[7].

❷ 代表的眼疾患での各種製剤の使い分け

1) アレルギー性結膜炎

春季カタルのような重症型では抗アレルギー点眼剤単独では症状を抑制できないことが多く,免疫抑制薬点眼剤や,ステロイド点眼剤の併用が必要となる.ステロイド点眼は,本来抗アレルギー作用はないが,T 細胞,B 細胞に作用し免疫応答を抑制するため再発時にも使用される.ステロイドレスポンダーとして緑内障,白内障,眼瞼皮下へのトリアムシノロン注射により皮下結節形成の副作用が報告されて

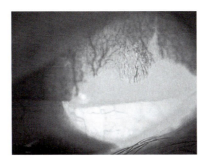

図1 造血幹細胞移植後の偽膜性結膜炎 （p. vi 巻頭カラー参照）

フルオレセイン染色下で眼瞼結膜の偽膜の範囲が明瞭に細隙灯生体顕微鏡で観察できる．この範囲の偽膜の鑷子による除去が必要である．除去前後は抗菌薬に併用してステロイド点眼を使用する．

いる[4,5]．

2) 眼瞼部接触皮膚炎

　原因となる接触原による湿疹とされるが，接触原を確かめることが治療となる．患部へのステロイド軟膏外用剤により治療するが，長期に継続的にステロイドを使用すると，中止したときに皮膚炎が再発し，皮膚の菲薄化を生じる症例が報告されている．

3) 偽膜性結膜炎

　偽膜性結膜炎（図1）の炎症に対しデキサメタゾン点眼薬，0.1％フルメオロメトロン点眼液を1日3回使用，二次感染を予防するために抗菌薬を併用する．

4) 角膜移植

　全層角膜移植ではローリスク症例とハイリスク症例に分かれる．

　ローリスク症例はステロイド点眼のみで治療する．ベタメタゾン1日5回投与．3ヵ月で漸減開始．術後6ヵ月を目安にフルオロメトロンに変更する．抗菌薬の点眼，内服を併用する．

　ハイリスク症例にはステロイドの局所，全身投与の併用を行う．さらにハイリスク症例には免疫抑制薬を使用する．リスクの分類と，ステロイド全身投与のスケジュールは他書を参照されたい[8]．

5) 翼状片手術

　術中はステロイドの結膜下注射を行う．術後は抗菌薬とともに高力価，short acting のベタメタゾンを1ヵ月点眼し，その後フルオロメトロンに変更，2ヵ月後には非ステロイド性抗炎症薬（NSAIDs）に変更する[9]．

6）角膜ヘルペス

上皮型と実質型で病態が異なる．上皮型にはステロイド点眼は禁忌である．一方，実質型ではステロイド点眼治療が基本となる．

7）周辺部角膜疾患

カタル性角膜潰瘍，リウマチ性角膜潰瘍は，病変局所の免疫反応により生じるので，急性期に低力価ステロイド点眼治療を行う．抗菌薬の併用と，眼瞼の治療も併用する．

8）難治性角結膜上皮障害（眼類天疱瘡，Stevens-Johnson 症候群）

眼局所に低力価ステロイド点眼で消炎を図り，感染予防のために抗菌薬を併用する．ステロイド眼軟膏，抗菌薬軟膏の点入も有効である．発症時からの局所ステロイド治療は視機能予後に関与するため重要である[10]．

ドライアイを合併する場合は防腐剤抜き人工涙液点眼，ジクアホソルナトリウム点眼，免疫抑制薬などの併用が望まれる．抗炎症効果としてレバミピド点眼が有効である．慢性期には低力価ステロイド点眼を併用する．

移植片対宿主病（GVHD）には奏効することが理論的にも考えられるが，全身的GVHD の予防のためにすでに大量にステロイドが経口投与されていることが多いので局所点眼の量，投与期間には十分に注意をする必要がある．

9）感染性角膜炎

感染性角膜炎へのステロイド点眼投与については賛否両論がある．ステロイドは感染性角膜炎の臨床像や病態を覆い隠し適切な診断や治療を妨げる可能性が指摘されている．ステロイド全身投与でも同様である[11]．感染症の治りかけのときに瘢痕化抑制のために一時的にステロイド点眼を使用する方法もある．

10）虹彩炎，ぶどう膜炎および網膜疾患

①**局所投与治療**：前眼部炎症のみなら，ステロイド点眼・眼軟膏・結膜下注射のうち1つを選択するか併用する．急性前眼部ぶどう膜炎や HLA-27 関連ぶどう膜炎の前眼部炎症に対してデキサメタゾンリン酸エステルナトリウム注射液の結膜下注射が有効である．病変部が後眼部に及ぶと内服治療の適応となるが，近年徐放性ステロイドであるトリアムシノロンが用いられるようになり，非壊死性強膜炎に対しトリアムシノロン結膜下注射による治療もある．後眼部ぶどう膜炎でも内服またはトリアムシノロン硝子体内投与の選択がある[1, 3]．ぶどう膜炎，サルコイドーシスおよび網膜疾患による黄斑浮腫に対して，トリアムシノロンのテノン嚢下注射が用いられる[1-5]．副作用としての強膜穿孔，強膜壊死，眼球穿孔，

網膜動脈閉塞症の合併症が報告されていて投与時には細心の注意が必要である．

ぶどう膜炎に対する治療ではステロイド局所投与のレスポンダーで眼圧コントロール不良な症例，局所投与に反応がなく再発を繰り返す症例にはステロイド全身投与が適応となる．

② **全身投与治療**：ぶどう膜炎におけるステロイドの全身投与の適応はサルコイドーシスを参考にすると，活動性病変の存在と視機能障害のおそれがある場合には必須となる．眼炎症学会の眼サルコイドーシスに対するステロイドの全身投与の適応については巻末のガイドラインを参照されたい[12, 13]．

- 全身投与はプレドニゾロン（0.5～1 mg/kg）の内服投与で開始し，2週ごとに5 mg減量または1ヵ月ごとに10 mgずつ漸減していく．ステロイドの全身投与も無効例には免疫抑制薬の適応となる．眼表面の細菌による感染症，膿瘍形成予防のために注射前の眼表面洗浄，術後の抗菌薬投与が推奨されている．
- ステロイドパルス療法はメチルプレドニゾロン換算で1,000 mg/日の投与を3日連続で行う．Vogt-小柳-原田病が適応となる．感染症や消化器症状のある患者には最大限の注意を払う．心不全やショック症状を起こすことがあるため要注意である[14]．
- Behçet病への全身投与は慎重にすべきである．Behçet病患者に眼炎症発作の再燃治療には硝子体内投与が有効とされる．従来の治療に抵抗性の免疫不全症例へトリアムシノロン硝子体内投与後のサイトメガロウイルス網膜炎の発症が報告されているので注意を要する．

ステロイドの使い分けは，長期に作用が持続するベタメタゾンと作用時間が短いプレドニゾロンなどの使い分けも必要である．投与期間が短いときはlong actingのベタメタゾン，長期にわたるときは作用時間が短いshort actingのプレドニゾロンが推奨される．非感染性内眼炎はshort actingのステロイドを初期投与のときに大量に使用しその後漸減する場合がある[15]．

11）視神経炎

自己免疫性視神経炎は抗アクアポリン4抗体との関連性が報告されているが陰性例も存在する[16]．その他自己免疫性視神経炎に関連のある抗体としては抗核抗体，抗サイログロブリン抗体，抗SSA抗体，抗SSB抗体も報告されている[17, 18]．ステロイドパルス療法に対する反応は部分的なこともあり，一定の見解は出ていない．視力障害が重篤な視神経炎をみたら直ちに抗アクアポリン4抗体を検査するとともに，結果が出るまでステロイドパルス療法（1,000 mg/日）を3～5日間行うとされている[16]．他の感染症の有無をチェックする．

3 おわりに

　近年用いられている免疫抑制薬や，生物学的製剤との組み合わせによって局所および全身ステロイドを早期に漸減できる可能性もある．新規治療法や外科的治療法とステロイド治療を組み合わせて，ステロイド投与期間を短く，低力価で治療が終了できるようにする工夫が今後の検討課題と考えられる．

■文献

1) 神野英生：副腎皮質ステロイド局所投与法バリエーション．専門医のための眼科診療クオリファイ ぶどう膜炎を斬る！（園田康平ほか編）．pp.115-118, 中山書店，2012.
2) 坂本泰二：眼科薬物療法の新たな展開 黄斑浮腫に対する局所ステロイド薬治療．あたらしい眼科 27：1333-1337, 2010.
3) 秋山悟一：消炎抗アレルギー薬 ステロイド薬（局所投与用）．今日の眼疾患治療指針 第2版（田野保夫，樋田哲夫編）．pp.850-851, 医学書院，2007.
4) 多田明日美ほか：図で早わかり 実戦！眼科薬理 眼科臨床薬理総論 テノン嚢下注射のコツ．臨床眼科 67：23-27, 2013.
5) 小沢昌彦ほか：春季カタルに対するトリアムシノロンアセトニド眼瞼皮下注射の治療成績．臨床眼科 61：739-743, 2007.
6) Shen BY, et al.：Early treatment response of fluocinolone (retisert) implantation in patients with uveitic macular edema；an optical coherence tomography study. Retina 33：873-877, 2013.
7) 橋田徳康：新しいドラッグデリバリーシステムと抗炎症治療．専門医のための眼科診療クオリファイ ぶどう膜炎を斬る！（園田康平ほか編）．pp.287-293, 中山書店，2012.
8) 堀 純子：角膜外科の術後合併症とその対策 角膜移植後の拒絶反応．眼科プラクティス 角膜外科のエッセンス（坪田一男ほか編）．pp.194-197, 文光堂，2007.
9) 島崎 潤：顕微鏡下の角膜外科 翼状片手術．眼科プラクティス 角膜外科のエッセンス（坪田一男ほか編）．pp.68-75, 文光堂，2007.
10) Sotozono C, et al.：The management of severe ocular complications of stevens-johnson syndrome and toxic epidermal necrolysis. Arch Dermatol 145：1336-1337, 2009.
11) 山田昌和：感染性角膜炎にステロイドは禁忌だろうか．眼科診療のコツと落とし穴（樋田哲夫，江口秀一郎編）．pp.24-25, 中山書店，2008.
12) サルコイドーシス／肉芽腫性疾患学会：日本眼科学会厚生省科学研究特定疾患対策事業サルコイドーシス治療に関する見解-2003. pp.105-114, 2003 http://jssog.com/www/top/shindan/shindan3new.html.
13) 蕪城俊克：図で早わかり 実戦！眼科薬理 眼科臨床薬理各論 内眼炎（ぶどう膜炎），眼内炎症，サルコイドーシス（ステロイドの合併症）．臨床眼科 67：140-145, 2013.
14) 丸山耕一：適正な副腎皮質ステロイド全身療法．専門医のための眼科診療クオリファイ ぶどう膜炎を斬る！（園田康平ほか編）．pp.108-114, 中山書店，2012.
15) 大黒伸行：非感染性眼内炎症疾患における免疫調整療法 ステロイド．眼科プラクティス 眼内炎症診療のこれから（岡田アナベルあやめほか編）．pp.234-242, 文光堂，2007.
16) 抗アクアポリン4抗体陽性視神経炎診療ガイドライン作成委員会：抗アクアポリン4抗体陽性視神経炎診療ガイドライン．日眼会誌 118：446-460, 2014.
17) 丸田恭子ほか：抗アクアポリン4抗体のほか複数の自己抗体をともなった視神経脊髄炎の1例．日本老年医学会雑誌 49：491-495, 2012.
18) 山崎あい子ほか：神経疾患．再発を繰り返し抗サイログロブリン抗体陽性を示した視神経炎の1症例．小児科臨床 58：1549-1552, 2005.

（小川葉子・坪田一男）

2. ステロイド外用剤

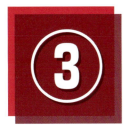

耳鼻咽喉科

> **Essence!**
> 1. 耳鼻咽喉科領域はステロイド外用剤の適応疾患が多いが，各疾患の病態と重症度などから有効なステロイド外用剤の使用法を理解する．
> 2. 軟膏，クリーム，ローションからステロイド点耳薬，点鼻薬，噴霧吸入薬まで各領域と各疾患に応じて使い分ける．
> 3. ステロイド外用剤の副作用は局所的なものが多いが，長期的には全身的なステロイドの副作用も生じうることを念頭に投与する．

1 ステロイド外用剤が必要な耳鼻咽喉科疾患

　耳鼻咽喉科領域は皮膚，粘膜，皮下組織，軟骨，骨など多彩な組織から構成され，ステロイド外用剤の適応疾患も多い．耳介を含める外耳疾患としては耳介軟骨炎，外耳炎，外耳湿疹が，中耳疾患としては慢性鼓膜炎，耳管狭窄症，慢性中耳炎，好酸球性中耳炎などの特殊な中耳炎などが，内耳疾患としては突発性難聴をはじめとする急性感音難聴が，鼻腔・副鼻腔疾患としては鼻前庭炎やアレルギー性鼻炎，慢性副鼻腔炎，好酸球性鼻副鼻腔炎などの特殊な鼻副鼻腔炎，嗅覚障害が，口腔・咽喉頭疾患としても口唇・口内炎，咽頭炎，喉頭炎などがステロイド外用剤の適応疾患となる．

2 耳鼻咽喉科疾患に用いられるステロイド外用剤

　ステロイド外用剤の剤型も多彩である．軟膏，クリーム，ローションからステロイド点耳薬，点鼻薬，噴霧吸入薬まで領域と疾患に応じて使い分ける．
　ステロイド外用剤の副作用は局所皮膚や粘膜の刺激症状，皮膚萎縮，毛細血管拡張，多毛，感染の増悪，真菌感染などがあるが，長期的には全身的なステロイドの副作用も生じうる．

表1 耳鼻咽喉科疾患で頻用されるステロイド軟膏

薬効	一般名（商品名）
very strong	フルオシノニド（トプシム） モメタゾンフランカルボン酸エステル（フルメタ）
strong	ベタメタゾン吉草酸エステル（リンデロン V） ベタメタゾン吉草酸エステル（リンデロン VG）：ゲンタマイシン含有 ベクロメタゾンプロピオン酸エステル（サルコート）：口腔用
mild	ヒドロコルチゾン酪酸エステル（ロコイド） ヒドロコルチゾン（テラ・コートリル）：テトラサイクリン含有 トリアムシノロンアセトニド（ケナログ）：口腔用
weak	プレドニゾロン酢酸エステル（プレドニン） デキサメタゾン（デキサルチン）：口腔用 メチルプレドニゾロン（ネオメドロール EE）：フラジオマイシン硫酸塩含有軟膏

表2 耳鼻咽喉科疾患で頻用されるステロイド点耳薬

・ベタメタゾンリン酸エステル（リンデロン®）
・デキサメタゾンリン酸エステル（オルガドロン®）

1 軟膏，クリーム，ローション

耳鼻咽喉科疾患では軟膏が多用されるが，顔面・頸部の広汎な皮膚疾患ではクリームやローションが用いられる．軟膏としては外皮用の通常の軟膏と口腔粘膜や鼻腔粘膜に付着しやすい軟膏がある．耳鼻咽喉科疾患で頻用されるステロイド軟膏を薬効の強さ別に表1に示す．

2 点耳薬

中耳は側頭骨内の含気腔からなり，耳管，鼓室，乳突洞，乳突蜂巣に分類される．中耳炎はこれら骨組織を被覆する粘膜の感染によって生じ，骨組織まで炎症が波及する．急性炎症の場合は粘膜〜骨組織の血流も豊富であるが，慢性化すると血流は不良になり，全身的な薬物療法では十分な効果が得られないことも多い．このような場合には点耳薬のよい適応になる．

3 点鼻薬

鼻腔・副鼻腔の粘膜疾患も中耳と同様に特に慢性化した場合には，点鼻薬のよい適応になる．点鼻薬の使用に際しては点鼻前に鼻をかむなど鼻腔の通りをよくしておくことと，鼻腔の後方まで点鼻薬を浸透させるための頭位を指導しておく．

4 噴霧吸入薬

ネブライザー療法は耳鼻咽喉科領域において古くから行われてきた治療法であり，

> **表3** 耳鼻咽喉科疾患で頻用されるステロイド点鼻薬

- ベタメタゾンリン酸(リンデロン®)
- ベタメタゾンリン酸(リンデロン®A):フラジオマイシン含有
- デキサメタゾンリン酸(デカドロン®)

> **表4** 耳鼻咽喉科疾患で頻用されるステロイド吸入薬

- フルチカゾンフランカルボン酸エステル(アラミスト®)
- モメタゾンフランカルボン酸エステル(ナゾネックス®)
- フルチカゾンプロピオン酸エステル(フルナーゼ®)
- ベクロメタゾンプロピオン酸エステル(リノコート®)
- デキサメタゾンシペシル酸エステル(エリザス®)

薬剤をエアロゾルとして鼻腔から副鼻腔,咽喉頭粘膜に浸透させる drug delivery system の1つである.最近では同様の原理で定量噴霧器に封入した噴霧吸入薬が汎用されている.

3 外耳疾患

外耳を構成する耳介と外耳道は鼓膜まで約 3.5 cm の筒状構造であり,それぞれ皮膚と薄い皮下組織に覆われた軟骨と骨組織からなり,外用剤が多用される領域である.特に外耳道は耳介側 1/3 の軟骨部外耳道と内側 2/3 の骨部外耳道からなり,軟骨部外耳道には皮脂腺と耳垢腺とよばれるアポクリン腺がある.外耳は日常的に刺激を受けやすい部位であり,また,皮下組織が薄く,炎症をきたしやすい.

1 外耳道湿疹

外耳道湿疹はアトピー体質で耳掃除などの日常的に耳を触る習慣がある場合に生じやすい.慢性掻痒感が強く,掻痒感のために機械的刺激が多くなり,そのために薄い角化層が傷つき,湿潤や感染が生じ,さらに掻痒感が強くなるという「かゆみの悪循環」によって慢性化し難治性となる.治療の基本は局所を刺激しないことであるが,強い掻痒感のために容易ではなく,ステロイド外用剤によって掻痒感を制御することが必要になる.湿潤や感染の程度によって,ステロイド軟膏,クリーム,ローション,点耳薬を使い分ける.感染が合併している場合は抗菌薬を含有するステロイドを外用する.

2 外耳道炎

外耳道は皮下組織が薄いため皮膚が傷つきやすく外耳道炎を生じやすい.強い耳痛,耳漏が生じ,外耳道は発赤,腫脹する.外耳道皮膚の毛嚢や皮脂腺,耳垢腺に感染が生じ,膿瘍が形成されると耳癤となり,自発痛,圧痛も増強する.抗菌薬を含有するステロイド外用が適応となる.

4 中耳疾患

耳管，鼓室，乳突洞，乳突蜂巣によって構成される中耳疾患は点耳薬のよい適応である．特に慢性中耳炎は鼓膜穿孔を合併しているため，点耳薬によって薬剤を高濃度に到達させることができる．

1 慢性鼓膜炎

何らかの原因によって鼓膜が損傷し，その後の鼓膜上皮化が不良となると慢性鼓膜炎が生じる．耳漏が持続し，耳痛や耳掻痒感が生じる．感染を制御し不良肉芽を除去，鼓膜上皮化を促すことが治療の原則であり，抗菌薬含有ステロイド点耳薬が有効である．

2 慢性中耳炎

慢性中耳炎で感染とともに強い炎症を伴う場合は抗菌薬含有ステロイド点耳薬の適応となる．しかし，フラジオマイシン含有点耳薬では内耳障害を生じる可能性があり，一般には耳疾患には禁忌となる．また，漫然と長期に使用すると局所の易感染性が生じ，耐性菌による感染など，病態が複雑になる．特に真菌感染の合併には注意を要する．最近は好酸球性中耳炎をはじめとする難治性中耳炎ではステロイドが有効であるが，全身投与が原則である．局所投与する場合は懸濁性ステロイド点耳薬（ケナコルト®）などが用いられる．

突発性難聴をはじめとする急性感音難聴では，ステロイドを鼓室内から効果的に内耳に投与する局所療法が注目されている．投与薬としてはデキサメタゾンやメチルプレドニゾロンが用いられる（詳細はⅡ-9「耳鼻咽喉科疾患患者に投与するときの注意」➡ p.118 参照）．

5 鼻腔・副鼻腔疾患

1 鼻前庭炎

鼻前庭は皮膚から鼻粘膜への移行部であり，乾燥やアレルギーのため炎症をきたしやすい．また，反復性鼻出血を呈することも多い．ステロイド外用剤によって乾燥を予防し，炎症を制御する．

2 アレルギー性鼻炎

アレルギー性鼻炎はⅠ型アレルギーといわれるもので，花粉，ダニ，ハウスダストなどが原因である．くしゃみ，鼻水，鼻閉，鼻掻痒感などを呈する．治療の基本

は『鼻アレルギー診療ガイドライン』に沿って行われるが，局所治療薬としては鼻噴霧吸入薬としてのステロイドが推奨されている．鼻噴霧ステロイド薬は長期使用でも副腎機能低下や成長障害が生じる可能性は低く，小児でも安全に使用できる．

3 慢性副鼻腔炎

　上顎洞，篩骨洞，前頭洞，蝶形骨洞からなる副鼻腔は自然口という小孔で鼻腔と連絡している．急性炎症による粘膜腫脹が遷延化すると副鼻腔は閉鎖腔となり，炎症が慢性化する．ネブライザー療法が最も汎用される疾患の1つである．ネブライザー療法は副鼻腔手術後の局所治療としても重要である．アレルギー性鼻炎と同様に鼻噴霧ステロイド薬の効果も期待され，欧米では広く用いられているが，現状では慢性副鼻腔炎には適応はない．

6 口腔・咽喉頭疾患

1 口内炎

　口腔粘膜の有痛性小潰瘍でありアフタともよばれる．刺激痛が強く，食物の摂取が困難になることも多い．何らかの口腔粘膜の機械的損傷が原因であるが，疲労やストレス，ビタミン不足などが誘因となる．ステロイド口腔用軟膏が著効するが，症状の重症度と全身状態によってはステロイド全身投与を併用する．

2 声帯ポリープ，声帯結節

　声帯ポリープは声帯粘膜炎症による血管の破綻が原因といわれている．無理な発声が原因となり，歌手や教師などの声を多用する人に多くみられる．喫煙やかぜなど局所の急性炎症も誘因となる．嗄声や咽喉頭の異常感が生じる．治療の原則は声帯の安静であるが，ステロイド噴霧吸入薬も有効である．喫煙によって声帯全体が浮腫状に腫脹するポリープ様声帯でもステロイド噴霧吸入薬の効果が期待できる．一方，声帯結節も声帯の乱用であり，声帯ポリープ同様，職業的に生じることも多い．治療は声の衛生についての指導と音声治療が原則で，ステロイド噴霧吸入薬を併用する場合も多い．

■文献
1）竹中　洋編：ステロイド薬の正しい使い方．MB ENT 48：1-110，2005．
2）山本昌彦編：耳鼻咽喉科外用薬 update．MB ENT 140：1-61，2012．

（小川　郁）

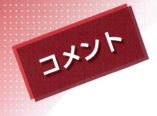

2. ステロイド外用剤
薬剤師の立場から

> **Essence!**
> 1. ステロイド外用剤は，皮膚外用剤，吸入剤，点眼剤や眼軟膏，点耳剤や点鼻剤，口腔用剤，坐剤，注腸剤などさまざまな剤形がある．
> 2. 皮膚外用剤は塗り方だけでも経皮吸収性や効果に大きく影響を与えることがある．また，主薬の含有量が同じであっても軟膏やクリームなどの剤形によって，薬物動態や臨床効果が同じにならない場合もある．

I ステロイド皮膚外用剤の種類

皮膚保護作用および刺激を考慮し，軟膏が第一選択である．塗布する部位や病変のタイプに合わせて剤形を選択し，病変の変化などに応じて変更する（表1）．その他に，スプレー剤や貼布剤・テープ剤がある．

II 外用剤の塗り方

薬剤の吸収性は，角質の水分量が多いときに高くなるため，入浴後の塗布が推奨される．塗布の順序は塗布する面積の広い皮膚外用剤から先に塗布する．ステロイド外用剤と保湿剤の併用では，保湿剤を先に塗布し，病変部位にだけステロイド外用剤を塗布する．

III 外用剤の混合について

外用剤の使用アドヒアランス向上を目的として外用剤がしばしば混合されるが，製剤学的（安定性，吸収性）な観点から，外用剤は安易に混ぜて使用すべきではない．

IV 処方時の注意点

剤形が異なる場合や，先発医薬品と後発医薬品など，同じ主薬の同じ濃度の皮膚外用剤であっても添加物の違いにより，接触皮膚炎の発現頻度が異なる場合があるので注意が必要である．

表1 ステロイド皮膚外用剤の剤形

	軟膏	クリーム	ローション
基剤	・油脂性 ・白色ワセリン	水溶性成分と油脂を乳化剤にしたもの	乳剤性基剤
適応	・びらん・潰瘍 ・浸潤した病巣 ・乾燥面でも幅広く使用	・紅斑，丘疹 ・浸潤部には使用しない	・被毛頭部など有毛部の病変 ・虫刺症
長所	・皮膚保護作用 ・皮膚柔軟作用	・浸透性 ・塗布感がよい	・目立たない ・冷却感あり ・水洗性 ・延びがよい
短所	・べたつき ・洗い落としにくい	・皮膚乾燥作用 ・刺激性	・皮膚乾燥作用 ・刺激性
特徴	・保湿性 ・刺激性少ない	・べたつきが少ない ・刺激性あり	・刺激性あり

V ステロイドの点眼剤と眼軟膏

炎症の重症度や疾患の病期に合わせて，種類や濃度を選択する．

《点眼剤の使用方法》

①点眼後は1分間眼を閉じる．

②2種類以上の点眼剤は5分以上間隔をあける．

③複数の点眼剤を使用する場合の点眼順序

- より効果を期待する点眼剤を最後に点眼
- 水溶性点眼剤⇒懸濁性点眼剤⇒油性点眼剤⇒眼軟膏の順序
- 刺激性のある点眼剤は最後に点眼
- 持続性点眼剤は最後に点眼

コンタクトレンズ装用者は点眼後少なくとも5〜10分，可能なら15分あけてレンズを装着したほうがよい．

眼軟膏は，塗布後に瞬きによる眼表面への移行が起こるため，就寝前に塗布するなど投与時間を考慮する．

VI ステロイド点鼻剤と噴霧剤

主にアレルギー性鼻炎の治療に用いる．近年はアドヒアランスを考慮し，1日1回製剤が主流となってきている．ステロイド噴霧剤の特徴は以下のとおりである．

①効果発現は2〜3日かかる．

②局所に作用し，副作用が少ない．

③鼻の通りをよくした状態（鼻をかんだ後，点鼻用血管収縮剤使用後，入浴後）で使用する．

表2 1日1回型ステロイド点鼻剤

一般名	商品	特　徴
モメタゾンフランカルボン酸エステル水和物	ナゾネックス	各鼻腔に2噴霧
フルチカゾンフランカルボン酸エステル	アラミスト	各鼻腔に2噴霧 ・粘液性があり，液だれしにくく，眼症状も改善 ・レバーを握って噴霧するタイプ
デキサメタゾンシペシル酸エステル	エリザス	粉末製剤 ・鼻腔内刺激が少ない ・手技がやや煩雑 ・点鼻粉末は各鼻腔1噴霧 ・カプセル外用は専用噴霧器で，両鼻同時に噴霧

④くしゃみ，鼻汁，鼻閉に効果がある．

■文献

1）川合眞一：皮膚外用剤の使い方．眼科領域の外用剤・点眼薬の使い方．耳鼻科領域の外用剤の使い方．研修医のためのステロイドの使い方のコツ．pp.40-45, 54-65, 文光堂, 2009.

（安　武夫・黒川陽介）

3. ステロイド吸入薬

Essence!

1. 吸入ステロイド薬は，気管支喘息の長期管理薬治療の基本である．
2. 長時間作用性 β_2 刺激薬（LABA）が配合された吸入ステロイド薬が広く使用されるようになっている．
3. 慢性閉塞性肺疾患（COPD）や咳喘息など，気管支喘息以外の病態に対しても，吸入ステロイド薬の有用性が確立している．

1 吸入ステロイド薬の種類と特徴

気道炎症が気管支喘息の基本病態であることが認識されている現在，吸入ステロイド薬は喘息の長期管理薬治療（コントローラー）として中心的役割を演じている．喘息に対するステロイドの全身投与は1950年頃から使用され，その有効性は証明されていたが，副作用が大きな問題となっていた．1970年代後半になり，吸入ステロイド薬の有用性や安全性が証明され[1]，1990年頃からは日本国内においても日常的に使用されるようになった．さらに，1998年にドライパウダータイプの吸入薬が登場してからは，呼吸器専門医以外の医療現場にも広く浸透している．吸入ステロイド薬の普及により，喘息のコントロールは著しく改善され，喘息死も激減した．さらにステロイド全身投与に比べて副作用がきわめて少ない点でも，本薬剤の有用性は確立しているといえる．

現在（2014年1月），国内では表1に示す5種類の吸入ステロイド薬が使用可能である．デバイスの違いにより，加圧式定量噴霧吸入器（pressurized metered-dose inhaler：pMDI）とドライパウダー吸入器（dry powder inhaler：DPI）がある．pMDIは1回分量の薬液がエアゾールとなって瞬時に噴出するので吸入と同調させるのがやや難しいため，吸入補助器（スペーサー）を使用する場合もある．一方，DPIはタイミングを合わせる難しさはないが，吸気により一気に乾燥粉末を吸い上げるために適切な吸入速度が必要である．

フルチカゾンプロピオン酸エステル（FP）とブデソニド（BUD）には，長時間作用

表1 国内で使用可能な吸入ステロイド薬の種類と特徴

一般名 (略語)	フルチカゾン プロピオン酸 エステル (FP)	ブデソニド (BUD)	ベクロメタゾン プロピオン酸 エステル (BDP)	シクレソニド (CIC)	モメタゾンフラン カルボン酸 エステル (MF)
商品名	フルタイド	パルミコート	キュバール	オスベスコ	アズマネックス
剤型	DPI, pMDI	DPI	pMDI	pMDI	DPI
長時間作用性 β_2刺激薬配合剤 (商品名)	FP+サルメテロール(アドエア) FP+ビランテロール(レルベア) FP+ホルモテロール(フルティフォーム)	BUD+ホルモテロール(シムビコート)	―	―	―
吸入粒子径 (μm)	5.2 (DPI) 2.8 (pMDI)	2.6	1.1	1.2	2.0
肺内到達率(%)	10 (DPI) 29 (pMDI)	32	55〜65	52	40
GR親和性*	18〜29.9	8.6〜9.4	13.5	12.1	22〜29
バイオアベイ ラビリティ**	<1%	11%	26%	<1%	1%
投与量の目安 低用量	100〜200 μg/日	200〜400 μg/日	100〜200 μg/日	100〜200 μg/日	100〜200 μg/日
投与量の目安 中用量	400 μg/日	800 μg/日	400 μg/日	400 μg/日	400 μg/日
投与量の目安 高用量	800 μg/日	1600 μg/日	800 μg/日	800 μg/日	800 μg/日

pMDI：加圧噴霧式定量吸入器，DPI：ドライパウダー吸入器，GR：グルココルチコイド受容体．
＊デキサメタゾンを1としたときの相対値，＊＊肺局所で代謝されずに全身循環へ移行する割合．
(西岡安彦：副腎皮質ステロイド．呼吸器疾患最新の治療 2013-2015(貫和敏博ほか編)．p.100, 南江堂, 2013. Derendorf H, Meltzer EO：Molecular and clinical pharmacology of intranasal corticosteroids；clinical and therapeutic implications. Allergy 63：1292-1300, 2008 より引用・改変)

性β_2刺激薬(long acting β_2 agonist：LABA)の配合剤があり，2014年1月現在で4種類の吸入剤が国内承認販売されている(表1)．吸入ステロイド薬のみでコントロールが不十分な場合には，ステロイドの吸入量を増やすよりもLABAを追加するほうが有効性が高い．これは，β_2刺激薬がグルココルチコイド受容体(GR)を活性化することによりステロイドの抗炎症作用を増強するとともに，ステロイドがβ_2受容体合成を促進するという相乗効果が認められるからである．また，LABAの中でもホルモテロールには即効性があり，短時間作用性β_2刺激薬と同様の速やかな効果発現を期待することもできる．1日1回の吸入製剤も登場しており，今後もLABA配合の吸入ステロイド薬の使用はさらに増えると思われる．

　吸入薬として使用されている5種類のステロイドにはそれぞれ特徴があり，それらの吸入粒子径，肺内到達率，GR親和性，およびバイオアベイラビリティについ

て表1にまとめた[2,3]．pMDI製剤のほうが吸入粒子径は小さく，ベクロメタゾンプロピオン酸エステル（BDP）とシクレソニド（CIC）が肺内到達率は高いが，噴霧と吸入のタイミングがうまく同調しなければ，十分な効果が得られない．GR親和性はFPやモメタゾンフランカルボン酸エステル（MF）が特に高いが，その他の薬剤もデキサメタゾンに比べて10倍程度以上を示しており，きわめて強い抗炎症作用を有している．バイオアベイラビリティは，吸入時の全身への吸収性を示す．BDPとBUDはバイオアベイラビリティが高く有効性は高いが，高用量で使用する場合には全身性の副作用の出現にも注意する必要がある．

以上，デバイスの違いやLABA配合の有無，各薬剤の特性に加えて，個々の患者における使用感の嗜好性および，疾患の重症度などに応じて，薬剤の種類や投与量を選択することとなる．

❷ 気管支喘息における吸入ステロイド薬の役割

気管支喘息の病態が，慢性好酸球性気管支炎であることが1980年代になって立証されてから，それまでの気管支拡張薬を主体とする治療法は，吸入ステロイド薬を中心とする抗炎症治療へと変化した．喘息の管理・治療の目標は，気道炎症と気流制限を惹起する因子の回避・除去，そして薬物療法による炎症の抑制と気道拡張により，気道過敏性と気流制限を軽減ないし寛解することである．すなわち，喘息発作なし，発作治療薬の使用なし，活動制限なし，というコントロール良好な状態が維持されることを目指す必要がある．この目標を達成するためには，多くの喘息患者に対して吸入ステロイド薬の使用が不可欠であり，国内外の喘息治療ガイドラインにおいて，喘息の重症度に応じた使用法が記載されている[4,5]．

日本アレルギー学会喘息ガイドライン専門部会による最新版の『喘息予防・管理ガイドライン2012』[5]では，長期管理薬として用いる場合のステロイドは吸入薬が基本であり，経口剤は吸入ステロイド薬を最大限に使用しても管理できない場合に初めて選択されること，注射剤は副作用の点から使用を控えることが望ましいと明記されている．吸入ステロイド薬は，①喘息症状を軽減する，②生活の質（QOL）および呼吸機能を改善する，③気道過敏性を軽減する，④気道の炎症を制御する，⑤急性増悪の回数と強度を改善する，⑥治療後長期の吸入ステロイド薬の維持量を減少する，⑦喘息にかかる医療費を節減する，⑧気道壁のリモデリングを抑制する，⑨喘息死を減少させる，⑩発症早期の開始によって急性増悪回数を減少させる，という効果があるとして推奨されている．

吸入ステロイド薬は，前述したように5種類の各薬剤（表1）の特徴などを考慮して選択し，患者の重症度に応じて投与量やステロイド以外の併用薬剤の有無を決定する．『喘息予防・管理ガイドライン2012』[5]では，治療の強度に応じて4つの

表2 喘息治療ステップおよび各ステップの目安となる症状

		治療ステップ1	治療ステップ2	治療ステップ3	治療ステップ4
長期管理薬	基本治療	吸入ステロイド薬（低用量） 上記が使用できない場合は以下のいずれかを用いる ・LTRA ・テオフィリン徐放製剤 ※症状がまれならば必要なし	吸入ステロイド薬（低〜中用量） 上記で不十分な場合に以下のいずれか1剤を併用 ・LABA（配合剤*の使用可） ・LTRA ・テオフィリン徐放製剤	吸入ステロイド薬（中〜高用量） 上記に下記のいずれか1剤，あるいは複数を併用 ・LABA（配合剤*の使用可） ・LTRA ・テオフィリン徐放製剤	吸入ステロイド薬（高用量） 上記に下記の複数を併用 ・LABA（配合剤*の使用可） ・LTRA ・テオフィリン徐放製剤 上記のすべてでも管理不良の場合は下記のいずれかあるいは両方を追加 ・抗IgE抗体 ・経口ステロイド薬
	追加治療	LTRA以外の抗アレルギー薬**	LTRA以外の抗アレルギー薬**	LTRA以外の抗アレルギー薬**	LTRA以外の抗アレルギー薬**
発作治療		吸入SABA	吸入SABA	吸入SABA	吸入SABA
対象症状		（軽症間欠型相当） ・症状が週1回未満 ・症状は軽度で短い ・夜間症状は月に2回未満	（軽症持続型相当） ・症状が週1回以上，しかし毎日ではない ・月1回以上日常生活や睡眠が妨げられる ・夜間症状は月に2回以上	（中等症持続型相当） ・症状が毎日ある ・SABAがほぼ毎日必要 ・週1回以上日常生活や睡眠が妨げられる ・夜間症状が週1回以上	（重症持続型相当） ・治療下でもしばしば増悪 ・症状が毎日ある ・日常生活が制限される ・夜間症状がしばしば

LTRA：ロイコトリエン受容体拮抗薬，SABA：短時間作用性吸入β_2刺激薬，LABA：長時間作用性吸入β_2刺激薬．
*フルチカゾン/サルメテロール，ブデソニド/ホルモテロール．
**メディエーター遊離抑制薬，ヒスタミンH_1拮抗薬，トロンボキサンA_2阻害薬，Th2サイトカイン阻害薬．
（日本アレルギー学会喘息ガイドライン専門部会監修：喘息予防・管理ガイドライン2012．pp.130-131，協和企画，2012より引用・改変）

治療ステップに分けており（表2），受診時の症状と治療状況を総合的に評価して，どの治療ステップが適切であるかを決定することが推奨されている．誌面の都合上詳細は割愛するが，未治療患者では表2の最下段に示した対象症状に応じて治療ステップを選択する．すでに長期管理薬を使用している場合には，現治療でなお認められる症状から重症度を判定して，治療ステップを調整することになる．すべての治療ステップにおいて長期管理中に発作が生じた場合には，原則として短時間作用性β_2刺激薬（short acting β_2 agonist：SABA）の頓用で対処する．ステップ2以上では，基本治療としてLABA/吸入ステロイド配合剤の使用も推奨されている．ステロイド薬治療の目標は最小限の薬剤で最大の効果を得ることであり，コントロール良好な状態が3〜6ヵ月間持続されたら治療のステップダウンを試みる．ただし，成人の喘息を治癒させることはできないため，治療を中止すれば，週あるいは月の単位でコントロールが失われることになる．

小児喘息においても，吸入ステロイド薬は長期管理薬の1つとして位置づけられ

ており，呼吸機能や気道過敏性を改善し，発作入院や喘息死を減少させることが証明されている[6]．ただし，小児喘息の治療目標は，最終的には寛解・治癒を目指すことにあるが，吸入ステロイド薬が小児喘息の寛解率を上昇させることを示すエビデンスは得られていない[7]．『喘息予防・管理ガイドライン 2012』[5]によると，2歳未満では治療ステップ2の追加治療およびステップ3～4の基本治療として，2～5歳および6～15歳では治療ステップ2以上の基本治療として，吸入ステロイド薬の使用が推奨されている．

3 慢性閉塞性肺疾患（COPD）における吸入ステロイド薬の役割

　慢性閉塞性肺疾患（chronic obstructive pulmonary disease：COPD）とは，タバコ煙を主とする有害物質を長期に吸入曝露することで生じた肺の炎症性疾患であり，末梢気道病変と気腫性病変が複合的に作用することによる気流閉塞を呈する[8]．通常は進行性であるが，さまざまな程度の可逆性を認め，また，COPD患者の20～40％では喘息を合併しているとも報告されている[9]．COPDの管理では，禁煙指導，呼吸リハビリテーション，酸素療法などとともに，重症度に応じて抗コリン薬やβ_2刺激薬などの気管支拡張薬を中心とする薬物療法が行われる．かつては，COPDに対して経口ステロイド薬の長期投与がなされていたこともあるが，有益性がなく，多くの副作用があるため現在は推奨されない[8]．

　吸入ステロイド薬に関しては，おおむね中等度以上の気流閉塞を有するCOPD患者〔％1秒量（％ FEV_1）が50％未満〕において，その定時使用によって自覚症状，呼吸機能，QOLが改善し，増悪の頻度を減らすことが証明されている[10]．日本呼吸器学会による『COPD診断と治療のためのガイドライン第4版2013』[8]の中でも，主に増悪を繰り返す重症例において吸入ステロイド薬を使用することが推奨されている．ステロイド単剤の吸入薬はいずれも，医薬品添付文書上はCOPD自体に対する保険適用はない．喘息を合併しているCOPD患者では，重症度にかかわらず吸入ステロイド薬の使用が積極的に推奨されており[8]，ステロイド単剤の吸入薬も使用できる．

　LABA/吸入ステロイド配合剤の中で，FPとサルメテロールの配合剤およびBUDとホルモテロールの配合剤の2薬剤は，COPDに対して保険適用となっている（2014年1月現在）．LABA/吸入ステロイド配合薬は，利便性が高いだけではなく，それぞれ単剤で使用するよりもCOPD患者の呼吸機能，運動耐容量，呼吸困難を改善させる[8]．また，ステロイド単剤の吸入薬では長期に使用しても1秒量の経年的低下は抑制されず，死亡率にも有意差がみられなかったことが報告されているが[10]，LABA/吸入ステロイド配合剤については，1秒量の経年的低下を有意に

表3 咳喘息の診断基準

以下の1〜2のすべてを満たす
1. 喘鳴を伴わない咳嗽が8週間（3週間）以上持続
   聴診上もwheezeを認めない
2. 気管支拡張薬（β刺激薬またはテオフィリン製剤）が有効

参考所見
1）末梢血・喀痰好酸球増多，呼気中NO濃度高値を認めることがある
   （特に後2者は有用）
2）気道過敏性が亢進している
3）咳症状にはしばしば季節性や日差があり，夜間〜早朝優位のことが多い

(日本呼吸器学会咳嗽に関するガイドライン第2版作成委員会編：咳嗽に関するガイドライン 第2版．p.43，日本呼吸器学会，2012より引用)

抑制することや，全死亡率を低下させるとのメタ解析の成績が得られている[11]．ただし，現時点では安定期におけるCOPDの薬物治療の基本は気管支拡張薬であり，配合剤を含む吸入ステロイド薬の使用は，頻回の増悪がある場合や喘息を合併した場合（喘息との鑑別が困難な場合）に位置づけられている[8]．

4 咳喘息における吸入ステロイド薬の役割

　咳嗽は持続期間によって，3週間未満の急性咳嗽，3〜8週間の遷延性咳嗽，および8週間以上の慢性咳嗽に分類される．成人における慢性咳嗽の原因疾患は多岐にわたるが，国内のある成績によると咳喘息の頻度が最も高く（55％），次いでアトピー咳嗽（15％），副鼻腔気管支症候群（8％），胃食道逆流症（7％），感染後咳嗽（6％）であったと報告されている[12]．

　表3に，『咳嗽に関するガイドライン第2版2012』（日本呼吸器学会 咳嗽に関するガイドライン第2版作成委員会編）[13]による咳喘息の診断基準を示す．気道過敏性検査は必須ではない．小児ではやや男児に多いが成人では女性に多く，上気道炎，冷気，運動，喫煙（受動喫煙），雨天，花粉や黄砂などが増悪因子として知られている[13]．機序として，外因性抗原へのI型アレルギーが一部では関与していると考えられているが，好中球の役割なども示唆されており，不明な点も多い．

　咳喘息の治療方針は，基本的には気管支喘息と同様であり，吸入ステロイド薬が第一選択薬となっている[13]．軽症例では，表1のいずれかの薬剤（いずれも医薬品添付文書上は咳喘息としての適応はない）を中用量（200〜400 μg/日）で用いる．中等症以上，すなわち，症状が毎日ある，日常生活や睡眠が週1回以上妨げられる，夜間症状は週1回以上の患者では，中〜高用量（400〜800 μg/日）の吸入ステロイド薬を中心に，必要に応じてLABAやロイコトリエン受容体拮抗薬，徐放性テオフィリン製剤を併用する．LABA/吸入ステロイド配合剤の使用も有効である．

咳喘息の経過中に，成人の 30～40％，小児ではさらに高頻度に典型的な喘息に移行すると考えられているが，診断時から吸入ステロイド薬を使用することによって喘息への移行率が低下することが報告されている[14]．

通常，吸入ステロイド薬の使用によって咳症状は速やかに軽快するが，いつまで治療を継続するかについての明確なエビデンスはない．季節性が明らかな場合は，その季節が過ぎればいったん治療を中断してよいが，通年性である場合は 2～3ヵ月ごとに評価して，吸入ステロイド薬を半減していき，1～2 年後に最低用量（100～200 μg/日）でも無症状であれば，再燃の可能性を説明したうえで，中止を考慮してよい[13]．

5 吸入ステロイド薬の副作用

吸入ステロイド薬の副作用は，ステロイド経口剤や注射剤などの全身投与に比べるときわめて少なく，口腔・咽頭カンジダ症や嗄声などの局所の副作用が主体である．全身性の副作用として，副腎皮質への影響については，通常量では許容範囲にあると考えられているが，高用量では注意が必要である[13]．妊婦に対する使用は，BUD については影響しないことが報告されている[16]．小児に使用した際に，最初の 1 年間で 1～2 cm 程度の身長の伸びの抑制が生じる可能性が示されているが，最終身長では有意な差はみられないとされている[6]．吸入ステロイド薬の使用中に，日和見肺感染症を発症したなどの症例報告も散見されるが，結核を含めて呼吸器感染症のリスクを上げるという証拠はない[13]．その他，白内障，緑内障，皮膚の非薄化，骨粗鬆症などの副作用も報告されているため[16]，吸入後にうがいを励行して，局所への付着，全身への吸収をできるだけ少なくする．また，**表 1** に示したような各種薬剤の特徴に応じて選択・変更することに加えて，必要量以上の投与を漫然と継続しないことが重要と思われる．

■文献

1) Wyatt R, et al.：Effects of inhaled beclomethasone dipropionate and alternate-day prednisone on pituitary-adrenal function in children with chronic asthma. N Engl J Med 299：1387-1392, 1978.
2) 西岡安彦：副腎皮質ステロイド．呼吸器疾患最新の治療 2013-2015（貫和敏博ほか編），pp.97-101, 南江堂, 2013.
3) Derendorf H, Meltzer EO：Molecular and clinical pharmacology of intranasal corticosteroids；clinical and therapeutic implications. Allergy 63：1292-1300, 2008.
4) The Global Initiative for Asthma (GINA) web site http://www.ginasthma.org
5) 日本アレルギー学会喘息ガイドライン専門部会監修：喘息予防・管理ガイドライン 2012. 協和企画, 2012.
6) Long-term effects of budesonide or nedocromil in children with asthma. The Childhood Asthma Management Program Research Group. N Engl J Med 343：1054-1063, 2000.
7) Guilbert TW, et al.：Long-term inhaled corticosteroids in preschool children at high risk for asthma. N Engl J Med 354：1985-1997, 2006.
8) 日本呼吸器学会 COPD ガイドライン第 4 版作成委員会編：COPD（慢性閉塞性肺疾患）診断と治療のためのガイドライン第 4 版．メディカルレビュー社, 2013.
9) Miravitlles M, et al.：Clinical phenotypes of COPD；identification, definition and implications for guidelines. Arch Bronconeumol 48：86-98, 2012.
10) Calverley PM, et al.：Salmeterol and fluticasone propionate and survival in chronic obstructive pulmonary disease. N

Engl J Med 356:775-789, 2007.
11) Nannini L, et al.: Combined corticosteroid and long-acting beta-agonist in one inhaler versus placebo for chronic obstructive pulmonary disease. Cochrane Database Syst Rev 2007(4):CD003794.
12) Matsumoto H, et al.: Prevalence and clinical manifestations of gastro-oesophageal reflux-associated chronic cough in the Japanese population. Cough 3:1-4, 2007.
13) 日本呼吸器学会咳嗽に関するガイドライン第2版作成委員会編：咳嗽に関するガイドライン 第2版．日本呼吸器学会, 2012.
14) Fujimura M, et al.: Comparison of atopic cough with cough variant asthma ; is atopic cough a precursor of asthma? Thorax 58:14-18, 2003.
15) Norjavaara E, de Verdier MG: Normal pregnancy outcomes in a population-based study including 2,968 pregnant women exposed to budesonide. J Allergy Clin Immunol 111:736-742, 2003.
16) Lipworth BJ：Systemic adverse effects of inhaled corticosteroid therapy ; A systematic review and meta-analysis. Arch Intern Med 159:941-955, 1999.

（藤井　毅）

MEMO

3. ステロイド吸入薬
薬剤師の立場から

コメント

Ⅳ 剤型別 使い分けのコツ・注意

　吸入ステロイド薬は，大まかにベクロメタゾン，フルチカゾン，ブデソニド，シクレソニド，モメタゾンの5成分がある．また，さまざまな吸入器具があり，患者の背景や病態に合わせて選択する必要がある．

Ⅰ 吸入器具の種類と特徴

　吸入器具は，パルミコート®吸入液などを使用するネブライザー，エアゾールとなって瞬時に噴出する加圧式定量噴霧吸入器（pressurized metered-dose inhaler：pMDI，**表1**），乾燥粉末を吸い上げ吸入するドライパウダー吸入器（dry powder inhaler：DPI，**表2**）がある．最近はフルタイド®，パルミコート®，アズマネックス®などのドライパウダー製剤が主流になりつつある．一方，エアゾール製剤で超微粒子のキュバール®，オルベスコ®は末梢気道炎症改善効果が着目され，吸入力が弱い患者に使用しやすい．pMDIのほうがDPIよりも嗄声などの局所的副作用は少ない．

Ⅱ 吸入指導

　使用するステロイド吸入薬によって吸入動作や吸入器具の操作が異なるため，適切な吸入指導が重要となる．製薬会社が作成している絵や写真つきの説明用紙や画像を用いる．吸入指導をあまり経験していない場合は薬剤師に依頼するとよい．副作用予防のうがいが外出先などでできない場合は，飲み物などで口をゆすいで飲み込むよう指導する．

1）DPI

　DPIの吸入速度は薬剤によって必要な吸入速度が異なる．一般的には「速く，深く，1秒を目安に」吸入する．吸入速度の確認には，各製薬会社から提供されている吸気速度確認用器具（タービュヘイラー練習吸入器，ツイストヘラー吸入操作練習用具，ディスカストレーナー）が使用できる．

2）pMDI

　pMDIは，「ゆっくり，深く，3秒を目安に」吸入する．エアゾール噴霧に吸入を同調させる難しさがある．スペーサーの使用により吸入の同調が容易になり，吸入

表1 ステロイド吸入薬（pMDI）

一般名	ベクロメタゾン	シクレソニド	フルチカゾン	フルチカゾン＋サルメテロール
商品	キュバール	オルベスコ	フルタイドエアゾール	アドエアエアゾール
吸入器具	インヘラー	インヘラー	インヘラー	インヘラー
カウンター	なし	なし	なし	あり
添加剤	HFAフロン エタノール	HFAフロン エタノール	HFAフロン	HFAフロン
平均粒子	1.1μm	0.9μm	2.8μm	3.1μm
肺沈着率	約50％	約50％	約30％	約30％
臭・味	アルコール臭	アルコール臭	ほぼ無臭	ほぼ無臭
初回使用時の注意点	初回使用時は試し噴射を2回行ってから使用	初回使用時は試し噴射を3回行ってから使用	初回使用時は試し噴射を2回行い，噴霧を確認してから使用	初回使用時よく振り，ボンベを押すが，カウンターが"124"になっており，"120"になるまでボンベを4回空噴霧してから使用

表2 ステロイド吸入薬（DPI）

一般名	フルチカゾン	ブデソニド	モメタゾン	フルチカゾン＋サルメテロール	ブデソニ＋ホルモテロール
商品	フルタイドディスカス	パルミコート	アズマネックス	アドエアディスカス	シムビコート
吸入器具	ディスカス	タービュヘイラー	ツイストヘイラー	ディスカス	タービュヘイラー
カウンター	あり	なし	あり	あり	あり
平均粒子	5.2μm	2.6μm	2.0μm	4.4μm	2.4μm
肺沈着率	約15％	約30％	約40％	約15％	約40％
臭・味	無臭・甘い	無臭・苦い	無臭	無臭・甘い	無臭・無味
必要吸入速度	30L/分以上	35L/分以上	20L/分以上	30L/分以上	35L/分以上
注意点		吸入量がわずかで，ほとんど吸った感じがしない 初回使用時の準備操作が必要で「カチッ」を2回してから使用	吸入量がわずかで，ほとんど吸った感じがしない		初回使用時の準備操作が必要で「カチッ」を3回してから使用

効率が向上する．さらに，大きい粒子の薬剤がスペーサーの内壁に吸着されるため副作用軽減が期待される．

　同等の用量でも粒子径により吸入ステロイド薬の肺への到達率は15～50％前後と異なる．

MEMO　小児に使用する場合のスペーサー

「小児気管支喘息治療・管理ガイドライン2012」推奨のスペーサーは3種類，エアロチャンバー・プラス，オプティヘラー，ボアテックスがある．

エアゾール剤の吸入方法（エアロチャンバー・プラスでの場合）

1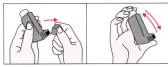
アダプターについているキャップの下方の両端を強くつまんで外す．ボンベの中の薬が均一に混じり合うようによく振る．なお，アドエアエアゾールでは，1週間もしくはそれ以上使用しなかった場合は，ボンベを押して2回空噴霧してから使用する．

2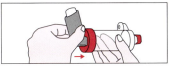
エアゾールのアダプターをエアロチャンバーの接続部にはめ込む．

3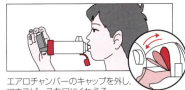
エアロチャンバーのキャップを外し，マウスピースを口にくわえる．このとき，フローインジケータを見て空気の漏れがないことを確認する．

4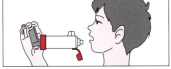
一度エアロチャンバーのマウスピースを口から離し，無理をしない程度に十分に息を吐き出した後，舌を下げ，のどを広げた状態にする．

5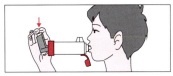
エアロチャンバーを再び口にくわえ，エアゾールのボンベの底を強く1回押して，薬剤をチャンバー内に噴霧し，ゆっくりと吸入する．

6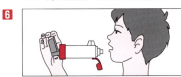
そのまましばらく息を止め（数秒間），エアロチャンバーのマウスピースを口から離し，ゆっくり息を吐き出す．

7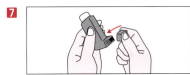
使用後は，エアゾールをエアロチャンバーから外し，アダプターにキャップをつける．医師の指示によりエアゾールをもう1回吸入する場合は，1〜6の操作を繰り返す．

8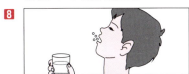
吸入後は，うがいをする．

（グラクソ・スミスクライン：吸入療法ガイドを参考に作成）

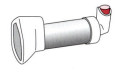
エアロチャンバー・プラス　　オプティヘラー　　ボアテックス

（環境再生保全機構，大気汚染・ぜん息などの情報館より）

■文献

1）川合眞一：吸入剤の使い方．研修医のためのステロイドの使い方のコツ．pp.46-53，文光堂，2009．

（安　武夫・黒川陽介）

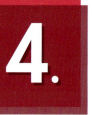

4. ステロイド注射剤

> **Essence!**
> 1. ステロイド注射は緊急，大量投与，重症時に，あわてずゆっくりと使用する．
> 2. ショックには内因性ステロイドであるヒドロコルチゾンを用いる．
> 3. ステロイド注射がアナフィラキシーを起こすこともある．

1 ステロイド注射剤はどんなときに用いるか

全身性疾患の治療に際しては一般的には経口剤が選択される．静注が必要となる場合は，

① ショック，喘息重責発作などの緊急，重症時，
② パルス療法など大量のステロイド投与を必要とする場合，
③ 経口摂取不能な場合，
④ ターゲット療法，

などである．局所注射もよく用いられ，

⑤ 関節内注射，
⑥ 硬膜外注射，
⑦ 結膜下注射，
⑧ 硝子体内注射，後部テノン嚢下注射，

などがある．本項では注射剤を用いる主な状況別の使用方法と，現在使用されている主な注射剤に関して，RCTやガイドラインが示されている疾患別に使用方法をまとめる（表1）．

▶▶▶ 1 ショック，喘息重責発作などの緊急，重症時

1）敗血症性ショックや急性呼吸促迫症候群などの重症疾患時の副腎不全

敗血症性ショックや急性呼吸促迫症候群（ARDS）などの重症疾患では視床下部-下垂体-副腎皮質軸によるストレス応答機構が機能不全となり，ステロイドホルモンが不足あるいは作用不足に陥っていることが近年示されている．診断の詳細は他

表1 ステロイド注射剤の種類とそのRCTやガイドラインが示されている疾患別使用方法

性状	一般名	主な商品名	特徴	疾患	使用方法
水溶性剤・点滴静注	ヒドロコルチゾンコハク酸エステルナトリウム	ソル・コーテフ	内因性ステロイドと同一	敗血症性ショック	1) 50 mg, 1日4回 2) 100 mg 点滴静注後, 10 mg/時の24時間持続静注 1) 2)のいずれかを1週間以上[1,2]
				気管支喘息重積発作	・初期治療 200〜500 mg を点滴静注 ・追加治療 100〜200 mg を4〜6時間ごとに点滴静注[3]
	ヒドロコルチゾンリン酸エステルナトリウム	水溶性ハイドロコートン		アナフィラキシー	ABCDEアプローチ, アドレナリン, 急速輸液後や気管支喘息・遅延型アレルギー既往, ショックなどがある場合 100〜200 mg を6〜8時間間隔で点滴静注[4,5]
	プレドニゾロンコハク酸エステルナトリウム	水溶性プレドニン	プレドニゾロンの注射製剤	経口投与が困難あるいは不適切な場合のプレドニゾロン投与	経口投与量と等価で投与[6]
	メチルプレドニゾロンコハク酸エステルナトリウム	ソル・メドロール	ミネラルコルチコイド作用が少なく, 大量投与やパルス療法に用いられる	各種疾患	500〜1,000 mg を点滴静注
				早期重症ARDS	1 mg/kg/日を2週間以上[1]
				気管支喘息重積発作	・初期治療 40〜125 mg 点滴静注 ・追加治療 40〜80 mg を4〜6時間ごとに点滴静注
				急性脊髄損傷	30 mg/kg を15分かけて点滴静注し, 45分間休薬後, 5.4 mg/kg/時を23時間[7]
				予定抜管	20 mg を抜管12時間前から4時間ごと[8]
	デキサメタゾンリン酸エステルナトリウム	デカドロン注射液	長時間作用型, ミネラルコルチコイド作用少ない	気管支喘息重積発作	・初期治療 4〜8 mg 点滴静注 ・追加治療 4〜8 mg を4〜6時間ごとに点滴静注
				化学療法時の制吐療法	3.5〜12 mg を点滴静注[9,10]
	ベタメタゾンリン酸エステルナトリウム	リンデロン	長時間作用型, ミネラルコルチコイド作用少ない	気管支喘息重積発作	・初期治療 4〜8 mg 点滴静注 ・追加治療 4〜8 mg を4〜6時間ごとに点滴静注
懸濁剤	ベタメタゾンリン酸エステルナトリウム	リンデロン懸濁注	筋肉内・局所注射, 注腸など	関節リウマチ	抗リウマチ薬内服などとともに小〜大関節に 3.5〜14 mg 関節内注射[11]
	メチルプレドニゾロン酢酸エステル	デポ・メドロール水懸注	筋肉内・局所注射, 注腸など	安静保存抵抗性足底筋膜炎	20 mg 局所注射[12]
				変形性股関節症	120 mg 関節内注射[13]
	トリアムシノロンアセトニド	ケナコルト-A	関節腔内投与に用いられる	ばね指, 狭窄性腱鞘炎	10 mg 関節内注射[14]
				変形性股関節症	40 mg 関節内注射[15]
ターゲット製剤	デキサメタゾンパルミチン酸エステル	リメタゾン静注	関節リウマチに用いられる	関節リウマチ	2.5 mg を2週に1回静脈内注射[16]

表中の1)〜16)は文献リストの番号.

項に譲る．このような病態では内因性ステロイドであり，ミネラルコルチコイド作用も有するヒドロコルチゾンを用いることが多い[1]．

2）気管支喘息重責発作

ステロイド静注は中等度以上の喘息急性増悪時に，β_2刺激薬吸入反復，アドレナリン（ボスミン®）皮下注，アミノフィリン点滴静注などとの併用もしくは単独で用いられる．GINA2012（Global Initiative for Asthma）は，酸素投与，β_2刺激薬吸入後に改善が認められない場合や最近の経口ステロイド治療歴や重症発作歴がある場合の選択肢として経口もしくは点滴静注でのステロイド投与を明記している[17]．なお，経口療法と静注療法の有効性にはRCTやコホート研究の報告によっても明確な差は認められていない．

2　パルス療法

歴史的にはステロイドパルス療法は，1969年にKountzらによって腎移植拒絶反応に対するメチルプレドニゾロン動注療法として報告され，近代移植医療の先駆者であるStarzlらのグループやBellらによってプレドニゾロンあるいはメチルプレドニゾロン静注療法として移植拒絶反応治療に用いられた．これらの報告を受け，Feduskaらが初めて メチルプレドニゾロンパルス療法の言葉を用いた[18,19]．パルス療法は基本的にはミネラルコルチコイド作用の少ないメチルプレドニゾロン500〜1,000 mgの3日間連続投与を1クールとして繰り返す方法である．詳細は他項に譲る（➡Ⅱ-ミニレクチャー「ステロイドパルス療法の実際」p.152 参照）．

3　経口摂取不能な場合

一般的にはステロイドはいずれも吸収がよく，初回通過効果の代謝の寄与も少ないため，経口投与時のほとんどが全身循環に移行する．静注では一部が抱合型のまま腎から排出されるため薬剤利用率が経口製剤よりも劣る可能性が指摘され，経口剤と比較して10％程度増量することが勧められる一方で，経口と静注ではほぼ等価とする報告もあり，臨床徴候，治療反応性などを指標に適宜調整する．

4　ターゲット療法

関節リウマチ患者を対象として，症状がきわめて強い場合に使用する治療法で，脂肪粒子にパルミチン酸デキサメタゾンが封入されたターゲット製剤を2週間に1回静注する[20]．関節リウマチ以外の疾患への使用方法として，黄斑浮腫に対する効果や同種間細胞移植時の血球貪食症候群治療への有効性を示唆する報告がある．

▶▶▶ 5　硬膜外注射

　神経根圧迫による疼痛などに対して用いられることがある．短期的な効果はあるものの長期予後や機能予後とは関連しないとするものが多い[21]．

▶▶▶ 6　関節内注射

　60年ほど前にヒドロコルチゾン懸濁液が関節リウマチの罹患関節に投与された．現在ではトリアムシノロンがよく用いられている．関節リウマチ患者に対するステロイド関節内注射は，メトトレキサート（MTX）などの抗リウマチ薬（DMARDs）との併用によって骨破壊の進行を抑制することを示す報告もある[22]．

▶▶▶ 7　結膜下注射，硝子体内注射，後部テノン囊下注射

　短期的には多くのRCTにおいて，Basedow病眼症（結），網膜剥離に対する強膜バックリング手術の術前処置（結），糖尿病性黄斑浮腫（硝），急性網膜静脈閉塞症（硝）などに対する有効性が示されている．

MEMO　ステロイド注射剤だって，まだまだ新薬開発中

　ごく最近，マクロファージのみにステロイドを作用させることを目的に開発された，ヒトCD163抗体とデキサメタゾンの融合薬は，通常のデキサメタゾン静注製剤の1/50の濃度で同等の抗炎症効果を発現し，内因性コルチゾールも低下しなかったという興味深い結果が報告された[23]．また，脂肪粒子内に封入したデキサメタゾンを肺サーファクタントプロテインA（SP-A）に対する抗体と融合した薬剤が，通常デキサメタゾン静注製剤に比し肺におけるデキサメタゾン濃度が高く，急性肺障害に対する治療効果も高かった[24]，とする報告もある．

---

❷　注射剤の注意点

　ステロイドが静脈内投与される際には，高用量のことが多いため，特に用量依存的な副作用に注意する（詳細は他項を参照）．投与速度が速いと頭痛，味覚異常，全身倦怠感，過敏症などが出現することもあるので，緊急性が低い場合は時間をかけて静注する．また，アスピリン喘息の患者では，コハク酸エステル型ステロイドは喘息を悪化させることがあるので注意する[25]．アスピリン喘息患者では，代替薬であるリン酸エステル型ステロイドによっても，含有されている防腐剤，添加剤によって同様の副作用を起こしうることに留意する．注射剤特有の相互作用は特に示されていない．関節内投与特有の副作用として，結晶誘発性関節炎，感染性関節炎などがある．

■文献

1) Marik PE, et al.：Recommendations for the diagnosis and management of corticosteroid insufficiency in critically ill adult patients；Consensus statements from an international task force by the american college of critical care medicine. Crit Care Med 36：1937-1949, 2008.
2) 日本集中治療医学会 Sepsis Registry 委員会：日集中医誌 20：124-173, 2013.
3) 日本アレルギー学会喘息ガイドライン専門部会：喘息予防・管理ガイドライン 2012. 2012.
4) Soar J；Working Group of the Resuscitation Council(UK)：Emergency treatment of anaphylactic reactions--guidelines for healthcare providers. Resuscitation 77(2)：157-169, 2008.
5) 厚生労働省：重篤副作用疾患別対応マニュアル．アナフィラキシー．2008.
6) Czock D, et al.：Pharmacokinetics and pharmacodynamics of systemically administered glucocorticoids. Clin Pharmacokinet 44：61-98, 2005.
7) Bracken MB, et al.：Administration of methylprednisolone for 24 or 48 hours or tirilazad mesylate for 48 hours in the treatment of acute spinal cord injury. Results of the Third National Acute Spinal Cord Injury Randomized Controlled Trial. National Acute Spinal Cord Injury Study. JAMA 277(20)：1597-1604, 1997.
8) Francois B；Association des Réanimateurs du Centre-Ouest(ARCO)：12-h pretreatment with methylprednisolone versus placebo for prevention of postextubation laryngeal oedema；a randomised double-blind trial. Lancet 369 (9567)：1083-1089, 2007.
9) 日本癌治療学会編：制吐薬適正使用ガイドライン ver.1.2　http://jsco-cpg.jp/item/29/index.html
10) NCCN Clinical Practice Guidelines in Oncology Antiemesis ver. 4. 2009.
11) Hetland ML；CIMESTRA study group：Short- and long-term efficacy of intra-articular injections with betamethasone as part of a treat-to-target strategy in early rheumatoid arthritis；impact of joint area, repeated injections, MRI findings, anti-CCP, IgM-RF and CRP. Ann Rheum Dis 71(6)：851-856, 2012.
12) Ball EM, et al.：Steroid injection for inferior heel pain；a randomized controlled trial. Ann Rheum Dis 72(6)：996-1002, 2013.
13) Atchia L, et al.：Efficacy of a single ultrasound-guided injection for the treatment of hip osteoarthritis. Ann Rheum Dis 70(1)：110-116, 2011.
14) Peters-Veluthamaningal C, et al.：Corticosteroid injections effective for trigger finger in adults in general practice；a double-blinded randomised placebo controlled trial. Ann Rheum Dis 67(9)：1262-1266, 2008.
15) Lambert RG, et al.：Steroid injection for osteoarthritis of the hip；a randomized, double-blind, placebo-controlled trial. Arthritis Rheum 56(7)：2278-2287, 2007.
16) Hoshi K, et al.：Double-blind study with liposteroid in rheumatoid arthritis. Drugs Exp Clin Res 11(9)：621-662, 1985.
17) Global Initiative for Asthma：Global strategy for asthma management and prevention(updated 2012). 2012.
18) Kountz SL, Cohn R：Initial treatment of renal allografts with large intrarenal doses of immunosuppressive drugs. Lancet 1：338-340, 1969.
19) Feduska NJ, et al.：Reversal of renal allograft rejection with intravenous methylprednisolone "pulse" therapy. J Surg Res 12：208-215, 1972.
20) Mizushima Y, et al.：Tissue distribution and anti-inflammatory activity of corticosteroids incorporated in lipid emulsion. Ann Rheum Dis 41：263-267, 1982.
21) Carette S, et al.：Epidural corticosteroid injections for sciatica due to herniated nucleus pulposus. N Engl J Med 336：1634-1640, 1997.
22) Hetland ML, et al.：Combination treatment with methotrexate, cyclosporine, and intraarticular betamethasone compared with methotrexate and intraarticular betamethasone in early active rheumatoid arthritis；An investigator-initiated, multicenter, randomized, double-blind, parallel-group, placebo-controlled study. Arthritis Rheum 54：1401-1409, 2006.
23) Granfeldt A, et al.：Targeting dexamethasone to macrophages in a porcine endotoxemic model. Crit Care Med 41：e309-318, 2013.
24) Chen XY, et al.：Creation of lung-targeted dexamethasone immunoliposome and its therapeutic effect on bleomycin-induced lung injury in rats. PLoS One 8：e58275, 2013.
25) Burgdorff T, et al.：IgE-mediated anaphylactic reaction induced by succinate ester of methylprednisolone. Ann Allergy Asthma Immunol 89：425-428, 2002.

（吉川賢忠）

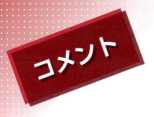

Ⅳ 剤型別 使い分けのコツ・注意

4. ステロイド注射剤
薬剤師の立場から

　注射剤の静脈投与は，ショック状態，喘息重積発作，経口摂取不能など内服剤が投与できない場合や，緊急で大量投与が必要な場合に用いる．また，筋肉や関節腔などの局所への投与を行う場合にも注射剤を使用する．静注剤は一部が抱合型のまま腎臓から排出されるため，経口剤よりも生体内利用率が低下し，経口剤と比較して10％程度の増量が勧められている．

Ⅰ 投与時間

　ステロイドの投与時間は，ステロイド自体や添加物などによるアレルギーが発生する可能性もあり，ワンショットを避け，30分〜1時間程度かけて実施することが望ましい．

Ⅱ 投与方法

　静脈投与は肝代謝を経ずに全身に投与できるため，速やかで強力な効果発現が期待できる．筋肉内投与は一般に皮下注射よりも吸収が速く，約10分前後で効果が発現し，中程度の効果の持続を図りたいときに選択される．関節腔内注射は感染症を併発している関節腔内へは禁忌である．懸濁注射液は塞栓の危険があるため，静脈内投与はできない（表1）．

Ⅲ ステロイド注射剤の種類

　注射剤には水溶性剤，筋注や関節腔内注射に使用される懸濁剤，炎症部位に選択的に取り込まれるように工夫され，副作用が比較的少ないターゲット製剤（リポ化製剤）があり，全身投与や局所投与などが使用目的に応じて選択される．

Ⅳ 注意

　ソル・メドロール®静注用には複数の規格が存在するが，40 mgにのみ牛乳由来の乳糖が添加されているため，乳製品アレルギーの既往歴がある患者では注意が必要である．

表1 ステロイド注射剤の投与経路および投与速度

商品名	投与経路	投与速度
ソル・メドロール	静注，点滴静注	・500 mgを超える用量を10分未満で投与することにより，心停止，循環性虚脱，不整脈などが現れたとの報告あり ・250 mgを超える場合は30分以上 ・一般的に30分～1時間かけて点滴静注
ソル・コーテフ	静注，点滴静注，筋肉内，関節腔内，硬膜外，ネブライザーなど 禁：動注，脊髄腔内注など	・100 mg当たり少なくとも1分～数分かけて投与 ・500 mgを超えるときは10分以上 ・一般的に30分～1時間かけて点滴静注
デカドロン	静注，点滴静注，筋肉内，関節腔内，硬膜外，脊髄腔内，ネブライザーなど	・注射速度はできるだけ遅くする ・一般的に30分～1時間かけて点滴静注
水溶性ハイドロコートン	静注，点滴静注	
水溶性プレドニン，リンデロン	静注，点滴静注，筋肉内，関節腔内，脊髄腔内，ネブライザーなど	

> **MEMO　添付溶解液に注意**
>
> ソル・メドロール®には添付溶解液がついており，添付溶解液を主薬であると思い込まないように注意する．また，ソル・メドロール®40 mgと125 mgの添付溶解液の外見は見分けがつきにくく，内容量が1 mL，2 mLと異なっているので注意が必要である．
>
>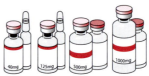

V 配合変化

　ステロイド剤を点滴静注する際に混注する希釈液は生理食塩水または5％ブドウ糖液を使用する．pHが酸性側へ小さく変化するだけで析出しやすいステロイドは，ソル・メドロール®，水溶性プレドニン®がある．また，ソル・コーテフ®はpHが酸性または塩基性のどちらかに小さく変化するだけでも析出しやすく，注意が必要なステロイドである．表2に別ルートおよび投与前後にフラッシュが必要な一例を示す．

表2 別ルートおよび投与前後にフラッシュが必要な一例

ステロイド注射剤	配合薬剤	配合変化
ソル・コーテフ®	アタラックスP ドブトレックス カルチコール アクラシノン アドリアシン ロセフィン ミノマイシン ジフルカン	析出 懸濁 懸濁 懸濁 沈殿 沈殿 沈殿 沈殿
ソル・メドロール®	アクラシノン アスペノン ドブトレックス ノボ・ヘパリン ミノマイシン ベナンバックス ジェムザール ハイカリック1号,2号 フィジオゾール3号	沈殿 白濁 沈殿 沈殿 沈殿 沈殿 沈殿 白沈 白沈
水溶性プレドニン®	ノルアドレナリン アタラックスP アドリアシン ゲンタシン ソセゴン トブラシン ネオフィリン パントシン ポララミン	微濁 混濁 沈殿 混濁,沈殿 混濁 混濁 結晶析出 混濁 混濁,沈殿
デカドロン	エリスロシン ビソルボン	白濁 白色沈殿
水溶性ハイドロコートン	エフオーワイ カルチコール8.5％ ソセゴン ドブトレックス ドルミカム ビソルボン ファルモルビシン ペルサンチン	混濁 析出 白色結晶 混濁 混濁 白殿 赤色沈殿 結晶析出
リンデロン	エクザール マンニットール20％ エフオーワイ 塩化カルシウム ドブトレックス	混濁,沈殿 結晶析出 白色沈殿 白色沈殿 白色沈殿

■ 文献

1) 山本一彦：各薬剤の特性と違い．ステロイド薬の選び方・使い方ハンドブック．pp.18-22, 羊土社, 2007.
2) 川合眞一：注射剤の使い方．研修医のためのステロイドの使い方のコツ．pp.32-39, 文光堂, 2009.
3) 石本敬三：注射薬調剤 監査マニュアル 第4版, エルゼビア・ジャパン, 2012.

（安　武夫・黒川陽介）

MEMO

付 録

ⅰ．ステロイド薬 一覧	274
ⅱ．ステロイドとの薬物相互作用	280
ⅲ．ガイドライン 一覧	282
Further Readings	284

付　録　i. ステロイド薬 一覧

注射剤

商品名	一般名
クレイトン静注液 100 mg クレイトン静注液 500 mg	ヒドロコルチゾンリン酸エステルナトリウム
ソル・コーテフ静注用 1,000 mg ソル・コーテフ静注用 250 mg ソル・コーテフ静注用 500 mg	ヒドロコルチゾンコハク酸エステルナトリウム
ソル・コーテフ注射用 100 mg	ヒドロコルチゾンコハク酸エステルナトリウム
水溶性ハイドロコートン注射液 100 mg 水溶性ハイドロコートン注射液 500 mg	ヒドロコルチゾンリン酸エステルナトリウム
ソル・メドロール静注用 1,000 mg ソル・メドロール静注用 125 mg ソル・メドロール静注用 40 mg ソル・メドロール静注用 500 mg	メチルプレドニゾロンコハク酸エステルナトリウム
水溶性プレドニン 10 mg 水溶性プレドニン 20 mg 水溶性プレドニン 50 mg	プレドニゾロンコハク酸エステルナトリウム
注射用プリドール 1,000 注射用プリドール 125 注射用プリドール 40 注射用プリドール 500	メチルプレドニゾロンコハク酸エステルナトリウム
オルガドロン注射液 1.9 mg オルガドロン注射液 3.8 mg オルガドロン注射液 19 mg	デキサメタゾンリン酸エステルナトリウム
デカドロン注射液 1.65 mg デカドロン注射液 3.3 mg デカドロン注射液 6.6 mg	デキサメタゾンリン酸エステルナトリウム
リメタゾン静注 2.5 mg	デキサメタゾンパルミチン酸エステル
リンデロン注 20 mg (0.4%) リンデロン注 100 mg (2%) リンデロン注 20 mg (2%) リンデロン注 2 mg (0.4%) リンデロン注 4 mg (0.4%)	ベタメタゾンリン酸エステルナトリウム

組織内注射剤

商品名	一般名
リンデロン懸濁注	ベタメタゾン酢酸エステル・ベタメタゾンリン酸エステルナトリウム
ケナコルト-A筋注用関節腔内用水懸注 40 mg/1 mL ケナコルト-A皮内用関節腔内用水懸注 50 mg/5 mL	トリアムシノロンアセトニド

筋注用剤

商品名	一般名
デポ・メドロール水懸注 20 mg デポ・メドロール水懸注 40 mg	メチルプレドニゾロン酢酸エステル

注腸剤

商品名	一般名
プレドネマ注腸液 20 mg	プレドニゾロンリン酸エステルナトリウム
ステロネマ注腸 1.5 mg ステロネマ注腸 3 mg	ベタメタゾンリン酸エステルナトリウム

i. ステロイド薬 一覧

内服剤

商品名	一般名
コートリル錠 10 mg	ヒドロコルチゾン
コートン錠 25 mg	コルチゾン酢酸エステル
プレドニゾロン錠 1 mg プレドニゾロン錠 5 mg	プレドニゾロン
メドロール錠 2 mg メドロール錠 4 mg	メチルプレドニゾロン
デカドロンエリキシル 0.01％	デキサメタゾンエリキシル
デカドロン錠 0.5 mg デカドロン錠 4 mg	デキサメタゾン
リンデロンシロップ 0.01％ リンデロン散 0.1％ リンデロン錠 0.5 mg	ベタメタゾン
レダコート錠 4 mg	トリアムシノロン
レナデックス錠 4 mg	デキサメタゾン
フロリネフ錠 0.1 mg	フルドロコルチゾン酢酸エステル

内服配合剤

商品名	一般名
セレスタミン配合シロップ セレスタミン配合錠	ベタメタゾン，d-クロルフェニラミンマレイン酸塩

眼科用剤

商品名	一般名
DM ゾロン 0.05％点眼液 DM ゾロン点眼液 0.02％ DM ゾロン点眼液 0.1％	デキサメタゾンメタスルホ安息香酸エステルナトリウム
HC ゾロン点眼液 0.5％	ヒドロコルチゾン酢酸エステル
PS ゾロン点眼液 0.11％	プレドニゾロン酢酸エステル
オルガドロン点眼・点耳・点鼻液 0.1％	デキサメタゾンリン酸エステルナトリウム
サンテゾーン 0.05％眼軟膏	デキサメタゾン
ネオメドロール EE 軟膏	メチルプレドニゾロン
ビジュアリン眼科耳鼻科用液 0.1％	デキサメタゾンメタスルホ安息香酸エステルナトリウム
ビジュアリン点眼液 0.02％ ビジュアリン点眼液 0.05％	デキサメタゾンメタスルホ安息香酸エステルナトリウム
フルメトロン点眼液 0.02％ フルメトロン点眼液 0.1％	フルオロメトロン
プレドニン眼軟膏	プレドニゾロン酢酸エステル
点眼・点鼻用リンデロン A 液	ベタメタゾンリン酸エステルナトリウム
眼・耳科用リンデロン A 軟膏	ベタメタゾンリン酸エステルナトリウム
リンデロン点眼・点耳・点鼻液 0.1％	ベタメタゾンリン酸エステルナトリウム
リンデロン点眼液 0.01％	ベタメタゾンリン酸エステルナトリウム

皮膚外用剤

商品名	一般名
アフタゾロン口腔用軟膏	デキサメタゾン
アルメタ軟膏	アルクロメタゾンプロピオン酸エステル
アンテベートクリーム 0.05％ アンテベートローション 0.05％ アンテベート軟膏 0.05％	ベタメタゾン酪酸エステルプロピオン酸エステル
エクラープラスター 20μg/cm^2 エクラーローション 0.3％	デプロドンプロピオン酸エステル
エクラーローション 0.3％	デプロドンプロピオン酸エステル
エクラークリーム 0.3％ エクラー軟膏 0.3％	デプロドンプロピオン酸エステル
オイラゾンクリーム 0.05％ オイラゾンクリーム 0.1％	デキサメタゾン
キンダベート軟膏 0.05％	クロベタゾン酪酸エステル
グリメサゾン軟膏	デキサメタゾン
ケナログ口腔用軟膏 0.1％	トリアムシノロンアセトニド
ダイアコートクリーム 0.05％ ダイアコート軟膏 0.05％	ジフロラゾン酢酸エステル
デキサルチン口腔用軟膏	デキサメタゾン
テクスメテンユニバーサルクリーム 0.1％ テクスメテン軟膏 0.1％	ジフルコルトロン吉草酸エステル
テストーゲン軟膏 0.02％	フルメタゾンピバル酸エステル
デルモベートスカルプローション 0.05％ デルモベートクリーム 0.05％ デルモベート軟膏 0.05％	クロベタゾールプロピオン酸エステル
トクダームテープ 6μg/cm^2	ベタメタゾン吉草酸エステル
トプシムEクリーム 0.05％ トプシムクリーム 0.05％ トプシム軟膏 0.05％ トプシムスプレー 0.0143％ トプシムローション 0.05％	フルオシノニド
ネリゾナソリューション 0.1％ ネリゾナクリーム 0.1％ ネリゾナユニバーサルクリーム 0.1％ ネリゾナ軟膏 0.1％	ジフルコルトロン吉草酸エステル
パンデルローション 0.1％ パンデルクリーム 0.1％ パンデル軟膏 0.1％	酪酸プロピオン酸ヒドロコルチゾン
ビズボットクリーム 0.064％ ビズボット軟膏 0.064％	ベタメタゾンジプロピオン酸エステル
ビスダームクリーム 0.1％ ビスダーム軟膏 0.1％	アムシノニド
ファルネゾンゲル 1.4％	プレドニゾロンファルネシル酸エステル
フルコートクリーム 0.025％ フルコート軟膏 0.025％ フルコートスプレー 0.007％ フルコート外用液 0.01％	フルオシノロンアセトニド
フルベアンコーワテープ 8μg/cm^2	フルオシノロンアセトニド
フルメタクリーム フルメタローション フルメタ軟膏	モメタゾンフランカルボン酸エステル

（次頁につづく）

商品名	一般名
プレドニゾロン軟膏 0.5%	プレドニゾロン
プロパデルムクリーム 0.025% プロパデルム軟膏 0.025%	ベクロメタゾンプロピオン酸エステル
ベスタゾンクリーム 0.05% ベスタゾン軟膏 0.05%	フルオシノニド
ベトネベートクリーム 0.12% ベトネベート軟膏 0.12%	ベタメタゾン吉草酸エステル
ボアラクリーム 0.12% ボアラ軟膏 0.12%	デキサメタゾン吉草酸エステル
マイザークリーム 0.05% マイザー軟膏 0.05%	ジフルプレドナート
メサデルムクリーム 0.1% メサデルムローション 0.1% メサデルム軟膏 0.1%	デキサメタゾンプロピオン酸エステル
リドメックスクリーム 0.3% リドメックスローション 0.3% リドメックス軟膏 0.3%	プレドニゾロン吉草酸エステル酢酸エステル
リンデロン-DP ゾル リンデロン-DP クリーム リンデロン-DP 軟膏	ベタメタゾンジプロピオン酸エステル
リンデロン-V ローション リンデロン-V クリーム 0.12% リンデロン-V 軟膏 0.12%	ベタメタゾン吉草酸エステル
ルーフルゲル 0.05% ルーフル軟膏 0.05%	フルオシノニド
レダコートクリーム 0.1% レダコート軟膏 0.1%	トリアムシノロンアセトニド
ロコイドクリーム 0.1% ロコイド軟膏 0.1%	ヒドロコルチゾン酪酸エステル

外用配合剤

商品名	一般名
エアゾリン D1	プレドニゾロン,フラジオマイシン硫酸塩
サルコートカプセル外用 50 μg	ベクロメタゾンプロピオン酸エステル
テラ・コートリル軟膏	オキシテトラサイクリン塩酸塩(ヒドロコルチゾン含有)
フルコート F 軟膏	フルオシノロンアセトニド・フラジオマイシン硫酸塩
ベトネベート N クリーム ベトネベート N 軟膏	ベタメタゾン吉草酸エステル・フラジオマイシン硫酸塩
リンデロン-VG ローション リンデロン-VG クリーム 0.12% リンデロン-VG 軟膏 0.12%	ベタメタゾン吉草酸エステル・ゲンタマイシン硫酸塩

坐剤

商品名	一般名
リンデロン坐剤 0.5 mg リンデロン坐剤 1.0 mg	ベタメタゾン

吸入剤

商品名	一般名
アズマネックスツイストヘラー 100 μg60 吸入 アズマネックスツイストヘラー 200 μg60 吸入	モメタゾンフランカルボン酸エステル

(次頁につづく)

商品名	一般名
アドエア 100 ディスカス 28 吸入用 アドエア 100 ディスカス 60 吸入用 アドエア 125 エアゾール 120 吸入用 アドエア 250 エアゾール 120 吸入用 アドエア 250 ディスカス 28 吸入用 アドエア 250 ディスカス 60 吸入用 アドエア 500 ディスカス 28 吸入用 アドエア 500 ディスカス 60 吸入用 アドエア 50 エアゾール 120 吸入用	サルメテロールキシナホ酸塩・フルチカゾンプロピオン酸エステル
オルベスコ 100 μg インヘラー 112 吸入用 オルベスコ 100 μg インヘラー 56 吸入用 オルベスコ 200 μg インヘラー 56 吸入用 オルベスコ 50 μg インヘラー 112 吸入用	シクレソニド
キュバール 50 エアゾール キュバール 100 エアゾール	ベクロメタゾンプロピオン酸エステル
シムビコートタービュヘイラー 30 吸入 シムビコートタービュヘイラー 60 吸入	ブデソニド/ホルモテロールフマル酸塩水和物
パルミコート 100 μg タービュヘイラー 112 吸入 パルミコート 200 μg タービュヘイラー 112 吸入 パルミコート 200 μg タービュヘイラー 56 吸入 パルミコート吸入液 0.25 mg パルミコート吸入液 0.5 mg	ブデソニド
フルタイド 100 ディスカス フルタイド 200 ディスカス フルタイド 50 ディスカス フルタイド 100 ロタディスク フルタイド 200 ロタディスク フルタイド 50 ロタディスク フルタイド 100 μg エアゾール 60 吸入用 フルタイド 50 μg エアゾール 120 吸入用	フルチカゾンプロピオン酸エステル
レルベア 100 エリプタ レルベア 200 エリプタ	ビランテロール・フルチカゾンフランカルボン酸エステル
フルティフォーム 50 エアゾール 56 吸入 フルティフォーム 125 エアゾール 56 吸入	フルチカゾンプロピオン酸エステル・ホルモテロールフマル酸塩水和物

鼻用剤

商品名	一般名
アラミスト点鼻液 27.5 μg56 噴霧用	フルチカゾンフランカルボン酸エステル
エリザスカプセル外用 400 μg エリザス点鼻粉末 200 μg28 噴霧用	デキサメタゾンシペシル酸エステル
オルガドロン点眼・点耳・点鼻液 0.1%	デキサメタゾンリン酸エステルナトリウム
コールタイジン点鼻液	塩酸テトラヒドロゾリン (プレドニゾロン含有)
ナイスピー点鼻液 50 μg	ベクロメタゾンプロピオン酸エステル
ナゾネックス点鼻液 50 μg112 噴霧用 ナゾネックス点鼻液 50 μg56 噴霧用	モメタゾンフランカルボン酸エステル水和物
ビジュアリン眼科耳鼻科用液 0.1%	デキサメタゾンメタスルホ安息香酸エステルナトリウム
ファビ点鼻液 50 μg28 噴霧用 ファビ点鼻液 50 μg56 噴霧用	フルチカゾンプロピオン酸エステル
フルナーゼ点鼻液 50 μg28 噴霧用 フルナーゼ点鼻液 50 μg56 噴霧用 フルナーゼ小児用点鼻液 25 μg56 噴霧用	フルチカゾンプロピオン酸エステル

(次頁につづく)

ミリカレット点鼻液 50μg28 噴霧用 ミリカレット点鼻液 50μg56 噴霧用	フルチカゾンプロピオン酸エステル
リノコートカプセル鼻用 50μg リノコートパウダースプレー鼻用 25μg	ベクロメタゾンプロピオン酸エステル
眼・耳科用リンデロンA軟膏	ベタメタゾンリン酸エステルナトリウム・フラジオマイシン硫酸塩
小児用フルナーゼ点鼻液 25μg56 噴霧用	フルチカゾンプロピオン酸エステル
点眼・点鼻用リンデロンA液	ベタメタゾンリン酸エステルナトリウム・フラジオマイシン硫酸塩

MEMO

付録　ii. ステロイドとの薬物相互作用

　ステロイド薬は肝代謝であるため，多くの薬物相互作用が報告されており，CYP3A4誘導薬との併用は，ステロイド不応症の原因としてあげられる．**表1**に一例を示す．

　また，漢方薬など〔St. Johns Wort（セイヨウオトギリソウ），イチョウなど〕や民間療法でのサプリメントなどの中には，薬物代謝酵素CYP3A4活性に影響を与える成分が含有されるものもある．したがって，患者の使用しているサプリメントや嗜好品も把握しておくことが重要である．

■文献

1）Baxter K：ストックリー．医薬品相互作用ポケットガイド 第2版．日経BP社．2011．
2）Up To Date：Major drug interaction with systemic glucocorticoids.

（安　武夫・黒川陽介）

ii. ステロイドとの薬物相互作用

表1 ステロイドとの相互作用例

薬剤	作用	機序
・免疫抑制薬	重篤な感染症	同じ作用相加作用
・アムホテリシンB（抗真菌薬） ・サイアザイド系利尿薬 ・フロセミド（利尿薬） ・甘草（漢方薬）	低カリウム血症	
・非ステロイド性抗炎症薬 ・アスピリンなど（抗血小板薬） ・抗凝固薬	消化性潰瘍合併率増加	
・生ワクチン	弱毒ワクチンの全身感染症	相反する作用
・抗糖尿病薬，インスリン	血糖降下作用の減弱	
・抗凝固薬	抗凝固作用の減弱	
・経口カルシウム ・ケイ酸アルミニウム ・水酸化マグネシウム	吸収率低下	吸収阻害
・フェノバルビタールなど（バルビタール系薬剤，抗てんかん薬） ・フェニトイン（抗てんかん薬） ・カルバマゼピン（抗てんかん薬） ・リファンピシン（抗菌薬） ・エファビレンツ（HIV治療薬） ・ボセンタン（肺高血圧治療薬）	CYP3A4誘導によるステロイド代謝亢進のためにステロイドの薬効低下	薬物代謝
・イトラコナゾールなど（イミダゾール系抗真菌薬） ・テラプレビル（HCV治療薬） ・アプレピタント ・エストロゲン含有製剤 ・クラリスロマイシンなど（マクロライド系抗菌薬） ・リトナビルなど（HIVプロテアーゼ阻害薬）	CYP3A4代謝阻害によるステロイド代謝抑制のためにステロイドの薬効増強	
・エベロリムス（抗がん剤） ・サキナビル，リトナビルなど（HIVプロテアーゼ阻害薬）	ステロイドのCYP3A4誘導により，左記薬剤の薬効低下	

付録 ⅲ. ガイドライン 一覧

ガイドライン名	作成元	発行年度	出版社
アトピー性皮膚炎診療ガイドライン2009	日本皮膚科学会	2009	
インフルエンザ脳症ガイドライン改訂版	厚生労働省インフルエンザ脳症研究班	2009	
http://www.mhlw.go.jp/kinkyu/kenkou/influenza/hourei/2009/09/dl/info0925-01.pdf			
ALI/ARDS診療のためのガイドライン第2版	日本呼吸器学会ARDSガイドライン作成委員会	2010	学研メディカル秀潤社
ANCA関連血管炎の診療ガイドライン	厚生労働省 難治性疾患克服研究事業	2011	
http://minds4.jcqhc.or.jp/minds/ANCA/anca.pdf			
エビデンスとコンセンサスを統合した潰瘍性大腸炎の診療ガイドライン	難治性腸管障害に関する研究班プロジェクト研究グループ	2006	
咳嗽に関するガイドライン第2版	日本呼吸器学会咳嗽に関するガイドライン第2版作成委員会	2012	メディカルレビュー社
急性膵炎診療ガイドライン2010(第3版)	急性膵炎診療ガイドライン改訂出版委員会	2009	金原出版
ギラン・バレー症候群, フィッシャー症候群診療ガイドライン2013	ギラン・バレー症候群, フィッシャー症候群診療ガイドライン作成委員会	2013	南江堂
http://www.neurology-jp.org/guidelinem/gbs.html			
クローン病診療ガイドライン	難治性炎症性腸管障害に関する調査研究班プロジェクト研究グループ, 日本消化器病学会炎症性腸疾患ガイドライン作成委員会・評価委員会	2011	
http://minds4.jcqhc.or.jp/minds/CD/crohn_cpgs_2011.pdf			
骨粗鬆症の予防と治療ガイドライン2011年版	骨粗鬆症の予防と治療ガイドライン作成委員会	2011	ライフサイエンス出版
http://www.josteo.com/ja/guideline/doc/11_2.pdf			
細菌性髄膜炎の診療ガイドライン	細菌性髄膜炎の診療ガイドライン作成委員会	2007	医学書院
http://www.neurology-jp.org/guidelinem/zuimaku.html			
COPD(慢性閉塞性肺疾患)診断と治療のためのガイドライン第4版	日本呼吸器学会COPDガイドライン第4版作成委員会	2013	メディカルレビュー社
糸球体腎炎のためのKDIGO診療ガイドライン	日本腎臓学会/KDIGOガイドライン全訳版作成ワーキングチーム	2013	東京医学社
脂質異常症治療ガイド2013年版	日本動脈硬化学会	2013	
重症筋無力症の治療ガイドライン	日本神経治療学会・日本神経免疫合同神経免疫疾患治療ガイドライン委員会	2003	
https://www.jsnt.gr.jp/guideline/img/meneki_2.pdf			
消化性潰瘍診療ガイドライン	日本消化器病学会	2009	南江堂
小児気管支喘息治療・管理ガイドライン2012	日本小児アレルギー学会	2011	協和企画
小児特発性ネフローゼ症候群ガイドライン2013	日本小児腎臓病学会	2013	診断と治療社
尋常性白斑診療ガイドライン	日本皮膚科学会	2012	
https://www.dermatol.or.jp/modules/guideline/index.php?content_id=2			
蕁麻疹診療ガイドライン	日本皮膚科学会	2011	
https://www.dermatol.or.jp/modules/guideline/index.php?content_id=2			
ステロイド性骨粗鬆症の管理と治療のガイドライン(2014)	日本骨代謝学会ステロイド性骨粗鬆症診断基準検討小委員会	2014	
http://jsbmr.umin.jp/pdf/gioguideline.pdf			
前立腺癌診療ガイドライン2012年版	日本泌尿器科学会	2012	金原出版
造血細胞移植ガイドラインGVHD	日本造血細胞移植学会	2008	

(次頁につづく)

ガイドライン名	作成元	発行年度	出版社
多発性硬化症治療ガイドライン2010	多発性硬化症治療ガイドライン作成委員会	2010	医学書院
http://www.neurology-jp.org/guidelinem/koukasyo.html			
糖尿病治療ガイド2014-2015	日本糖尿病学会	2014	文光堂
動脈硬化性疾患予防ガイドライン2012	日本動脈硬化学会	2012	
特発性間質性肺炎診断と治療の手引き改訂第2版	日本呼吸器学会びまん性肺疾患診断・治療ガイドライン作成委員会	2011	南江堂
NASH・NAFLDの診療ガイド2010	日本肝臓学会	2010	文光堂
日本皮膚科学会円形脱毛症診療ガイドライン2010	日本皮膚科学会	2010	
https://www.dermatol.or.jp/modules/guideline/index.php?content_id=2			
B型肝炎治療ガイドライン(第2版)	日本肝臓学会肝炎診療ガイドライン作成委員会	2014	
http://www.jsh.or.jp/doc/guidelines/HBV_GL_ver2.201406.pdf			
H. pylori 感染の診断と治療のガイドライン2009改訂版	日本ヘリコバクター学会	2009	
www.jshr.jp/pdf/journal/guideline2009_2.pdf			
慢性炎症性脱髄性多発根ニューロパチー,多巣性運動ニューロパチー診療ガイドライン2013	慢性炎症性脱髄性多発根ニューロパチー,多巣性運動ニューロパチー診療ガイドライン作成委員会	2013	南江堂
http://www.neurology-jp.org/guidelinem/cidp.html			
慢性頭痛の診療ガイドライン〈2013〉	慢性頭痛の診療ガイドライン作成委員会	2013	医学書院
https://www.jhsnet.org/guideline_GL2013.html			
A practical guide to the monitoring and management of the complications of systemic corticosteroid therapy. Allergy	the Canadian Society of Allergy and Clinical Immunology	2013	
https://www.cvdriskchecksecure.com/FraminghamRiskScore.aspx			
Guidelines for the treatment and management of new-onset diabetes after transplantation	Wilkinson A, et al.	2005	
Guidelines for Management of Dyslipidemia and Prevention of Atherosclerosi	American Association of Clinical Endocrinologists	2012	
https://www.aace.com/files/lipid-guidelines.pdf			
Guidelines on the management and treatment of glucocorticoid-induced osteoporosis of the Japanese Society for Bone and Mineral Research (2004)	The Japanese society for bone and mineral research	2005	
2012 update of the Canadian Cardiovascular Society guidelines for the diagnosis and treatment of dyslipidemia for the prevention of cardiovascular disease in the adult	Canadian Cardiovascular Society	2012	
http://www.onlinecjc.ca/article/S0828-282X(12)01510-3/abstract			
Third Report of the Expert Panel on Detection, Evaluation, and Treatment of High Blood Cholesterol in Adults (Adult Treatment Panel Ⅲ)	National Institutes of Health National Institutes of Health	2002	
http://www.nhlbi.nih.gov/guidelines/cholesterol/atp3_rpt.html			

Further Readings
~テーマを一歩進んで理解するために~

各項のテーマを一歩進んで理解するために，必読の関連文献を，項目執筆者に選んでいただきました．これらの論文・書籍・Web ページを参照すれば一層理解が進みます．

【雑誌・書籍】

① 田中廣壽ほか：ステロイド．日本臨床 71（7）：1261-1265, 2013
出版社：日本臨牀社
コメント：ステロイドの基礎と実際の使用法を，膠原病，特に関節リウマチを例に詳説．（田中廣壽）
関連項目：Ⅰ-1 ステロイド投与の心得

② 田中廣壽：グルココルチコイド受容体作動薬の新規開発動向．日本臨床 66：25-37, 2008
出版社：日本臨牀社
コメント：新しいステロイドの創薬基盤と開発状況を解説．（田中廣壽）
関連項目：Ⅰ-1 ステロイド投与の心得

③ Kadmiel M, Cidlowski JA：Glucocorticoid receptor signaling in health and disease. Trends Pharmacol Sci 34（9）：518-530, 2013
出版社：Elsevier
コメント：ステロイドの受容体を介した作用機構を解説．（田中廣壽）
関連項目：Ⅰ-1 ステロイド投与の心得

④ Busillo JM, Cidlowski JA：The five Rs of glucocorticoid action during inflammation；ready, reinforce, repress, resolve, and restore. Trends Endocrinol Metab 24（3）：109-119, 2013
出版社：Elsevier
コメント：ステロイドの抗炎症作用のメカニズムを解説．（田中廣壽）
関連項目：Ⅰ-1 ステロイド投与の心得

⑤ Strehl C, et al.：Pharmacodynamics of glucocorticoids. Clin Exp Rheumatol 29（5 Suppl 68）：S13-18, Epub 2011
コメント：ステロイドの薬物動力学を解説．（田中廣壽）
関連項目：Ⅰ-1 ステロイド投与の心得

⑥ 成瀬光栄ほか編：内分泌機能検査実施マニュアル 改訂第2版
出版社：診断と治療社
発行年：2011
コメント：内分泌負荷試験の原理から実際のやり方，解釈をコンパクトにまとめています．負荷試験は専門医に依頼するのがよいかとは思いますが，経験の少ない場合に自ら施行する際は事前に熟読することをお勧めします．（田邉真紀人・明比祐子・柳瀬敏彦）
関連項目：Ⅰ-2 補充療法とステロイドカバー

⑦ 竹内　勤：膠原病・リウマチは治る
出版社：文藝春秋社（文春新書）
出版社：2005
コメント：免疫，膠原病・リウマチ性疾患，そして治療について全般的に解説している．（亀田秀人・竹内　勤）
関連項目：Ⅱ-1 膠原病・リウマチ疾患に投与するときの注意

⑧ 上阪　等ほか：膠原病診療の現在と未来—ステロイド・ファーストからステロイド・フリーへ．内科 107（4）：687-699，2011
コメント：座談会で本項のエッセンスが語られている．（亀田秀人・竹内　勤）
関連項目：Ⅱ-1 膠原病・リウマチ疾患に投与するときの注意

⑨ 楠　　進編：免疫性神経疾患ハンドブック，2013
出版社：南江堂
発行年：2013
コメント：免疫性神経疾患全般にわたって，病態から治療まで最新のデータを含め網羅されている．（山脇健盛）
関連項目：Ⅱ-4 神経筋疾患患者に投与するときの注意点

⑩ Gold R, et al.：Mechanism of action of glucocorticosteroid hormones：possible implications for therapy of neuroimmunological disorders. J Neuroimmunol 117（1-2）：1-8, 2001
出版社：Elsevier
コメント：神経免疫疾患における副腎皮質ステロイドの作用機序について，基礎実験データを中心に述べた総説．（山脇健盛）
関連項目：Ⅱ-4 神経筋疾患患者に投与するときの注意点

⑪ 吉良潤一，辻　省次編：最新アプローチ 多発性硬化症と視神経脊髄炎（アクチュアル 脳・神経疾患の臨床）
出版社：中山書店
発行年：2012
コメント：多発性硬化症と視神経脊髄炎の病態から治療までの最新の知識が網羅されている．（山脇健盛）
関連項目：Ⅱ-4 神経筋疾患患者に投与するときの注意点

⑫ 渡辺　守編：IBD 炎症性腸疾患を究める
出版社：メジカルビュー社
発行年：2011
コメント：炎症性腸疾患についてわかりやすくかつ網羅的に解説されている．初学者にも勧められる．（藤井俊光・中村哲也）
関連項目：Ⅱ-5 消化管疾患患者に投与するときの注意

⑬ 西山　勉：前立腺癌ホルモン環境概念のパラダイムシフト．新潟医学会雑誌 125：581-601, 2011
コメント：前立腺癌組織内でのアンドロゲン環境について詳細に解説．（淺野友彦）
関連項目：Ⅱ-7 泌尿器科疾患患者に投与するときの注意

⑭ 溝上　敦：副腎ステロイドと内分泌不応性獲得．Urology View 7：26-31, 2009
コメント：前立腺癌と副腎性アンドロゲンとの関わりを解説．（淺野友彦）
関連項目：Ⅱ-7 泌尿器科疾患患者に投与するときの注意

⑮ 住友　誠：去勢抵抗性前立腺癌（CRPC）に対する新たな治療体系．臨床泌尿器 66：907-917, 2012
コメント：去勢抵抗性前立腺癌について解説．（淺野友彦）
関連項目：Ⅱ-7 泌尿器科疾患患者に投与するときの注意

⑯ Schreiber BE, et al.：Sudden sensorineural hearing loss. Lancet 375：1203-1211, 2010
コメント：Lancet で取り上げられた突発性難聴の最初の総説である．疾患概念から，病態，治療法，予後まで最新の知見がコンパクトにまとめられている．突発性難聴の概要を知るために最適な総説である．（小川　郁）
関連項目：Ⅱ-9 耳鼻咽喉科疾患患者に投与するときの注意

⑰ Wei BPC, et al.：Steroids for idiopathic sudden sensorineural hearing loss. Cochrane Database Syst Rev. 2013 Jul 2；7：CD003998. doi：10.1002/14651858. CD003998. pub3
コメント：ステロイドは突発性難聴に対する有効性が確認された唯一の薬剤である．最新のCochrane Databaseによるmeta-analysisではいずれの臨床試験も対象症例数が少ないためにステロイドの明らかな有効性を示すエビデンスはないと報告されている．また，副作用や費用対効果も今後検討の余地があるとしている．（小川　郁）
関連項目：Ⅱ-9 耳鼻咽喉科疾患患者に投与するときの注意

⑱ Crane RA, et al.：Steroids for treatment of sudden sensorineural hearing loss；A meta-analysis of randomized controlled trials. Laryngoscope. 2014 Jul 21. doi：10.1002/lary.24834. [Epub ahead of print]
コメント：ステロイドの全身投与療法と鼓室内局所投与療法のmeta-analysisの論文である．いずれの投与法でもプラセボ効果を超える効果は認められなかったが，二次治療としての有効性が示された．（小川　郁）
関連項目：Ⅱ-9 耳鼻咽喉科疾患患者に投与するときの注意

⑲ 日本産科婦人科学会，日本産婦人科医会編：産婦人科診療ガイドラインー婦人科外来編2014
発行年：2014
コメント：基礎的な部分・臨床的な部分が詳細に記載されている．（楢山知明・三上幹男）
関連項目：Ⅱ-11 婦人科疾患患者に投与するときの注意

⑳ 日本産科婦人科学会編：低用量経口避妊薬の使用に関するガイドライン（改訂版）
発行年：2005
コメント：産婦人科医が周知している経口避妊薬の使用注意点が詳細に記載されている．（楢山知明）
　　　　：基礎的な部分・臨床的な部分が詳細に記載されている．（三上幹男）
関連項目：Ⅱ-11 婦人科疾患患者に投与するときの注意
　　　　：Ⅲ-13 婦人科的副作用とその対策

㉑ 日本産科婦人科学会・日本更年期学会編：ホルモン補充療法ガイドライン2012年度版
発行年：2012
コメント：更年期障害を中心に婦人科医がホルモン剤を投与するときのバイブル．（楢山知明）
　　　　：産婦人科医が周知している経口避妊薬の使用注意点が詳細に記載されている．（三上幹男）
関連項目：Ⅱ-11 婦人科疾患患者に投与するときの注意
　　　　：Ⅲ-13 婦人科的副作用とその対策

㉒ 日本産科婦人科学会編：子宮内膜症取扱い規約第2部 治療編・診療編 第2版
出版社：金原出版
発行年：2010
コメント：内膜症に関してのバイブル．（楢山知明・三上幹男）
関連項目：Ⅱ-11 婦人科疾患患者に投与するときの注意

㉓ 日本女性医学学会編：女性医学ガイドブック 更年期医療編2014年度版
出版社：金原出版
発行年：2014
コメント：婦人科医の中でもホルモン補充療法の専門医が集まり作成した名著．（楢山知明・三上幹男）
関連項目：Ⅱ-11 婦人科疾患患者に投与するときの注意

㉔ 脇坂信一郎：周術期管理の実際 頭蓋内圧の管理 浸透圧利尿薬とステロイド薬の使い方．脳神経外科学大系 4．周術期管理 pp.177-183．
出版社：中山書店
発行年：2005
コメント：脳神経外科周術期におけるステロイド使用の総論．（菅　貞郎）
関連項目：Ⅱ-13 脳神経外科疾患とステロイド

㉕ Watson M, et al.：Oxford Handbook of Palliative Care, 2nd ed
出版社：Oxford University Press
発行年：2009
コメント：がん患者特有の病態である悪液質や食思不振，倦怠感について詳細に記載されている．（伊藤哲也・岩瀬　哲）
関連項目：Ⅱ-15 緩和医療とステロイド

㉖ 山本和彦：ステロイドの選び方・使い方ハンドブック 改訂版
出版社：羊土社
発行年：2011
コメント：2007 年初版の改訂版であり，ステロイドの基礎知識から各疾患別のステロイドの使用法まで，具体的な症例を基に処方例も豊富である．また，文献リストは疾患についての理解をさらに深めたいときに大変有用である．付録のステロイド薬剤リストは，商品名や薬価も収録されており，従来のハンドブックのように各薬剤ごとに検索をする手間が省けてたいへん便利である．（森　智治・佐藤格夫・小池　薫）
関連項目：Ⅱ-16 救急にやってくる患者に投与するときの注意

㉗ van Raalte DH, et al.：Novel insights into glucocorticoid-mediated diabetogenic effects：towards expansion of therapeutic options? Eur J Clin Invest 39（2）：81-93, 2009
コメント：インスリン作用，インスリン分泌および脂肪組織に及ぼすステロイドの作用機構に関する総説．（笠山宗正）
関連項目：Ⅲ-3 糖代謝異常・糖尿病，肥満とその対策

㉘ Lansang MC, Hustak LK：Glucocorticoid-induced diabetes and adrenal suppression；how to detect and manage them. Cleve Clin J Med 78（11）：748-756, 2011
コメント：ステロイド糖尿病およびステロイドの下垂体－副腎系抑制作用とその対策に関する総説．（笠山宗正）
関連項目：Ⅲ-3 糖代謝異常・糖尿病，肥満とその対策

㉙ Kwon S, Hermayer KL：Glucocorticoid-induced hyperglycemia. Am J Med Sci 345（4）：274-277, 2013
コメント：ステロイド糖尿病に関する総説．インスリン治療症例におけるインスリン投与量についても記載．（笠山宗正）
関連項目：Ⅲ-3 糖代謝異常・糖尿病，肥満とその対策

㉚ 清水　宏：あたらしい皮膚科学 第 2 版
出版社：中山書店
発行年：2011
コメント：皮膚科学全般について丁寧に解説されている．（浜出洋平・野村友希子・清水　宏）
関連項目：Ⅳ-2-① ステロイド外用剤

索引

欧文索引

1,5-AG　175
1,5-アンヒドログルシトール　175
11β-HSD2　35
11β-hydroxysteroid dehydrogenase　7, 17
11β-hydroxysteroid dehydrogenase type 2　35
11β-ヒドロキシステロイドデヒドロゲナーゼ　7, 17
6β水酸化　29
ABC アプローチ　78
ACE 阻害薬　99
ADEM　86
AIDS　81
AIHA　67
AIP　96
ALL　68
ANCA 関連血管炎　46, 156
ARB　99
ARDS　80
Bell 麻痺　87, 118
B 型肝炎ウイルス　195
B 型肝炎ウイルス再活性化　96
CIDP　86
COPD　257
Crohn 病　94
CRPC　111
Cushing 症候群　177, 200
CYP3A4　29, 228
CYP3A4 誘導薬　280

C 型肝炎ウイルス　195
de novo B 型肝炎　197
DNA 結合領域　7
DPI　73, 253, 261
FAPG 基剤　231
FEV$_1$　141
FSGS　100
FSH　216
GA　175
GBS　86
GR　7, 187, 201
GR 遺伝子多型　181
Guillain-Barré 症候群　86
GVHD　69
HbA1c　175
HBV　195
HBV 再活性化　70
HB ウイルス　89
HCV　195
HDL-C　178
HMG-CoA 還元酵素　179
Holmstrom 療法　124
HPA 経路の抑制　21
HRT　217
ICS　76
ICS/LABA 配合薬　76
IgA 腎症　102
IgG4 関連疾患　96
IgG4 関連疾患ミクリッツ病　116
ITP　67
LABA　74, 254
LABA 配合剤　254

LAMA　76
LDL-C　178
LDL アフェレーシス　100
LH　216
LTRA　74
MCNS　100
MG　87
MPGN　102
MR　188
MS　83
Ménière 病　118
NAFL　191
NAFLD　191
NASH　191
neuropsychiatric SLE (NPSLE)　185
NMO　85
NPSLE　185
OC　127, 217
occlusive dressing therapy (ODT)　234, 236
ODT　234, 236
pauci-immune 型（ANCA 陽性）RPGN　105
PEF　141
PM/DM　87
pMDI　73, 253, 261
posterior reversible encephalopathy syndrome (PRES)　42
PRES　42
PSL 換算　4
Ramsay-Hunt 症候群　118

RPGN　104
SABA　74
SEGRAs　10
selective glucocorticoid receptor agonists（SEGRAs）　10
selective glucocorticoid receptor modulators（SGRMs）　10
SGRMs　10
Sjögren 症候群　115
SLE　38, 40, 54, 155
St. John's wort　32
VLDL　178
Vogt-小柳-原田病　116
VTE　217
zinc finger 構造　7

和文索引

あ
アイソフォーム　8
亜急性甲状腺炎　118, 150
悪液質　138
悪性リンパ腫　40, 68, 118
アザチオプリン　79
アスピリン喘息　76
アスペルギルス症　163
アダリムマブ　93
アナフィラキシーショック　142
アレルギー性結膜炎　114, 240
アレルギー性鼻炎　118, 248
アンジオテンシンⅡ受容体拮抗薬　99
アンジオテンシン変換酵素阻害薬　99
アンドロゲン遮断療法　110

い
異化作用　201
移植後リンパ増殖性疾患　136
移植片対宿主病　69
移植免疫抑制療法　134
維持量　155
インスリン抵抗性　173
インフリキシマブ　93

う
ウイルス性肝炎　195
うつ状態　184
運搬　27

え
エイコサペンタエン酸　182
エストロゲン剤　124
エピジェネティック　8
円形脱毛症　121
炎症性腸疾患　91

お
欧州リウマチ学会　54
黄体化ホルモン　216
黄体機能不全　125
黄斑浮腫　117, 242
オーダーメイド　4

か
加圧式定量噴霧吸入器　253, 261
外眼部疾患　114
外耳道炎　247
外耳道湿疹　247
外用剤　27, 230, 245
潰瘍性大腸炎　92
顎骨壊死　172
獲得免疫　160
角膜拒絶反応　115
角膜ヘルペス　242
過食　192
下垂体ゴナドトロピン　216
カルシニューリン阻害薬　93
カルバマゼピン　32
肝炎劇症化　122
寛解維持療法　91, 94
寛解導入療法　91, 94

眼窩筋炎　116
眼科用外用剤　238
眼瞼部接触皮膚炎　241
肝硬変　191
肝細胞がん　191
カンジダ症　162
肝疾患　29
眼疾患　114
がん性悪液質　138
がん性リンパ管症　81
関節内注射　129, 267
感染症　47, 160
眼軟膏　114, 238
緩和医療　138

き
気管支喘息　41, 72, 255
気管支喘息発作　141
気管支攣縮　81
機能性子宮出血　125
吸収　25
吸水軟膏　231
急性間質性肺炎　79
急性期短期大量投与　80
急性拒絶反応　135
急性喉頭蓋炎　118
急性呼吸促迫症候群　80
急性散在性脳脊髄炎　86
急性膵炎　190
急性増悪　78
急性脳症　42
急性副腎不全　16
急性リンパ性白血病　68
急速進行性糸球体腎炎　104
吸入指導　261
吸入ステロイド薬　72, 253
吸入補助器　253
強膜炎　116
局所注射　114
局所投与療法　119
去勢抵抗性前立腺がん　111

筋萎縮　200
筋力低下　200

クモ膜下出血後　133
グリコアルブミン　175
クリプトコッカス症　162
クリーム　231
グルクロン酸抱合　29
グルココルチコイド　13
グルココルチコイド応答性配列　7
グルココルチコイド受容体（レセプター）　7, 187, 201
群発頭痛　89

経口剤　25, 222
経口避妊薬　127, 217
血液疾患　66
血液脳関門　131
結核　165
血球異常　207
血球成分除去療法　93
血栓塞栓症　209
結膜下注射　267
ケナコルト-A®　27
ゲル　231
腱鞘内注射　129
減量　20

抗 GBM 型 RPGN　107
抗 NMDA 受容体脳炎　88
抗 TNF-α抗体製剤　93
抗アクアポリン 4 抗体　116
抗炎症作用　165
口蓋裂　225
後眼部疾患　116
抗凝固療法　209
口腔内カンジダ症　75
高血圧　187
高血圧症　48

膠原病　54
硬膏　232
好酸球性胃腸炎　96
鉱質コルチコイド　13
甲状腺眼症　149
甲状腺クリーゼ　148
甲状腺疾患　30
合成ステロイド　17
後天性低カルシウム尿性高カルシウム血症　151
後頭部可逆性脳症　42
口内炎　249
更年期障害　126
後部テノン嚢下注射　267
硬膜外注射　267
高齢者　44
呼吸困難　81
呼吸細気管支炎関連性間質性肺疾患　79
呼吸促迫症候群　37
糊膏　232
骨壊死　58
骨塩量　113
骨シンチ　206
骨粗鬆症　70, 168
骨頭壊死症　153
骨病変　43
コルチコステロイド結合グロブリン　27
コルチゾール　7, 17, 222
コルチゾン　17
コルチゾン酢酸エステル　224
コールドクリーム　231
混合ホルモン剤　124
コンタクトレンズ装用者　251
コントローラー　72, 253

再活性化　195
細菌性髄膜炎　88, 144, 165
剤形　26

催糖尿病作用　173
サイトカイン　138
サイトメガロウイルス感染症　163
坐剤　25
嗄声　75
痤瘡　214
作用選択的 GR アゴニスト　10
サルメテロール／フルチカゾン　76

し
視機能障害　243
子宮体がん　125
子宮内膜症　126
子宮内膜増殖症　125
シクレソニド　73
シクロスポリン　80, 134
シクロホスファミド　61, 80
自己抗体　61
自己免疫性肝炎　94
自己免疫性膵炎　96
自己免疫性溶血性貧血　67
自己免疫難聴　118
脂質代謝異常　178
視神経炎　116
視神経脊髄炎　85
自然免疫　160
シックデイ　13
膝骨壊死　205
紫斑　214
耳鼻咽喉科疾患　118
耳鼻咽喉科用外用剤　245
脂肪肝　191
脂肪性肝疾患　191
習慣性流産　38
周術期副腎不全　21
重症筋無力症　87
重症頭部外傷　133
重症肺炎　81
重層療法　236

終末期　138
酒皶様皮膚炎　215
術後リスク　22
出産　35
術前のステロイド減量　20
授乳　34
消化性潰瘍　189
錠剤の粉砕　229
硝子体内注射　267
使用時のチェックリスト　4
上大静脈症候群　81
小児科領域　40
小児喘息　256
静脈血栓塞栓症　217
上腕骨外側顆炎　130
上腕骨頭壊死　205
初期増悪　88
初期用量　155
食後血糖　175
食欲増進　192
食欲不振　138
腎炎　98
腎機能　44
真菌症　162
人工関節置換術　206
人工骨頭置換術　206
腎疾患　30
尋常性天疱瘡　121
尋常性白斑　121
親水軟膏　231
蕁麻疹　122

す

水中油型乳剤性軟膏　231
水溶性軟膏　231
水溶性プレドニン®　26
スタチン　182
ステロイドアレルギー　42, 219
ステロイド依存例　93
ステロイド外用剤　122

ステロイド核　17
ステロイド筋症　46, 70
ステロイド痤瘡　214
ステロイド紫斑　214
ステロイド受容体　153
ステロイド性骨粗鬆症　122, 168
ステロイド精神病　184
ステロイド代謝　25
ステロイド抵抗例　92
ステロイド点眼　114
ステロイド糖尿病　173
ステロイド白内障　210
ステロイド不応症　280
ステロイド補充療法　188
ステロイドミオパチー　89, 200
ステロイド誘発性骨粗鬆症　47
ステロイド離脱症候群　23, 48, 76
ステロイド緑内障　114, 211
スペーサー　253

せ

成人 Still 病　60
声帯結節　249
声帯ポリープ　249
成長障害　43, 136
生物学的製剤　64, 94
生物学的利用率　26
セイヨウオトギリソウ　32
脊髄損傷　129, 146
咳喘息　258
接触性皮膚炎　220
セフトリアキソン　144
前眼部疾患　114
漸減法　156
全身倦怠感　138
全身性エリテマトーデス　38, 40, 54, 155
全身性ステロイド　78

喘息治療ステップ　74
選択的 GR 修飾薬　10
前立腺がん　110

そ

双極性障害　185
相互作用　31, 228
躁状態　184
巣状分節性糸球体硬化症　100
即時型アレルギー　219
ソル・メドロール®　26

た

胎児　37
胎児発育遅滞　37
代謝経路　28
大腿骨頭回転骨切り術　206
胎盤通過性　34
タクロリムス　93, 134
ターゲット製剤　269
ターゲット療法　266
脱ヨード酵素　148
多発筋炎　87
多発筋炎/皮膚筋炎　87
多発性硬化症　83
多発性骨髄腫　68
多毛　214
短時間作用性 β_2 刺激薬　74
単純塗布法　236

ち

遅延型アレルギー　220
遅発性放射線壊死　132
注射剤　25, 264
中心性肥満　180
中枢神経ループス　185
長期管理薬　72
長期管理薬治療　253
長時間作用性 β_2 刺激薬　74
長時間作用性 β_2 刺激薬配合剤　253
長時間作用性抗コリン薬　76

つ
痛風関節炎　128

て
泥膏　232
低用量経口避妊薬　217
低用量デキサメタゾン　112
定量噴霧式吸入器　73
デカドロン®注射液　26
デキサメタゾン　19, 26, 76, 143, 144, 200, 226
デキサメタゾンパルミチン酸エステル　27
テトラコサクチド酢酸塩　145
テニス肘　130
デポ・メドロール®　27
テリパラチド　170
電解質異常　187
点眼剤　238
転写活性化領域　7
点耳薬　246
点鼻薬　246

と
頭蓋内圧亢進　81
糖質コルチコイド　13
糖尿病　48, 120
糖尿病黄斑浮腫　240
頭部外傷　132
動脈硬化　180
特発性間質性肺炎　79
特発性器質化肺炎　79
特発性血小板減少性紫斑病　38, 67
特発性大腿骨頭壊死症　204
特発性肺線維症　79
突発性難聴　118
ドライアイ　115, 242
ドライパウダー吸入器　73, 253, 261
トリアムシノロン　19, 226
トリアムシノロンアセトニド　27
トリアムシノロン瞼板下注射　115

な
生ワクチン　50
軟膏　231

に
二相性反応　143
乳がん　217
乳汁移行性　34
乳製品アレルギー　269
ニューモシスチス肺炎　81, 161, 166
尿細管間質性腎炎　107
尿中クレアチン排泄量　202
妊娠　34
妊娠と薬情報センター　39
認知機能　44
認知機能低下　47
妊婦　34

ね
ネブライザー療法　246
ネフローゼ症候群　41, 98

の
脳原発性悪性リンパ腫　132
脳梗塞　133
脳腫瘍　131
脳膿瘍　132
膿疱性乾癬　123

は
肺がん　81
敗血症　167
敗血症性ショック　143
排泄　28
白内障　210, 239
剥離性間質性肺炎　79
パスタ　232
バニシングクリーム　231
パルス療法　152, 266
バンコマイシン　144

ひ
非アルコール性脂肪肝　191
非アルコール性脂肪性肝炎　191
微小変化型ネフローゼ症候群　100, 101
ビスホスホネート　170
鼻前庭炎　248
ビタミンD　170
非定型骨折　172
非特異性間質性肺炎　79
ヒドロゲル基剤　231
ヒドロコルチゾン　17, 76, 142, 143, 144, 222
皮膚萎縮　214
皮膚感染症　215
皮膚局所副作用　123
皮膚筋炎　87
皮膚疾患　121

ふ
フィブラート　182
フェニトイン　32
フェノバルビタール　32
不活化ワクチン　50
副腎クリーゼ　16, 23, 144
副腎皮質機能低下症　13
ブデソニド　73
ブデソニド/ホルモテロール　75
ぶどう膜炎　116, 242
プラスター　232
フルチカゾン　73
フルチカゾン/サルメテロール　75
フルドロコルチゾン　144
プレグナンXレセプター　32
プレドニゾロン　18, 26, 99, 224
プレドニゾロン換算　4
プレドニゾン　18

プロゲストーゲン剤 124
分岐鎖アミノ酸 203
分泌 27
分布 27

へ
ベクロメタゾン 73
ベタメタゾン 19, 25, 26, 76, 82, 143, 226
ヘルペス性角膜炎 116
ベルリン定義 81

ほ
放射線肺臓炎 81
発作治療薬 75
ホルモテロール/ブデソニド 76
ホルモン補充療法 217

ま
膜性腎症 101
膜性増殖性糸球体腎炎 102
慢性炎症性脱髄性多発根ニューロパチー 86
慢性鼓膜炎 248
慢性中耳炎 248
慢性副鼻腔炎 249
慢性閉塞性肺疾患 257

み
ミオグロビン尿 202
未熟児医療 40
水・電解質異常 187
密封療法 234, 236
ミネラルコルチコイド 13
ミネラルコルチコイド受容体 188

む
無菌性骨壊死 204
無月経 124

め
メタボリックシンドローム 177
メチルプレドニゾロン 19, 26, 76, 99, 142, 225
メチルプレドニゾロン酢酸エステル 27
免疫複合体型 RPGN 107
免疫不全状態 70
免疫抑制 160
免疫抑制薬 79
免疫抑制療法 100

も
モメタゾン 73

や
薬剤性甲状腺機能亢進症 151
薬剤性肺障害 81
薬物動態 229
薬効による強弱 28

ゆ
油脂性軟膏 231
油中水型乳剤性軟膏 231

よ
予防接種 50
予防投与 60

ら
卵胞刺激ホルモン 216

り
リウマチ性角膜潰瘍 242
リウマチ性疾患 54
リウマチ性多発筋痛症 46
リオゲル基剤 231
リガンド結合領域 7
力価 188
リニメント 232
リファンピシン 31
リメタゾン® 27
緑内障 211, 239
リンデロン®坐剤 25
リンデロン®注 26
リンパ球性間質性肺炎 79
リンパ性白血病 40

る
ループス精神病 185

れ
レチノイドXレセプター 32
レリーバー 75

ろ
ロイコトリエン受容体拮抗薬 74
ローション 232

わ
ワクチン 50

検印省略

一冊できわめる
ステロイド診療ガイド

定価（本体 7,200 円＋税）

2015年 3 月10日　第 1 版　第 1 刷発行
2018年10月23日　　同　　第 6 刷発行

編　者　田中　廣壽・宮地　良樹・上田　裕一
　　　　郡　義明・服部　隆一
発行者　浅井　麻紀
発行所　株式会社 文光堂
　　　　〒113-0033　東京都文京区本郷7-2-7
　　　　TEL（03）3813-5478（営業）
　　　　　　（03）3813-5411（編集）

Ⓒ田中廣壽, 2015　　　　　　　　　印刷・製本：広研印刷

乱丁，落丁の際はお取り替えいたします．

ISBN978-4-8306-1019-6　　　　　　　　　Printed in Japan

- 本書の複製権，翻訳権・翻案権，上映権，譲渡権，公衆送信権（送信可能化権を含む），二次的著作物の利用に関する原著作者の権利は，株式会社文光堂が保有します．
- 本書を無断で複製する行為（コピー，スキャン，デジタルデータ化など）は，私的使用のための複製など著作権法上の限られた例外を除き禁じられています．大学，病院，企業などにおいて，業務上使用する目的で上記の行為を行うことは，使用範囲が内部に限られるものであっても私的使用には該当せず，違法です．また私的使用に該当する場合であっても，代行業者等の第三者に依頼して上記の行為を行うことは違法となります．
- JCOPY〈出版者著作権管理機構 委託出版物〉
本書を複製される場合は，そのつど事前に出版者著作権管理機構（電話 03-3513-6969, FAX 03-3513-6979, e-mail：info@jcopy.or.jp）の許諾を得てください．